常见病临床辨证与针灸推拿

主编 张 勇 陈士升 崔相路 王希法

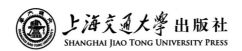

上海交通大学出版社
SHANGHAI JIAO TONG UNIVERSITY PRESS

内容提要

本书以针灸推拿学基础为基本纲要，以临床常见疾病为主要论述对象，在编写中吸取了近年来针灸推拿学术发展的成果和临床成熟的经验，以临床实用为前提，辨证与辨病相结合，突出了临床诊断的准确性和治疗的针对性。辨证以经络脏腑为要，其他辨证为辅，以辨病证的不同症候；施治部分包括治则治法、选穴处方、其他疗法等。全书精于临证实践，须于中医辨证，妙于针推诊治，可为针灸推拿的临床与教学工作者了解信息、汲取经验、开阔思路提供有益的借鉴。

图书在版编目（CIP）数据

常见病临床辨证与针灸推拿 / 张勇等主编. --上海：
上海交通大学出版社，2022.9
ISBN 978-7-313-26506-7

Ⅰ. ①常… Ⅱ. ①张… Ⅲ. ①辨证论治②常见病－针灸疗法③常见病－推拿 Ⅳ. ①R241②R246③R244.1

中国版本图书馆CIP数据核字（2022）第162740号

常见病临床辨证与针灸推拿
CHANGJIANBING LINCHUANG BIANZHENG YU ZHENJIU TUINA

主　　编：张　勇　陈士升　崔相路　王希法

出版发行：上海交通大学出版社　　　　　　　地　　址：上海市番禺路951号
邮政编码：200030　　　　　　　　　　　　电　　话：021-64071208
印　　制：广东虎彩云印刷有限公司
开　　本：710mm×1000mm 1/16　　　　　　经　　销：全国新华书店
字　　数：232千字　　　　　　　　　　　　印　　张：13.75
版　　次：2023年1月第1版　　　　　　　　插　　页：2
书　　号：ISBN 978-7-313-26506-7　　　　　印　　次：2023年1月第1次印刷
定　　价：128.00元

主编简介

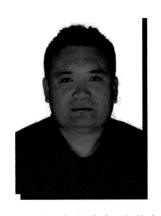

张　勇

　　男，1976年出生，副主任医师。毕业于山东中医药大学针灸推拿专业，现就职于兖矿新里程总医院康复医学科。现任济宁医学院内科学兼职讲师、山东中医药协会第一届整脊专业委员会委员、山东省康复医学会第一届疼痛康复分会委员、山东省老年学学会第一届康复专业委员会委员。发表论文《经络推拿联合益气舒筋汤对颈肩腰腿痛患者症状改善及预后影响》《悬吊运动训练治疗腰三横突综合征的临床研究》等6篇，出版著作《中医特色专科诊疗研究》等2部。

前 言
FOREWORD

  针灸推拿学历史悠久、内涵丰富,在数千年的发展中几经兴衰,却依然保持着旺盛的生命力。作为中医学的重要组成部分,针灸推拿适应于多种疾病治疗,且因疗效迅速显著,又无药物毒副作用而被称为绿色疗法,流传数千年而不衰,病种涵盖了内、外、妇、儿、骨、皮肤、五官等多个系统的疾病。随着中医药国际化的发展,针灸推拿也越来越受到国内外学者的关注。特别是在科学技术高速发展的今天,针灸推拿学不但与现代化科学技术相结合,而且与多学科的交叉渗透,使其有了新的内涵,分化出许多新的分支学科。作为现代针灸推拿的医务人员,不仅要继承发扬中医学中的宝贵经验,还应掌握现代科学赋予针灸推拿的新内涵,以求更好地为患者服务。

  本书共分为8章,前两章主要介绍了针灸推拿的基础知识,即常用针灸疗法和推拿疗法,后几章涵盖了内科疾病,骨科疾病,妇、儿科疾病的针灸与推拿治疗。书中重点为读者讲解针刺及推拿常用技法,配以图片说明,为读者讲解各种常见疾病的具体针灸推拿疗法,使读者在实际操作中有据可循,具有临床指导意义。这些不同疾病针灸推拿治疗方法在理论、操作、治疗作用和主治范围上各有特点,在临床上可以根据病证性质、证候类型、腧穴部位、患者体质及治疗要求等具体情况,分别选择应用。体现了中医学"辨证论治"和"整体观念"两大学术特点,注重内容的连贯和衔接,既体现了对传统中医学的继承和发扬,也注重与现代临床的结合。本书内容丰富、方法实用、疗效确切,不仅适用于高等中医药院校针灸推拿学、康复学专业的学生,同时也可供中医学专业研究生和中医学专业的教师、研究人员及医务人员参考。

本书在编写过程中,由于编者较多,每位编者的撰稿及笔调不尽一致,同时编委会成员水平有限,在编写的过程中可能有不妥之处,恳请各位专家、同行及广大读者给予批评指正,以便进一步修订,共同促进针灸推拿学的发展与提高。

《常见病临床辨证与针灸推拿》编委会

2021 年 10 月

目 录
CONTENTS

第一章

常用针灸疗法

第一节　针灸疗法的作用与原则

一、针灸疗法的作用

正常情况下，人体维持在阴阳平衡，经络通畅，气血冲和，脏腑调和，正气内存的状态下。在病理条件下，人体阴阳失衡，经络壅滞，气血不和，脏腑失调，正邪相搏。通过针灸疏通经络，调和阴阳，扶正祛邪的治疗作用，可调理人体功能，疏通经络气血，调理脏腑阴阳，达到治病养生的目的。

（一）疏通经络

人体经络"内属于脏腑，外络于肢节"，人体脏腑、四肢、筋骨皮肉、五官九窍等器官在经络系统中的经脉、络脉、经筋、皮部等结构的联系下构成一个有机整体，不仅在结构上，更在功能上相互联系。《灵枢·本藏》指出："经脉者，所以行血气而营阴阳，濡筋骨，利关节者也。"气血是人体生命活动的物质基础，濡养一身组织器官，保证其完成各项生理功能。运行气血是经络的一个重要功能，气血在经络运行畅通时，人体各器官得到濡养，才能发挥正常的生理功能。

《灵枢·经脉》中提到经络可以"决死生，处百病，调虚实，不可不通"。若经络功能失常，气血运行不畅，甚至气滞血瘀，则会影响人体的正常生理功能，出现病理变化，而引发疾病。经络气血不通而引起的后果有二，一是因经络不通，气滞血瘀导致的脏腑肢体肿胀、疼痛、瘀斑等症状的"不通则痛"；二是气血无法运行到相应的脏腑、肢体而导致的脏腑功能低下或肢体麻木、萎软、震颤等。

《素问·调经论》称："五脏之道，皆出于经隧，以行血气。血气不和，百病乃变化而生，是故守经隧焉。"由于人是一个在经络系统联系下形成的有机整体，所以在治疗疾病过程中,针灸疏通经络对于调节一身气血阴阳具有直接作用。针刺腧穴时患者会感到局部酸、麻、胀、痛,甚至出现循经感传,艾灸时亦可出现温热感循经传导的现象,这正是针灸激发了人体的经气,使得经络通,气血行。在具体治疗时,当根据疾病性质,选择对应的经络,在经络上辨证选择腧穴和针刺手法,结合循经按摩、刺络放血、拔罐等,使经络通畅,恢复正常气血运行,以治疗疾病。例如,由于风寒湿邪导致的下肢气血运行不通之疼痛,在循经和局部针刺腧穴时,当以泻法为主,并配合使用灸法,以温散寒邪,通行气血,或用放血疗法,祛除寒凝之瘀血以祛瘀通脉,复行气血以止痛。若血瘀阻络日久,肢体不得濡润而见麻木、挛急,甚至萎软,当通经活络,缓急补虚,以泻法为主,去病之因,兼以补虚,益气行血。

(二)调和阴阳

《素问·阴阳应象大论》说:"阴阳者,天地之道也,万物之纲纪,变化之父母,生杀之本始,神明之府也"。阴阳的概念一直贯穿于中医理论之中,阴阳之间的关系囊括了人体功能的方方面面,所以阴阳学说不仅用于认识人体生理,而且对认识疾病和辨证论治有着重要的指导意义。"阴平阳秘"是阴阳消长处于动态平衡的理想状态,也就是机体各方面功能正常的状态。阴阳的生化制约正常,也就保证了机体从整体到各器官的功能正常。

当外感六淫、七情内伤等因素影响了这种相对平衡,导致阴阳的偏盛偏衰,则会引起脏腑经络功能失常而使人体处于病理状态。例如"阳盛则热",体内阳热亢盛,人体会出现高热、汗出、口渴、面赤、脉数等症状,又有"阳盛则阴病",即阳气太盛,损伤了阴液,患者在出现以上阳热症状的同时兼有口渴等伤阴症状。"阴盛则寒",即阴邪亢盛,人体会出现腹痛、泄泻、形寒肢冷、舌淡苔白、脉沉等表现,若阴气太盛,损耗阳气,则"阴盛则阳病",体现在人体出现畏寒肢冷等阳虚症状。以上两类病理变化统称为阴阳偏盛,此外还有阴阳偏衰、阴阳互损、阴阳转化等多种类型,此处不加以赘述。

《素问·至真要大论》提出:"调气之方,必别阴阳""谨察阴阳所在而调之,以平为期"。《灵枢·根结》提出:"用针之要,在于知调阴与阳"。使用针灸调和阴阳,主要通过所选经络的阴阳属性、经穴的配伍和补泻手法的运用。在整体上把握阴阳调和,但疾病具体情况往往较为复杂,应在方法上根据具体情况有所调整。在阴阳一方偏盛而另一方未衰的情况下,当泻其有余。清泻阳热或温散阴寒,以防阳热太过而伤阴或阴寒太过而伤阳。若其中一方偏衰,当在纠正有余者的同时,兼顾另一方的不足,给予益阴或扶阳。在阴阳偏衰时,应该补其不足。

如阴虚不能制阳所致的阴虚阳亢虚热证,则"壮水之主,以制阳光",即用滋阴以制阳的办法;若阳虚不能制阴所致的阳虚阴盛阴寒证,则"益火之源,以消阴翳",即温阳以消阴的办法;当阴阳俱虚时,要阴阳同补。另有《景岳全书·新方八阵》言"善补阳者,必阴中求阳,则阳得阴助而生化无穷",即补阳时兼以滋阴;"善补阴者,必阳中求阴,则阴得阳升而泉源不竭",即滋阴时兼以补阳,这是根据阴阳互根的理论而提出的。《素问·阴阳应象大论》言:"故善用针者,从阴引阳,从阳引阴,以右治左,以左治右,以我知彼,以表知里,以观过与不及之理,见微得过,用之不殆。"在治法上,结合阴阳理论,把握阴阳的对立关系,进而阴阳互治。如选择相表里的阴经或阳经,在配穴时使用俞募配穴、左病右取、上病下取等法,并辨证结合补泻手法使用。例如,阳跷阴跷主眼睑开合,又二经各与申脉穴、照海穴相通,则在阳盛阴虚的失眠时,当补照海,泻申脉,在阴盛阳虚的多寐时,当补申脉,泻照海,调和阴阳。

(三)扶正祛邪

正气是指人体内具有抗病、祛邪、调节、修复等作用的一类精微物质,其作用表现在抵御外邪入侵、祛邪外出、修复调节能力及维持脏腑经络功能等方面。邪气泛指各种致病因素,包括存在于人体以外的或由人体自身产生的某种具有致病作用的因素,其侵害作用主要体现在可导致生理功能失常,造成脏腑组织的形质损害,导致体质类型的改变等方面。《素问·刺法论》说:"正气内存,邪不可干。"正常情况下,人体正气充盛,则可抵御邪气的侵扰,或即使有邪气入侵,也可较快将邪气祛除而不留后患。

倘若正气相对不足,则机体防御能力偏弱,邪气易于侵犯人体,且病后不易治愈,愈后易于复发。疾病发生、发展过程中,正邪相搏,正胜邪退,则疾病向好的方向转归,正不胜邪,则病情趋向严重。此外,还有正邪相持和正虚邪恋的情况。

针灸治疗疾病,一是扶助正气,即提高免疫力,增强抗病能力;二是祛除邪气,消除致病因素,缓解症状,减少邪气对正气的损害。《素问·评热病论》说:"邪之所凑,其气必虚。"所以扶正祛邪是预防疾病以及使疾病向愈的基本保证,也是针灸治疗疾病的必经之路。新病时,邪盛正未虚,以祛邪为主,邪去正自安。久病者,正虚邪亦不盛,扶正为主,正盛邪自除。若正虚邪实者,当攻补兼施;又见正虚为主者,扶正为先,兼以祛邪;邪盛为主者,祛邪为先,兼以扶正。临床上部分腧穴作用偏于扶正,如气海、关元、命门、肾俞等,部分腧穴偏于祛邪,如风池、大椎、委中、十宣等,多数腧穴具有双向调节作用,如合谷、三阴交、足三里、太冲等穴。针刺补法和灸法偏于扶正,针刺泻法和刺血法多用于祛邪。临床上当辨证灵活运用。例如中风闭证当以祛邪为主,在督脉和十二井穴等,行毫针泻法或点刺出血,平肝息风,开窍启闭。中风脱证当以补法为主,在任脉用大艾炷行灸法回阳固脱。

二、针灸疗法原则

针灸的治疗范围十分广泛,但由于每个人的生理病理状况存在差异,医者在临床上要面对复杂的病情变化。为了能更高效地实施恰当的治疗方法,来解除患者的病痛,在历代医学工作者的归纳、总结下,逐步形成了一套行之有效的针灸治疗基本原则,即补虚泻实、清热温寒、治病求本、三因制宜。

(一)补虚泻实

《素问·通评虚实论》说:"邪气盛则实,精气夺则虚"。正气与邪气是疾病发生、发展过程中的两个对立面,机体的病理状况在正邪相互斗争中会以虚、实,甚或虚实夹杂的形式表现出来。故而补虚、泻实及虚实兼顾是中医治疗疾病的基本原则。就针灸治疗疾病的方法而言,又极具特色,即《灵枢·九针十二原》谓:"凡用针者,虚则实之,满则泻之,宛陈则除之,邪盛则虚之。"《灵枢·经脉》云:"盛则泻之,虚则补之……陷下则灸之,不盛不虚以经取之。"

1.补虚

"虚则补之"是指虚证的治疗要用补法。正气不足即为虚,针对先天不足或久病消耗所致的虚证,当根据具体证型选择腧穴配伍,使用针刺手法中的补法以及艾灸治疗。如补本经或相表里经的原穴、背俞穴,亦可选取本经的母穴或母经的五行所属腧穴使用补法。若针刺,补诸虚皆可适用,而在气虚、阳虚时灸法效彰,亦可针灸并施。在阴虚、血虚,尤其是兼有热象时是否使用灸法上,从古至今一直存在争论,但有大量文献及名医经验表明,若使用得当也可取得满意疗效。

"陷下则灸之"是灸法在补虚作用方面的独特体现。陷下指脏腑经络之气虚弱到一定程度时,失于固摄而表现出的一系列证候,如阳气暴脱,汗出不止,肢冷脉微以及久泻、崩漏、脱肛、子宫脱垂等。临床常灸百会、神阙、气海、关元、足三里以补中益气,升阳举陷。若遇阳气暴脱之危候,当大艾炷重灸上述腧穴,有升阳固脱,回阳救逆之效。

2.泻实

"实则泻之"是指实证的治疗要用泻法。邪气盛正气尚未衰弱为实,对外邪或内伤所致的实证,应根据具体情况辨证立法,配伍腧穴,主要使用针刺手法的泻法治疗。多取本经或相表里经的募穴、合穴、郄穴、井穴,也可选择本经的子穴或子经的五行所属腧穴使用泻法,还有许多经外奇穴如八邪、四缝等也常用于泻实。可在上述腧穴施用提插、捻转、开阖等针刺泻法,也可用艾灸,疾吹其火,快燃快灭,开穴散邪的方法。

"宛陈则除之",王冰注云:"宛,积也;陈,久也;除,去也。言络脉之中血积而久者,针刺而去之也。"所以此法主要指放血疗法,可用于瘀血、邪入血分等一系列体表脉络引起的疾病,如闪挫扭伤、毒虫咬伤、气滞血瘀、邪热闭阻等,可用三棱针在局部络脉或瘀血肿痛部位点刺出血,破瘀通络,消肿止痛,泄热解毒。若病情急重或瘀血较多,在刺血局部加拔火罐,可排出更多恶血,促进病愈。

(二)清热温寒

《素问·至真要大论》说:"温者清之""寒者热之。"指明了治疗热性病证用"清"法,治疗寒性病证用"温"法。《灵枢·经脉》说:"热则疾之,寒则留之。"这是针灸治疗热性、寒性病证的独特治疗原则。

1.清热

《针灸大全》说:"有热则清之。"而《灵枢·经脉》说:"热则疾之。"则更具体地说明了针刺治疗热性病证当浅刺疾出不留针,或点刺出血,或留针用泻法,快速提插捻转,以清解热邪。例如外感之邪初犯,束于机表,而成恶寒发热之表证时,可选大椎、曲池、合谷等穴,浅刺疾出,微微发汗为度,以清热解表。若风热犯表伴咽喉肿痛,可在少商穴点刺放血,清热、消肿、止痛之功颇为效验。又《灵枢·终始》说:"刺热厥者,留针反为寒。"故针对脏腑实热或邪热入里者,可在相关经脉及表里经脉留针深刺,行快速进针、提插、捻转的泻法,同时可在井穴点刺放血,加强解毒泻热的作用,亦可使用透天凉的复合针法。另外,阴虚火旺或气虚发热者,应当以滋阴或补气为主,配合泻法清热泻火。

2.温寒

《灵枢·经脉》说:"寒则留之。""结络坚紧,火所治之。"可以看出针灸治疗寒性病证主要用两种方法:一则深刺久留针,一则以艾火灸之。《太素》注曰:"有寒痹等在分肉间者,留针经久,热气当集,此为补也。"寒邪凝滞,针刺不易得气,当深刺留针,激发经气。《针灸问对》说:"寒者灸之,使其气复温也。"灸法可助阳散寒,阳气得复则寒邪可散。例如寒邪在表,留于经络者,可取三阳经泻之或用灸法温散表寒。若寒邪入里,阴盛阳虚,致里寒偏于实者,当以灸法为主,壮数宜多;亦可深刺,留针候气,待阳气来复,以散寒邪;或针灸并用,或用烧山火之法,祛邪为主。若为阳气虚弱之虚寒证,当取相关经络针刺补法加灸,温补阳气为主。

临床上也可见到寒热错杂的情况,如上热下寒证,表寒里热证,表热里寒证等。治疗时当根据病证发展,灵活掌握,温清并用,不宜拘泥。

(三)治病求本

"标"与"本"是一对相对的概念,概括了疾病发生发展过程中的各种主次关系。"标"指疾病的征象和次要方面;"本"指疾病的本质和主要方面。从正邪上来讲,正气为本,邪气为标;就病因与症状而言,病因为本,症状为标;在病位上,脏腑为本,体表为标;在病之先后,旧病为本,新病为标。《素问·标本病传论》说:"凡刺之方,必别阴阳,前后相应,逆从得施,标本相移,故曰有其在标而求之于标,有其在本而求之于本。故治有取标而得者,有取本而得者……知标本者,万举万当,不知标本者,是谓妄行。"临床上病证常较为复杂,当在治疗时辨明标本缓急,灵活运用,可概括为:急则治标,缓则治本,标本同治三大法则。

1.急则治标

急则治标指患者病情发展较急骤,症状较为严重或如不及时治疗会危及生命时,治疗当以标病为先,及时缓解急迫症状或防止因标病失治而转为危重,甚或抢救生命。例如各种原因引起的热极动风,上扰清窍而见神昏抽搐者,当以开窍醒神,息风止痉为先,加以泄热。患有慢性疾病者,又外感新病,当先解表,以防新感失治,加重旧病。阳气暴脱,脉微欲绝之病情急重者,当速灸百会、关元、气海等穴,回阳救逆固脱。

2.缓则治本

缓则治本指针对症状不甚危急,或久病迁延者,当详审疾病的本质,或扶正,或治其病因,或内调脏腑阴阳,或治其先病,则邪气可去,症状可除,外证可解,新病易愈。如素体虚弱,易于外感者,补气固本,正气足则邪不可犯。脾肾虚寒,纳呆,畏寒肢冷,五更泄泻者,温补脾肾,振奋阳气,则症状自除。脾虚失运,加之肾阴亏于下,阴火上攻所致颜面痤疮者,当内调脾肾,健运脾胃,滋阴降火,则外证自愈。有些病证后期,病情较为复杂,常在症状上出现与疾病本质不符的假象,如真寒假热,真热假寒等,当辨清病证本质,给予正确治疗,这也是治病求本的具体运用。

3.标本同治

标本同治即兼顾标病与本病的治疗方法,用于标本并重的情况。例如气虚感冒者,治疗时当补气与散邪并重,达到祛邪不伤正,扶正不留邪的效果。又如素体肝肾不足,后不慎闪挫而致腰痛难愈者,当补益肝肾与活血止痛并重,方能见效。外邪未解,里热炽盛者,当发散外邪的同时兼清里热。邪热壅盛,耗伤阴液,热盛与阴虚症状并见者,泻热的同时兼以滋阴,既可清泻热毒,又可防止进一步伤阴。可见标本同治在临床上运用也较为广泛。

(四)三因制宜

"三因"指因时、因地、因人,"三因制宜"即指针灸治疗疾病时,应综合考虑时间、地域和个体差异对治疗方法的要求,从而制定合理的治疗方案。

1.因时制宜

《灵枢·终始》说:"春气在毛,夏气在皮肤,秋气在分肉,冬气在筋骨,刺此病者,各以其实为齐。"《标幽赋》有云:"察岁时于天道,定形气于予心。春夏瘦而刺浅,秋冬肥而刺深。"四时之气对人体气血运行有显著的影响,春夏之际,阳气生发,人的气血也有升浮之势,故病邪伤人多在浅表,治疗时宜浅刺;秋冬时节,阳气内敛,人体气血亦潜藏于内,故治疗时宜深刺。一天之中,人之气血也法于天地,随着阳气的升伏而发生变化。故有子午流注针法、灵龟八法、飞腾八法等按时取穴的治疗方法。另外,根据一些疾病发病与时间紧密相关规律,治疗时可寻其规律找准时机。例如针灸治疗月经病当在经前5~7天开始。

2.因地制宜

《素问·异法方宜论》说:"北方者……其地高陵居,风寒冰冽,其民乐野处而乳食,藏寒生满病,其治宜灸焫,故灸焫者,亦从北方来。南方者……其地下,水土弱,雾露之所聚也,其民嗜酸而食胕,故其民皆致理而赤色,其病挛痹,其治宜微针。"由于地理位置不同,气候各异,造成人们饮食起居、生活习惯也各有不同,因而各地的人生理病理特点有差别,治疗上有所区别。例如上述《黄帝内经》原文提到的,北方气候寒冷地区,治疗多用温灸;而南方气候炎热,少用温灸而多用针刺。

3.因人制宜

《灵枢·逆顺肥瘦》说:"年质壮大,血气充盈,肤革坚固,因加以邪,刺此者,深而留之……婴儿者,其肉脆,血少气弱,刺此者,以毫针,浅刺而疾发针,日再可也。"每个人的体质存在差异,因而治疗时不能一概而论,应根据人的性别、年龄、体质等因素制定恰当的治疗方法。例如婴幼儿及年老体虚、皮肤嫩薄、针刺敏感者,针刺治疗时手法宜轻;身强体壮、皮肉粗厚、针感不甚明显者,可加重针刺手法,以达到治疗效果。另外,女子经期,怀孕及产后针灸治疗时应特别注意。身体特别虚弱的患者不宜使用针刺治疗。

三、针灸处方

针灸处方是在辨病辨证基础上,针对患者病证情况,提出的具体治疗方案,主要涵盖腧穴组成和治疗方法两大部分,是针灸临床治疗的关键步骤。针灸处方是临床治疗的基本单位。

首先是根据疾病主症选取主穴,再根据辨证选取配穴,再次是根据出现的次要的兼症加减腧穴,最后综合处方所要发挥的效应选择针灸的施术方法,这是针灸临床确定处方的一般思路与方法。

(一)选穴与配伍

1.选穴原则

(1)局部选穴:指在病变局部或附近选取腧穴的方法,体现了腧穴的近治作用。例如治疗眼疾,选睛明、攒竹,治疗鼻病取迎香,耳病取听宫、听会,头痛取太阳等。另外胃病取上腹部穴,肝胆病取胁肋部穴,肠道疾病取脐周穴都有显著的疗效等。对于局部症状较明显的疾病,如皮肤病、腱鞘炎、痿症等最适合用此选穴方法。特别是闪挫扭伤和痹证的治疗,除了局部选穴之外,也常"以痛为腧",颇为应验。

(2)远部选穴:指选取距离病痛较远部位腧穴的方法。《素问·五常政大论》说:"病在下,取之上,病在上,取之下,病在中,傍取之。"例如胃病取足三里,虚火牙痛取涌泉,面瘫取对侧合谷等。经络中的标本理论认为,四肢部位经络经气所出部位,为本,头面部为经气灌注弥散的部位,为标,故此法大多选取肘膝关节以下的腧穴,治疗头面、五官、内脏、躯干的疾病。子宫脱垂、久泻脱肛灸百会,因为百会为"三阳五会",在人体的位置最高,各经上传阳气都交汇于此。这一选穴原则最能体现"经脉所过,主治所及"的治疗规律。

(3)辨证选穴:指根据患者的证候特点,分析病因病机而辨证选取腧穴的方法。一些疾病如发热、昏迷、失眠、癫狂等,没有明确的病变部位,呈现全身症状,治疗时适宜辨证选穴,如失眠心阴虚加阴郄、心俞、太溪、照海,心肾不交取太溪、肾俞,心脾两虚取脾俞、足三里、关元,胆气虚怯取胆俞、足临泣,痰热扰心取曲池、丰隆、劳宫,足三里等;面瘫在局部取穴的基础上,风寒证加风池,风热证加曲池等。

(4)经验选穴:是根据疾病的特殊或主要症状而选取腧穴的原则,是腧穴特殊治疗作用及临床经验在针灸处方中的具体运用,多选用经外奇穴,或者是医家多年的临床用穴心得,如外感发热身痛,可取大椎、合谷;腰痛选腰痛点,落枕颈项强痛选外劳宫,月经过多、崩漏选断红穴(手背第二、三掌指关节间向前1寸处,当指蹼缘上)等。

2.配伍方法

配伍指将针对某一病证具有相同主治作用的腧穴相配伍使用的方法。腧穴经过配伍后可显著提高疗效。配伍方法总体可分为两大类:按经配伍和按部配伍。

(1)按经配伍:按经配伍指按照经脉主治规律或相关经脉主治规律进行配伍的方法。主要包括本经配伍法、表里经配伍法、同名经配伍法、交会经配伍法。

本经配伍法:在治疗某一脏腑病或该脏腑本经病时,选择本经脉上的腧穴配伍治疗。例如肝气不疏引起的胁肋胀痛,可选择足厥阴肝经上的期门与太冲穴。胃火循经上扰引起的牙痛,可取足阳明胃经上的颊车、内庭、二间穴。

表里经配伍法:根据人体脏腑、经脉的表里关系,在治疗某一脏腑经脉疾病时,可选择互为表里的经脉上的腧穴配合使用。例如肝阳上亢,风火上扰引起的偏头痛,可选取肝经太冲与胆经的率谷、悬颅、足临泣等。原络配伍法属于此类,当表里经同病时,可用原络配伍法,即取先病经的原穴,与后病经的络穴相配使用。如肺与大肠相表里,肺经先病,则取肺经的原穴太渊与大肠经络穴偏历。

同名经配伍法:根据"同气相求"的理论,可选用手足同名经的腧穴配合使用。如牙痛、咽喉肿痛取手阳明经的合谷配足阳明经的内庭;癫证可选用手足厥阴经的间使、太冲。

交会经配伍法:有些经脉之间在循行路线中有所交会,相交会的腧穴称为交会穴,选取交会穴进行腧穴配伍,可治疗经脉交会部位或相交会经脉的病变。如足太阴脾经、足少阴肾经、足厥阴肝经交会于三阴交穴,所以常用三阴交配太溪滋补肝肾,三阴交配太冲治肝气郁结导致的诸多妇科疾病等。

子母经配伍法:脏腑、经络都有五行属性,特定穴中的五输穴也有明确的五行属性。按照"虚则补其母,实则泻其子"的原则,运用五输穴进行配伍的方法称为子母经配穴法。如虚劳咳嗽,在选肺俞的同时可选脾俞、足三里等穴,培土生金;肝阳上亢者,可用太溪、照海、三阴交等穴配伍,滋水涵木。肺经的咳嗽实证,可取本经的子穴尺泽,或子经肾经的子穴阴谷用泻法,亦可配用相表里经的腧穴使用。

(2)按部配伍:按部配伍指按照人体部位划分来配伍的一类方法。包括上下配伍法、前后配伍法、左右配伍法等。

上下配伍法:"上"指腰部以上的腧穴,包括上肢穴;"下"指腰部以下的腧穴,包括下肢穴。例如肝阳上亢之头痛,可取风池、百会、悬颅、侠溪、行间。阴虚火旺之鼻衄可取上星、迎香、照海。另外,特定穴中的合募配穴,下合穴可治疗腑病,在下,募穴在腹的附近,在上下相配,治疗腑病有良效。如治疗急性泄泻时,可取大肠募穴天枢及其下合穴上巨虚。

前后配伍法：前后配伍法同《黄帝内经》中的偶刺，即在人体的腹面及背面取穴配伍的方法。例如哮喘，可前取天突、膻中，后取肺俞、定喘；脾虚久泻，前配天枢、气海，后配脾俞、肾俞。特定穴中的俞募配穴属于此类，背俞穴为脏腑之气输注于背部之处，募穴为脏腑之气输注于腹部之处，且背俞穴善治脏病，募穴善治腑病，前后阴阳相配，脏腑同调。例如治疗脾胃不和可选章门、中脘与脾俞、胃俞；治疗肝病可取期门配肝俞等。

左右配伍法：是指将躯干、肢体左侧和右侧的腧穴配伍应用的方法。本方法是基于人体十二经脉左右对称分布和部分经脉左右交叉的特点总结而成的。《黄帝内经》中的"巨刺""缪刺"就是左右配穴法的运用。在临床上常选择左右同一腧穴配合运用，是为了加强腧穴的协同作用，如胃痛可选双侧足三里、梁丘等。当然左右配伍法并不局限于选双侧同名腧穴，如左侧偏头痛，可选同侧的太阳、头维和对侧的外关、足临泣，左侧面瘫可选用同侧的太阳、颊车、地仓和对侧的合谷等。

(二)主穴与配穴

主穴，是针灸处方中的主要腧穴，也是针对疾病主症而选取的一组腧穴；配穴是相对主穴而言的，是针对辨证、兼症选取的一组腧穴，与主穴共同构成针灸组穴。

1.确定主穴与配穴

主穴，即主穴配伍，是针对主症选取的一组腧穴；配穴，即配穴配伍是针对辨证或兼症选取的一组腧穴。主症即为主要症状，是疾病的主要症状与体征，是病理本质的外在表现，每种疾病都有其特定的主症，主症可以是一个单独的症状，如便血、脱肛等，也可是二三个相关症状共同组成，如心下痞、呕吐；辨证是以主症为核心的综合征，病证发展到一定阶段，所有症状的总称，是辨证论治的基础，也是对引起主症的病因病机的客观体现；兼症，是主症发展和变化过程中出现的继发症状，或同时出现的相关症状。在制定针灸处方过程中，在根据主症确定主穴配伍后，再综合辨证、兼症来确定配穴配伍，共同形成针灸组穴。如项强症，本身是一个症状，但根据常见证候的不同，分出了风寒项强、风湿项强、热病项强、瘀血项强，同时可能会出现头痛等兼症。治疗时根据主症选取的主穴为风池、天柱、大椎、后溪、颈部夹脊穴，配穴则根据辨证、兼症选取，风寒项强可加风府、风门；风湿项强可加阴陵泉、丰隆、太冲；热病项强可加肝俞、合谷、列缺；瘀血项强可加膈俞、血海，兼症头痛可配太阳、天柱等。又如针刺治疗痢疾，根据主症，常选取天枢、上巨虚、关元、合谷穴，若兼见下痢赤白相杂，肛门灼热，小便短赤，或恶寒发热、心烦口渴等症，同时可能还会出现腹痛、胀满等兼症，通过辨证诊断为湿热型痢疾，选取配穴曲池、内庭，最后针对腹痛、胀满等选取太白、脾俞等。

2.配穴与配伍

腧穴配伍是基于中医理论，根据针灸选穴原则，结合临床和腧穴功能主治特性，选择两个或两个以上作用相同的腧穴进行配伍，发挥腧穴的协同增效作用，以达到特定治疗效果，提高临床疗效的一种方法；配穴是相对主穴而言的，是针对辨证、兼症所选取的腧穴配伍，与主穴共同构成针灸组穴。在以往的文献与教材之中，常常出现"俞募配穴""原络配穴""按经配穴"等，将配伍与配穴的概念相互混淆。腧穴配伍与配穴概念内涵不同，意义有别，配穴可以包含配伍，也可以是单穴，而配伍是指两个或两个以上具有相同主治功能的腧穴组成，也称为"同功穴"，因此，将两者概念和内涵界定清楚对针灸理论的发展具有重要的现实意义。

（三）施术与时间

施术方法是针灸处方的要素，针灸处方中施术方法主要包括所选疗法、操作手法、治疗时间等内容。

针灸治疗方法种类繁多，主要有毫针刺法、艾灸、火针、拔罐、刺络放血、皮肤针、耳针、腧穴注射、腧穴敷贴等，临床可根据患者的病情和具体情况选取适宜的治疗方法，正所谓"针所不为，灸之所宜。"说明不同的针灸用具各有其适应病证。操作手法主要指补泻方法，如补法、泻法或平补平泻，应根据所要达到的治疗目的进行选取并对具体操作进行说明。如毫针疗法用补法还是泻法，艾灸用艾条灸还是艾炷灸。尤其是对于处方中的部分腧穴，当针刺的深度、方向等不同于常规的方法时，要特别强调。相同的腧穴采用不同的操作手法可产生不同的治疗效果，如补合谷，泻复溜可以发汗，而泻合谷，补复溜则可以止汗。

治疗时间主要指每次治疗的时间、疗程天数、治疗间隔等内容，治疗时机是提高针灸疗效的重要方面，临床上，针灸治疗部分疾病在时间上有着极其重要的意义。一般来说，如果疾病的发作和加重有明显的时间规律性，应在发作前进行针灸治疗。如疟疾在发作前半小时左右针灸效果更好；痛经可在月经来潮前3～7天开始针灸，直到月经过去为止，这样可明显提高针灸疗效，同时，应用子午流注和灵龟八法治疗疾病，对治疗时机则有着特殊的要求，需另加注意。

针灸处方在书写时应按照主穴、辅助穴及上下背腹的顺序依次写出穴名。在每个腧穴后面标注单侧还是双侧，另外还应标注治疗时间、补泻手法、艾灸方法及壮数、刺血法放血量、水针药物剂量、电针波形等。

第二节 针 刺 法

一、毫针刺法

(一)毫针的结构和规格

1.毫针的结构

毫针多由不锈钢为材料制作而成,具有较高的强度和韧性,针体挺直滑利,能耐高热、防锈,不易被化学物品腐蚀,故目前被临床广泛采用。

毫针分为针尖、针身、针根、针柄、针尾五个部分。针尖是针身的尖端锋锐部分,亦称针芒,是刺入腧穴部位肌肤的关键部位;针身是针尖至针柄间的主体部分,又称针体,是毫针刺入腧穴内相应深度的主要部分;针根是针身与针柄连接的部位,是观察针身刺入穴位深度和提插幅度的外部标志;针柄是用金属丝缠绕呈螺旋状,为针根至针尾的部分,是医者持针、运针的操作部位;针柄的末端部分是针尾,为温针灸法装置艾绒之处。

2.毫针的规格

毫针是以针身的直径和长度确定不同的规格。临床一般以长短为1～3寸(25～75 mm)和粗细为28～30号(0.32～0.38 mm)者最为常用。

3.毫针的选择

毫针使用前要进行检查,针尖要端正不偏,光洁度高,尖中带圆,圆而不钝,形如"松针",锐利适度,使进针阻力小而不易钝涩;针身要光滑挺直,圆正匀称,坚韧而富有弹性;针根要牢固,无剥蚀、伤痕;针柄的金属丝要缠绕均匀、牢固而不松脱或断丝,针柄的长短、粗细要适中,便于持针、运针。

(二)毫针刺法练习

针刺练习,主要是对指力和手法的锻炼。指力是指医者持针之手进针操作的力度。良好的指力是掌握针刺手法的基础,熟练的手法是运用针刺治病的条件。指力和手法必须常练,达到熟练程度后,则在施术时,进针快、透皮不痛;行针时,补泻手法运用自如。反之,指力与手法不熟练,则在施术时难以控制针体,进针困难,痛感明显;行针时动作不协调,影响针刺治疗效果。因此,初学者必须努力练好指力和手法的基本功。

1.纸垫和棉团练习

纸垫练习是用松软的纸张用线扎紧做成纸垫。练针时,左手平执纸垫,右手拇、示、中三指持针柄,如执笔状持1～1.5寸毫针,使针尖垂直抵在纸垫上,然后右手拇指与示、中指交替捻动针柄,并渐加一定压力,待针穿透纸垫后另换一处,反复练习。纸垫练习主要是锻炼指力和捻转的基本手法(图1-1)。

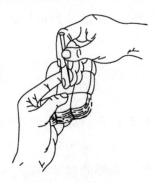

图 1-1　纸垫练习法

棉团练习是用外包白布的棉絮做成外紧内松的棉团。因棉团松软,可以练习提插、捻转、进针、出针等各种毫针操作手法的模拟动作,作提插练针时,以执笔式持针,将针刺入棉球,在原处作上提下插的动作,要求深浅适宜,幅度均匀,针身垂直。在此基础上,可将提插与捻转动作配合练习,要求提插幅度上下一致,捻转角度来回一致,操作频率快慢一致,达到动作协调、得心应手、运用自如、手法熟练的程度(图1-2)。

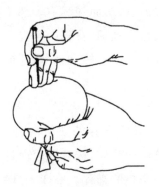

图 1-2　棉团练习法

2.自身练习

通过纸垫、棉团的物体练针,掌握了一定的指力和手法后,可以在自己身上进行试针练习,以亲身体会指力的强弱、针刺的感觉、行针的手法等。要求自身练针时,能逐渐做到进针无痛或微痛,针身挺直不弯,刺入顺利,提插、捻转针身自如,指力均匀,手法熟练。同时,仔细体会指力与进针、手法与得气的关系,以及持针手指的感觉和受刺部位的感觉。

3.相互练习

在自身练习的基础上两人交互试针练习,模拟临床实际。通过相互试针练习,不断提高毫针的基本操作技能,逐渐做到进针顺利,运针自如,指力均匀,手法熟练。

(三)毫针刺前准备

1.患者的体位

针刺时患者体位选择的是否得当,对腧穴的正确定位、针刺的施术操作、持久的留针以及防止晕针、滞针、弯针甚至折针等都有很大影响,如病重体弱或精神紧张的患者,采用坐位,易使患者感到疲劳,往往易于发生晕针。又如体位选择不当,在针刺施术时或留针过程中,患者常因移动体位而造成弯针、滞针甚至发生折针事故。因此,根据处方选取腧穴的所在部位、选择适当的体位,应以既有利于腧穴的正确定位,又便于针灸的施术操作和较长时间的留针而不致患者疲劳为原则,临床上针刺的常用体位主要有以下几种。

(1)仰卧位:适宜于取头、面、胸、腹部腧穴和上下肢部分腧穴。

(2)侧卧位:适宜于取身体侧面少阳经腧穴和上、下肢部分腧穴。

(3)俯卧位:适宜于取头、项、脊背、腰骶部腧穴和下肢背侧及上肢部分腧穴。

(4)仰靠坐位:适宜于取前头、颜面和颈前等部位的腧穴。

(5)俯伏坐位:适宜于取后头和项、背部的腧穴。

(6)侧伏坐位:适宜于取头部的一侧、面颊及耳前后部位的腧穴。

2.针具的选择

在选择针具时,应根据患者的性别、年龄、形体的肥瘦、体质的强弱、病情的虚实、病变部位的表里深浅和腧穴所在的部位,选择长短、粗细适宜的针具。一般是皮薄肉少之处和针刺较浅的腧穴,选针宜短而针身宜细;皮厚肉多而针刺宜深的腧穴,宜选用针身稍长、稍粗的毫针。临床上选针常以将针刺入腧穴应至之深度,而针身还应露在皮肤上稍许为宜。如应刺入0.5寸,可选用1寸的毫针,应刺入1寸时,可选用1.5～2寸的毫针。总之,选择针具应适宜,否则,难以取得针感和达到治疗效果。

3.定穴

根据处方要求将所选穴位按腧穴定位法定准后,用指甲轻掐"+",作为消毒和进针的标记。

4.消毒

针刺疗法要有严格的无菌观念,切实做好消毒工作。针具应尽量采用高压或煮沸消毒,亦可用 75％酒精浸泡 30 分钟取出擦干备用。治疗师的手指,必须剪短指甲,在清洁的基础上用 75％酒精擦洗。施针穴位局部皮肤也应在清洁基础上,用 75％酒精棉球从标记中心向外绕圈擦拭。消毒后,需防止再污染。

(四)毫针刺法操作

1.进针法

在进行针刺操作时,一般应双手协同操作,紧密配合。临床上一般用右手持针操作,主要是拇、示、中指夹持针柄,其状如持笔,故右手称为"刺手"。其作用是掌握针具,施行手法操作;进针时,运指力于针尖,而使针刺入皮肤,行针时便于左右捻转,上下提插和弹震刮搓以及出针时手法操作等。左手爪切按压所刺部位或辅助针身,故称左手为"押手"。其作用是固定腧穴的位置,夹持针身协助刺手进针,使针身有所依附,保持针垂直,力达针尖,以利于进针,减少刺痛和协助调节、控制针感。具体的进针方法,临床常用有以下几种。

(1)单手进针法:用右手拇、示指持针,中指端紧靠穴位,指腹抵住针体中部,当拇、示指向下用力时,中指也随之屈曲,将针刺入,直至所需求的深度(图 1-3),多用于较短的毫针。

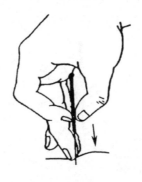

图 1-3 单手进针法

(2)双手进针法:即刺手和押手互相配合,协同进针。

指切进针法:又称爪切进针法,用左手拇指或示指端切按在腧穴位置的旁边,右手持针,紧靠左手指甲面将针刺入腧穴(图1-4)。此法适宜于短针的进针。

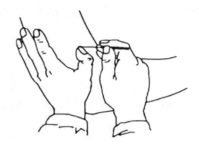

图1-4 指切进针法

夹持进针法:即用左手拇、示二指持捏消毒干棉球,夹住针身下端,将针尖固定在所刺腧穴的皮肤表面位置,右手捻动针柄,将针刺入腧穴(图1-5)。此法适用于长针的进针。

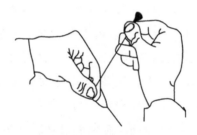

图1-5 夹持进针法

舒张进针法:用左手拇、示二指将针刺入腧穴部位的皮肤向两侧撑开,使皮肤绷紧,右手持针,使针从左手拇、示二指的中间刺入(图1-6)。此法主要用于皮肤松弛部位的腧穴。

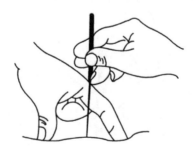

图1-6 舒张进针法

提捏进针法:用左手拇、示二指将针刺入腧穴部位的皮肤提起,右手持针,从捏起的上端将针刺入(图1-7),此法主要用于皮肉浅薄部位的腧穴,如印堂穴。

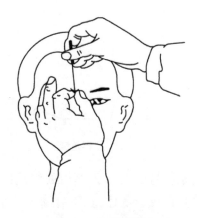

图 1-7 提捏进针法

（3）管针进针法：将针先插入用玻璃、塑料或金属制成的比针短 3 分左右的小针管内，放在穴位皮肤上，左手压紧针管，右手示指对准针柄一击，使针尖迅速刺入皮肤，然后将针管去掉，再将针刺入穴内（图 1-8），此法进针不痛，多用于儿童和惧针者。也有用安装弹簧的特制进针器进行者。

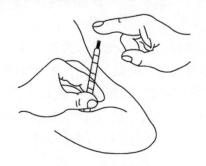

图 1-8 管针进针法

2.针刺的角度和深度

（1）角度：针刺的角度是指进针时针身与皮肤表面所形成的夹角（图 1-9）。它是根据腧穴所在的位置和医者针刺时所要达到的目的结合起来。一般分为以下 3 种角度。①直刺：是针身与皮肤表面呈 90°垂直刺入。此法适用于人体大部分腧穴。②斜刺：是针身与皮肤表面呈 45°左右倾斜刺。此法适用于肌肉浅薄处或内有重要脏器，或不宜直刺、深刺的腧穴。③平刺：即横刺、沿皮刺。是针身与皮肤表面呈 15°左右或沿皮以更小的角度刺入。此法适用于皮薄肉少部位的腧穴，如头部的腧穴等。

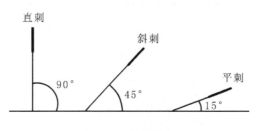

图 1-9　针刺角度

（2）深度：针刺的深度是指针身刺入人体内的深浅度数，每个腧穴的针刺深度，在腧穴各论中已有详述，但患者的体质、年龄、病情、部位等不同，进针的深度也不同。年老体弱者及小儿均不宜深刺，中青年身强体壮者可适当深刺；形瘦体弱者宜相应浅刺，形盛体强者宜深刺；阳证、新病宜浅刺，阴证、久病宜深刺；头面、胸腹及皮薄肉少处的腧穴宜浅刺，四肢、臀、腹及肌肉丰满处的腧穴宜深刺。

针刺的角度和深度关系极为密切，一般来说，深刺多用直刺，浅刺多用斜刺、平刺。对天突、风府、哑门等穴以及眼区、胸背和重要脏器部位的腧穴，尤其应注意掌握好针刺角度和深度。至于不同季节，对针刺深浅也有影响，也应予以重视。

3.行针

毫针进针后，为了使患者产生针刺感应，或进一步调整针感的强弱，以及使针感向某一方向扩散、传导而采取的操作方法，称为"行针"，亦称"运针"。

（1）提插法：即将针刺入腧穴一定深度后，施以上提下插的操作手法。使用提插法时的指力、频率一定要均匀一致，不改变针刺角度、方向和深度。行针时提插的幅度大，频率快，刺激量就大；反之，提插的幅度小，频率慢，刺激量就小（图 1-10）。

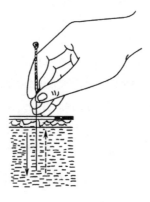

图 1-10　提插法

（2）捻转法：即将针刺入腧穴一定深度后，施向前向后捻转动作的操作手法。这种使针在腧穴内反复前后来回地旋转行针手法，即为捻转法（图1-11）。使用捻转法时，指力要均匀，角度要适当，不能单向捻针，否则针身易被肌纤维等缠绕，引起局部疼痛和导致滞针而使出针困难。一般认为捻转角度大，频率快，其刺激量就大；捻转角度小，频率慢，其刺激量则小。

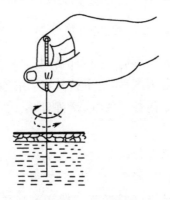

图1-11 捻转法

（3）刮柄法：毫针刺入一定深度后，经气未至，以拇指或示指的指腹抵住针尾，用拇指、示指或中指指甲，由上而下频频刮动针柄，促使得气。本法在针刺不得气时用之可激发经气，如已得气者可以加强针刺感应的传导和扩散（图1-12）。

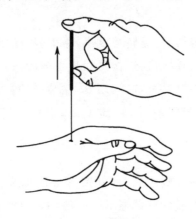

图1-12 刮柄法

（4）弹法：针刺后在留针过程中，以手指轻弹针尾或针柄，使针体微微振动，以加强针感，助气运行（图1-13）。

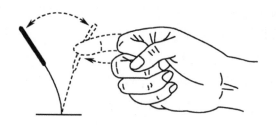

图 1-13　弹法

(5)摇法：毫针刺入一定深度后，手持针柄，将针轻轻摇动，以行经气。

(6)震颤法：针刺入一定深度后，右手持针柄，用小幅度、快频率的提插、捻转手法，使针身轻微震颤，以促使针下得气，增强针感。

4.得气

古称"气至"，近称"针感"，是指毫针刺入腧穴一定深度后，施以提插或捻转等行针手法，使针刺部位获得"经气"感应，谓之得气。针下是否得气，可以从临床两个方面分析判断。一是患者对针刺的感觉和反应，另一是医者对刺手指下的感觉。当针刺腧穴得气时，患者的针刺部位有酸胀、麻重等自觉反应，有时出现热、凉、痒、痛、抽搐、蚁行等感觉，或呈现沿着一定的方向和部位传导和扩散现象。当患者有自觉反应的同时，医者的刺手亦能体会到针下沉紧、涩滞或针体颤动等反应。

5.毫针补泻手法

(1)捻转补泻：针下得气后，捻转角度小，用力轻，频率慢，操作时间短者为补法。捻转角度大，用力重，频率快，操作时间长者为泻法。

(2)提插补泻：针下得气后，先浅后深，重插轻提，提插幅度小，频率慢，操作时间短者为补法。先深后浅，轻插重提，提插幅度大，频率快，操作时间长者为泻法。

6.留针与出针

(1)留针：将针刺入腧穴施术后，使针留置穴内称为留针。留针的目的是为了加强针刺的作用和便于继续行针施术。一般病证只要针下得气而施以适当的补泻手法后，即可出针或留针 10～20 分钟。但对一些特殊病证，如急性腹痛、破伤风、角弓反张、寒性、顽固性疼痛或痉挛性病证，即可适当延长留针时间，有时留针可达数小时，以便在留针过程中作间歇性行针，以增强、巩固疗效。若不得气时，也可静以久留，以待气至。在临床上留针与否或留针时间的长短，不可一概而论，应根据患者具体病情而定。

(2)出针:又称起针、退针。在施行针刺手法或留针、达到预定针刺目的和治疗要求后,即可出针。出针是整个毫针刺法过程中的最后一道操作程序,预示针刺结束。出针的方法,一般是以左手拇、示两指持消毒干棉球轻轻按压于针刺部位,右手持针作轻微的小幅度捻转,并随势将针缓慢提至皮下(不可单手用力过猛),静留片刻,然后出针。

(五)针刺异常情况的处理和预防

1.晕针

晕针是在针刺过程中患者发生的晕厥现象。

(1)原因:患者体质虚弱,精神紧张,或疲劳、饥饿、大汗、大泻、大出血之后或体位不当,或医者在针刺时手法过重。患者突然出现精神疲倦、头晕目眩、面色苍白、恶心欲吐、多汗、心慌、四肢发冷,血压下降,脉象沉细,或神志昏迷,扑倒在地,唇甲青紫,二便失禁,脉微细欲绝。

(2)处理:立即停止针刺,将针全部起出。使患者平卧,注意保暖,轻者仰卧片刻,给饮温开水或糖水后,即可恢复正常。重者在上述处理基础上,可刺人中、素髎、内关、足三里,灸百会、关元、气海等穴,即可恢复。若仍不省人事,呼吸细微,脉细弱者,可考虑配合其他治疗或采用急救措施。

(3)预防:对于晕针应注重于预防。如初次接受针刺治疗或精神过度紧张、身体虚弱者,应先做好解释,消除对针刺的顾虑,同时选择舒适持久的体位,最好采用卧位。选穴宜少,手法要轻。若饥饿、疲劳、大渴时,应令进食、休息、饮水后再予针刺。医者在针刺治疗过程中,要精神专一,随时注意观察患者的神色,询问患者的感觉。一旦有不适等晕针先兆,可及早采取处理措施,防患于未然。

2.滞针

滞针是指在行针时或留针后医者感觉针下涩滞,捻转、提插、出针均感困难。

(1)原因:患者精神紧张,当针刺入腧穴后,患者局部肌肉强烈收缩;或行针手法不当,向单一方向捻针太过,以致肌肉组织缠绕针体而成滞针。若留针时间过长,有时也可出现滞针。针在体内,捻转不动,提插、出针均感困难,若勉强捻转、提插时,则患者痛不可忍。

(2)处理:若患者精神紧张,局部肌肉过度收缩时,可稍延长留针时间,或于滞针腧穴附近,进行循按或用叩弹针柄,或在附近再刺一针,以宣散气血,而缓解肌肉的紧张。若行针不当,或单向捻针而致者,可向相反方向将针捻回,并用刮柄、弹柄法,使缠绕的肌纤维回复,即可消除滞针。

(3)预防:对精神紧张者,应先做好解释工作,消除患者不必要的顾虑。注意行针的操作手法和避免单向捻转,若用搓法时,应注意与提插法的配合,则可避免肌纤维缠绕针身而导致滞针的发生。

3.弯针

弯针是指进针时或将针刺入腧穴后,针身在体内形成弯曲。

(1)原因:医师进针手法不熟练,用力过猛、过速,以致针尖碰到坚硬组织器官或患者在针刺或留针时移动体位,或因针柄受到某种外力压迫、碰击等,均可造成弯针。针柄改变了进针或刺入留针时的方向和角度,提插、捻转及出针均感困难,而患者感到疼痛。

(2)处理:出现弯针后,即不得再行提插、捻转等手法。如针柄轻微弯曲,应慢慢将针起出。若弯曲角度过大时,应顺着弯曲方向将针起出。若由患者移动体位所致,应使患者慢慢恢复原来体位,局部肌肉放松后,再将针缓缓起出,切忌强行拔针以免将针体断入体内。

(3)预防:医者进针手法要熟练,指力要均匀,并要避免进针过速、过猛。选择适当体位,在留针过程中,嘱患者不要随意更动体位,注意保护针刺部位,针柄不得受外物硬碰和压迫。

4.断针

断针又称折针,是指针体折断在人体内。

(1)原因:针具质量欠佳,针身或针根有损伤剥蚀,进针前失于检查。针刺时将针身全部刺入腧穴。行针时强力提插、捻转,肌肉猛烈收缩。留针时患者随意变更体位,或弯针、滞针未能进行及时的正确处理等。针身折断,其断端部分针身尚露于皮肤外,或断端全部没入皮肤之下。

(2)处理:医者态度必须从容镇静,嘱患者切勿更动原有体位,以防断针向肌肉深部陷入。若残端部分针身显露于体外时,可用手指或镊子将针起出。若断端与皮肤相平或稍凹陷于体内者,可用左手拇、示二指垂直向下挤压针孔两旁,使断针暴露体外,右手持镊子将针取出。若断针完全深入皮下或肌肉深层时,应在 X 线下定位,手术取出。

(3)预防:为了防止折针,应认真仔细地检查针具,对认为不符合质量要求的针具,应剔出不用。避免过猛、过强的行针。在行针或留针时,应嘱患者不要随意更换体位。针刺时更不宜将针身全部刺入腧穴,应留部分针身在体外,以便于针根断折时取针。在进针行针过程中,如发现弯针时,应立即出针,切不可强行刺入、行针。对于滞针等亦应及时正确的处理,不可强行硬拔。

5.血肿

血肿是指针刺部位出现的皮下出血而引起的肿痛。

(1)原因:针尖弯曲带钩,使皮肉受损,或刺伤血管所致。出针后,针刺部位肿胀疼痛,继则皮肤呈现有紫色。

(2)处理:若微量的皮下出血而局部小块青紫时,一般不必处理,可以自行消退。若局部肿胀疼痛较剧,青紫面积大而且影响到活动功能时,可先作冷敷止血后,再做热敷或在局部轻轻揉按,以促使局部瘀血消散吸收。

(3)预防:仔细检查针具,熟悉人体解剖部位,避开血管针刺,出针时立即用消毒干棉球揉按压迫针孔。

(六)毫针刺法适应证、禁忌证和注意事项

1.适应证

(1)内科病证:冠心病、高血压、糖尿病、支气管哮喘、慢性阻塞性肺疾病、脑血管意外、周围性面瘫、面肌痉挛、三叉神经痛、神经性头痛、失眠、眩晕、痴呆、癫痫等。

(2)外科病证:各种扭伤、落枕、颈椎病、腰椎病、肩周炎、脊髓损伤及外科手术后的功能康复等。

(3)儿科病证:脑性瘫痪、发育迟缓、遗尿、小儿麻痹后遗症等。

(4)其他病证:如肥胖、产后尿失禁等。

2.禁忌证和注意事项

(1)患者在过于饥饿、疲劳,精神过度紧张时,不宜立即进行针刺。对身体瘦弱,气虚血亏的患者,进行针刺时手法不宜过强,并应尽量选用卧位。

(2)妇女怀孕3个月者,不宜针刺小腹部的腧穴。若怀孕三个月以上者,腹部、腰骶部腧穴也不宜针刺。至于三阴交、合谷、昆仑、至阴等一些通经活血的腧穴,在怀孕期亦应予禁刺。如妇女行经时,若非为了调经,亦慎用针刺。

(3)小儿囟门未合时,头项部的腧穴不宜针刺。

(4)常有自发性出血或损伤后出血不止的患者,不宜针刺。

(5)胸、胁、腰、背部腧穴,不宜直刺、深刺。眼区和项部腧穴要注意掌握一定的角度,不宜大幅度的提插、捻转和长时间的留针。皮肤有感染、溃疡、瘢痕或肿瘤的部位,不宜针刺。

(6)对尿潴留等患者在针刺小腹部的腧穴时,也应掌握适当的针刺方向、角度、深度等,以免误伤膀胱等器官出现意外的事故。

二、其他针刺法

(一)三棱针刺法

三棱针刺法是用三棱针刺破人体的一定部位,放出适量血液,或挤出少量液体,或挑断皮下白色纤维组织,以治疗疾病的方法。古人称之为"刺血络"或"刺络",现代称为"放血疗法"。三棱针是一种用不锈钢制成,针长约 6 cm,针柄稍粗呈圆柱形,针身呈三棱状,尖端三面有刃,针尖锋利的针具。

1.操作方法

三棱针刺法一般分为点刺法、散刺法、刺络法、挑刺法 4 种。

(1)点刺法:针刺前,在预定针刺部位上下用左手拇、示指向针刺处推按,使血液积聚于针刺部位,继之用 2% 碘酒棉球消毒,再用 75% 酒精棉球脱碘,针刺时左手拇、示、中三指捏紧被刺部位,右手持针,用拇、示两指捏住针柄,中指指腹紧靠针身下端,针尖露出 3～5 mm,对准已消毒的部位,刺入 3～5 mm 深,随即将针迅速退出,轻轻挤压针孔周围,使出血少许,然后用消毒棉球按压针孔(图 1-14)。此法多用于指、趾末端的十宣、耳尖及头面部的攒竹、太阳等穴。

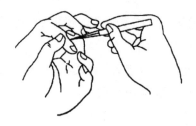

图 1-14　点刺法

(2)散刺法:又叫豹纹刺,是对病变局部周围进行点刺的一种方法(图 1-15)。根据病变部位大小的不同,可刺 20 针以上,由病变外缘环形向中心点刺,以促使瘀血或水肿得以排除,达到祛瘀生新,通经活络的目的。此法多用于局部瘀血、血肿或水肿、顽癣等。

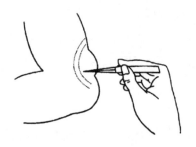

图 1-15　散刺法

（3）刺络法：先用带子或橡皮管，结扎在针刺部位上端（近心端），然后迅速消毒。针刺时左手拇指压在被针刺部位下端，右手持三棱针对准针刺部位的静脉，刺入脉中 2～3 mm，立即将针退出，使其流出少量血液，出血停后，再用消毒棉球按压针孔（图 1-16）。此法多用于曲泽、委中等穴，治疗急性吐泻、中暑、发热等。

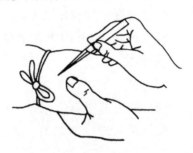

图 1-16　刺络法

（4）挑刺法：用左手按压施术部位两侧，或捏起皮肤，使皮肤固定，右手持针迅速刺入皮肤 1～2 mm，随即将针身倾斜挑破皮肤，使之出少量血液或少量黏液。也有再刺入 5 mm 左右深，将针身倾斜并使针尖轻轻挑起，挑断皮下部分纤维组织，然后出针，覆盖敷料。此法常用于肩周炎、胃痛、颈椎综合征、失眠、支气管哮喘、血管神经性头痛等。

2.作用和适应范围

三棱针放血疗法具有通经活络、开窍泻热、消肿止痛等作用。其适应范围较为广泛，凡各种实证、热证、瘀血、疼痛等均可应用，如昏厥、高热、中暑、中风闭证、咽喉肿痛、目赤肿痛、顽癣、疔痈初起，扭挫伤、痄证、痔疮、顽痹、头痛、丹毒、指（趾）麻木等。

3.注意事项

对患者要做必要的解释工作，以消除思想顾虑；严格消毒，防止感染；点刺时手法宜轻、稳、准、快，不可用力过猛，防止刺入过深，创伤过大，损害其他组织。一般出血不宜过多，切勿伤及动脉；体质虚弱者、孕妇、产后及有出血倾向者，均不宜使用本法。注意患者体位要舒适，谨防晕针；每天或隔天治疗 1 次，1～3 次为 1 个疗程，一般每次出血量以数滴至 3～5 mL 为宜。

（二）皮肤针刺法

皮肤针刺法是运用皮肤针叩刺人体一定部位，激发经络功能，调整脏腑气血，以达到防治疾病目的的方法。皮肤针是由多支不锈钢短针集成一束而成，五支者称"梅花针"、七支者称"七星针"、十八支者称"罗汉针"。

1.操作方法

硬柄皮肤针的持针以右手拇指、中指夹持针柄,示指置于针柄中段上面,无名指和小指将针柄固定在小鱼际处。软柄皮肤针的持针是将针柄末端固定在掌心,拇指在上,示指在下,其余手指呈握拳状握住针柄。皮肤常规消毒,针尖对准叩刺部位,使用手腕之力,将针尖垂直叩打在皮肤上,并立刻弹起,反复进行。要求针尖与皮肤垂直,弹刺准确,力度均匀,要因患者的体质、病情、年龄和刺激部位的不同,选择弱、中、强的刺激强度。

2.叩击部位

一般分为循经叩刺、穴位叩刺、局部叩刺。

(1)循经叩刺:是沿经脉循行路线进行叩刺的一种方法,最常用的是叩刺项背腰骶部的督脉及膀胱经,因督脉能调节一身之阳气,所以其治疗范围颇广。另外,上肢可按手三阴、三阳经,下肢按足三阴、三阳经的循经叩刺。

(2)穴位叩刺:是根据穴位主治叩刺的一种方法,较常用的是叩刺各种特定穴,如华佗夹脊穴、阿是穴、背俞穴、募穴、四肢的郄穴、原穴、络穴如出现敏感点,条索状物,结节等,应作重点叩刺。

(3)局部叩刺:即是患部叩刺,如扭伤局部瘀血肿痛、顽癣、斑秃等,可在局部进行叩刺。

3.作用和适用范围

皮肤针能激发经络功能,调整脏腑气血。临床上常见的近视、视神经萎缩、急性扁桃体炎、感冒、咳嗽、慢性肠胃病、便秘、头痛、失眠、腰痛、斑秃、痛经等都可用皮肤针法。

4.注意事项

操作前应注意检查针具,当发现针尖有钩毛或缺损,针尖参差不齐者须及时给予修理。重叩后,局部皮肤须用酒精消毒并注意保持针刺局部清洁,以防感染。局部皮肤有创伤或溃疡者,不宜用本法。叩刺时针尖必须垂直而下,避免斜、钩、挑,以减少疼痛。

(三)电针法

电针法是将针刺入腧穴得气后,在针具上通以接近人体生物电的微量电流,利用针和电两种刺激相结合,以达康复的一种治疗方法。

1.电针器械

电针器的种类很多,目前临床主要应用半导体电针机。半导体电针机是用半导体元件制作的电针仪器,交直流电两用,不受电源限制,且具有省电、安全、体积小、携带方便、耐震、无噪音、易调节、性能稳定、刺激量大等特点。它采用振荡发生器,输出接近人体生物电的低频脉冲电流,既可做电针,又可用点状电极或板状电极直接放在穴位或患处进行治疗,在临床广泛应用。

2.处方配穴

电针法的处方配穴与毫针刺法相同。一般选用其中的主穴,配用相应的辅助穴位,也可按经络选穴,结合神经的分布,选取有神经干通过的穴位或肌肉神经运动点(表1-1)。

表1-1 不同神经干与腧穴的关系

神经干	腧穴	神经干	腧穴
面神经	听会、翳风	三叉神经	下关、阳白、四白、夹承浆
臂丛神经	颈夹脊6~7、天鼎	尺神经	小海
桡神经	曲池、手三里	正中神经	曲泽、郄门、内关
坐骨神经	环跳、承扶	胫神经	委中、三阴交
腓总神经	阳陵泉	股神经	冲门、髀关

3.操作方法

针刺穴位有得气感应后,将输出电位器调至“0”位,负极接主穴,正极接配穴,也有不分正负极,将两根导线任意接在两个针柄上,然后打开电源开关,选好波型,慢慢调高至所需输出电流量。通电时间一般在5~20分钟,用于镇痛则一般在15~45分钟。如感觉弱时,可适当加大输出电流量,或暂时断电1~2分钟后再行通电。当达到预定时间后,先将输出电位器退至“0”位,然后关闭电源开关,取下导线,最后按一般起针方法将针取出。

4.作用和适用范围

电针可调整人体生理功能,有止痛、镇静、促进气血循环、调整肌张力等作用。电针的适应范围基本和毫针刺法相同,故其治疗范围较广。临床常用于各种痛证、痹证和心、胃、肠、膀胱、子宫等器官的功能失调,以及癫狂和肌肉、韧带、关节的损伤性疾病等,并可用于针刺麻醉。

5.注意事项

(1)电针在使用前须检查性能是否完好,如电流输出时断时续,须注意导线接触是否良好,应检查修理后再用。干电池使用一段时间如输出电流微弱,须更换新电池。

(2)电针刺激量较大,需要防止晕针,体质虚弱、精神紧张者,尤应注意电流不宜过大,也不可突然增强,以防引起肌肉强烈收缩,造成弯针或折针。

(3)电针仪器最大输出电压在 40 V 以上者,最大输出电流应限制在 1 mA 以内,防止触电。毫针经过温针火烧之后,表面氧化不导电,不宜使用。若使用,输出导线应夹持针体。

(4)心脏病患者,应避免电流回路通过心脏。尤其是安装心脏起搏器者,应禁止应用电针。在接近延髓、脊髓部位使用电针时,电流量宜小,切勿通电太强,以免发生意外。孕妇亦当慎用电针。

第三节　灸　　法

一、灸法概述

灸,烧灼的意思,灸法是用艾绒或其他灸用材料,点燃熏灼或温熨在体表一定部位,施以温热刺激,调整脏腑经络功能,而防治疾病的一种疗法。

施灸的材料很多,多用艾绒。艾绒是用干燥的艾叶放在石臼内反复碾磨,筛去灰尘、粗梗等杂物,取其柔软如绒的纤维。其特点是气味芳香,辛温味苦,容易燃烧,且不易爆发火星,热力温和、持久。艾绒以陈久者为良。其他灸用材料有灯芯草、桑枝、桃枝、白芥子、毛茛、斑蝥等。

二、灸法的操作方法

(一)艾炷灸

用艾绒搓捏成锥形艾团,称为艾炷。制作时取一小团艾绒放在平板上,用右手拇、示、中三指边捏边旋转,要求做到搓捻紧实、耐燃而不爆。艾炷有大、中、小之分,其小者如麦粒、中等如黄豆、大者如蚕豆。每燃一个艾炷,称为一壮。艾炷灸分为直接灸和间接灸两种。

1.直接灸

直接灸是将艾炷直接放在皮肤上施灸的一种方法。根据灸后对皮肤刺激程度不同,又分为无瘢痕灸和瘢痕灸。

(1)无瘢痕灸:又名非化脓灸。将艾炷直接放在皮肤上,从上端点燃,感到烫时,用镊子夹去,换艾炷再灸,灸 3～7 壮,以皮肤充血、潮红为度。可在施灸部位涂少许凡士林,增加黏附力。

(2)瘢痕灸:又名化脓灸。将艾炷直接放在皮肤上,点燃施灸,但每壮艾炷必须燃尽,除去灰烬后,方可继续易炷再灸,待规定壮数灸完为止。施灸时可用手在施灸腧穴周围轻轻拍打,以缓解疼痛。在正常情况下,灸后 1 周左右,施灸部位化脓形成灸疮,5～6 周,灸疮自行痊愈,结痂脱落后而留下瘢痕。

2.间接灸

间接灸是将艾炷与皮肤间垫置某些物品而施灸的一种方法,又称"隔物灸""间接灸"(图 1-17)。常用的有 4 种。

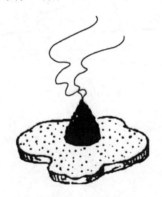

图 1-17   间接灸

(1)隔姜灸:是用鲜姜切成直径为 2～3 cm,厚为 0.3～0.5 cm 的薄片,中间以针刺数孔,将艾炷放在姜片上,置于体表部位点燃施灸。有温胃止呕,散寒止痛的作用,常用于呕吐、腹痛以及风寒痹痛等。

(2)隔蒜灸:用鲜大蒜头,同样切成薄片,中间以针刺数孔,置于施灸部位,点燃其上的艾炷施灸。此法有清热解毒,杀虫等作用,多用于治疗肺结核、未溃疮疡等症。

(3)隔盐灸:以食盐填敷于脐部,上置点燃艾炷施灸。适用于回阳、救逆、固脱等。

(4)隔附子饼灸:将附子研成粉末,用黄酒调和,做成直径约 3 cm,厚约 0.8 cm 的附子饼,中间以针刺数孔,置于施灸部位,点燃其上的艾炷施灸。有温补肾阳等作用,多用于治疗命门火衰而致的阳痿、早泄或疮疡久溃不敛等症。

(二)艾条灸

艾条是用桑皮纸包裹艾绒卷成圆柱形的长条。根据艾条内有无其他药物,分为纯艾条(又称清艾条)和药艾条。因其使用简便、不起泡、无痛苦等优点,被临床广泛应用。

1.悬灸

（1）温和灸:将点燃的一端距皮肤 2～3 cm 熏烤（图 1-18），一般 10～15 分钟，至皮肤出现红晕为度。

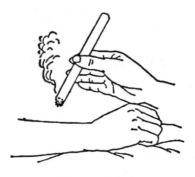

图 1-18 温和灸

（2）雀啄灸:将点燃的一端像鸟雀啄食一样，一上一下移动施灸（图 1-19）。

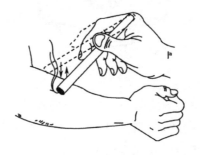

图 1-19 雀啄灸

（3）回旋灸:将点燃的一端均匀地向左右方向移动或反复旋转施灸（图 1-20）。

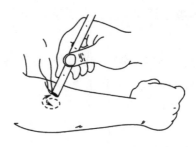

图 1-20 回旋灸

2.实按灸

本法是先在施灸腧穴或患处垫上数层布或纸,然后将"有药艾条"的一端点燃,趁热按到施术部位上,使热力透达深部,若艾火熄灭,再点再按。最常用的为太乙针灸和雷火针灸,适用于风寒湿痹、痿证和虚寒证。

(三)温针灸

温针灸是针刺与艾灸结合应用的一种方法。即在针刺得气留针时,将大艾炷捏在针尾上,或把一小段艾条套在针柄上,点燃施灸,使热力通过针身达于穴位(图 1-21)。适用于既需要留针,又需要施灸的病证。

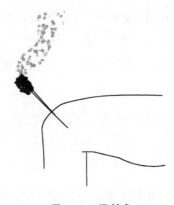

图 1-21　温针灸

(四)温灸器灸

温灸器是一种专门用于施灸的器具(见图 1-22)。施灸时将艾绒放入温灸器内点燃,再将其放在腧穴上熨烫,直至皮肤红晕,一般可灸 15～20 分钟,适合于腹部、腰部等。

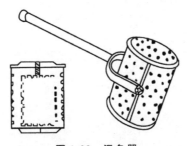

图 1-22　温灸器

(五)其他灸法

1.灯火灸

灯火灸是用灯芯草一根,以麻油浸之,燃着后用快速动作对准穴位,猛一接触听到"啪"的一声迅速离开,皮肤有黄点,偶起小泡。多用于治疗小儿腮腺炎、小儿惊风、消化不良、胃痛等。

2.天灸

天灸又称药物灸、发泡灸。是用对皮肤有刺激性的药物,如白芥子、毛茛、斑蝥等。

三、灸法的适应证、禁忌证及注意事项

(一)灸法的适应证

灸法具有温通经脉、行气活血、祛湿逐寒、消肿散瘀、回阳救逆、防病保健等作用。灸法以治疗虚证、寒证、阴证为主,适用于慢性久病、阳气不足之证。如风寒湿痹、风寒感冒、呕吐、泄泻、腹痛、久泄、久痢、遗尿、阳痿、早泄、痛经、中风脱证、内脏下垂、疮疡初起或溃久不愈等。此外,灸法还用于防病保健。

(二)灸法的禁忌证

热证、实证、阴虚阳亢、邪热内盛者,要慎用灸法。还有过劳、过饱、过饥、醉酒、大渴、大怒者,也要慎用。

(三)灸法的注意事项

(1)施灸的先后顺序一般先阳后阴、先上后下、先小后大、先少后多。

(2)做瘢痕灸时候,首先必须要征得患者同意。此外对颜面、五官和有大血管的部位以及关节活动部位,不宜采用瘢痕灸。

(3)孕妇的腹部和腰骶部也不宜施灸。

(4)灸后若起小水泡,不宜擦破,应任其吸收;若起大水泡,则用消毒针头刺破,放出水液,涂以甲紫等消毒液。

第二章

常用推拿疗法

第一节　推拿疗法的作用与原则

一、推拿疗法的作用原理

推拿疗法的临床应用,是在中医基础理论指导下,通过手法作用于人体体表的相应经络腧穴,改善脏腑功能,使机体处于良好的功能状态,有利于提高机体的抗病能力,从而达到扶正祛邪的目的。

(一)平衡阴阳、调整脏腑

人体是一个对立统一的有机整体,人体内部的所有生理和病理变化均可以用阴阳来概括。人体阴阳相对平衡失调是一切疾病发生、发展的根本原因,推拿疗法是在辨证论治和辨病论治的理论指导下,根据证候阴阳偏盛偏衰的属性,通过运用不同性质的手法,或补其不足,或泻其有余,使机体失于平衡的阴阳重新恢复平衡,达到阴平阳秘的治疗目的。推拿主要是通过运用各种手法刺激体表相应的腧穴,通过经络的传导从而达到调整脏腑功能的作用。例如用较强的拿按法刺激足三里穴,可治疗胃肠蠕动过缓,而用较弱的揉按法刺激足三里穴,可治疗胃肠蠕动过速。

(二)疏通经络、运行气血

经络内属脏腑,外络肢节,通达表里,贯穿上下,将人体各部分联系成一个有机的整体。气血为人体生命活动的物质基础,必须通过经络才能输布周身,以温养濡润各脏腑、组织和器官,维持机体的正常生理功能。经络有感应刺激、传导信息的作用。当人体的某一部位受到刺激时,这个刺激就可沿着经络传入人体内有关脏腑,使其发生相应的生理或病理变化。而这些变化,又可通过经络反映于体表。推拿疗法通过手法对人体体表的直接刺激可促进气血的运行。另外，通过手法对机体体表做功,产生热效应,从而加速了气血的运行。

(三)理筋整复、滑利关节

筋骨相互连接构成人身的支架,有支撑形体、保护内脏和进行运动的功能,又是人体的运动器官。筋骨关节需要经脉气血的温煦与濡养,只有经脉畅通、气血调和、阴阳平衡,才能确保机体筋骨强健、关节滑利,从而维持正常的活动功能。各种原因使筋骨关节受损,必累及气血,导致气滞血瘀,阻塞经络,为肿为痛,从而影响肢体关节的活动。因此,治疗的关键在于使经脉气血得以运行流畅。推拿疗法能够通过手法作用于损伤的局部,整复骨错位、筋出槽,分离粘连,滑利关节,从而促进气血运行、消肿祛瘀、理气止痛,达到筋强骨健的目的。

(四)缓解拘急、消肿止痛

拘急是指肢体牵引不适,有紧缩感并伴屈伸不利之症,常见于四肢及腹部。拘急是一种自然的保护机制,然而持久的拘急可挤压穿行于其间的神经与血管,从而形成新的疼痛源,使肿痛难消。推拿疗法可以加强损伤组织的血液循环,促进损伤组织的修复;在加强循环的基础上,促进因损伤而引起的血肿、水肿的吸收;对软组织有粘连者,则可帮助松解粘连,缓解痉挛。比如,推拿对寒湿蕴结背部引起的拘急疼痛者,可用㨰法、按法作用于背部,使其发汗,驱散寒湿,则背部拘急疼痛易于松解;对肝血亏虚不能养筋引起的痉挛,可揉关元、肾俞以补益肝肾之本,再按揉其病变部位,以缓解痉挛,有较好疗效。

二、推拿疗法的治疗原则

(一)未病先防,既病防变

未病先防、既病防变是指在未发生疾病之前或发病后,采取各种有效措施,以防止疾病的发生和发展,正所谓"不治已病治未病,不治已乱治未乱",这是中医学预防疾病思想最突出的体现。推拿疗法通过调阴阳、通经络、和气血、扶正气,使机体阴阳平衡、经络通畅、精气旺盛、气血充足,从而达到未病养生、防病于先、欲病施治、防微杜渐、已病早治、防止传变的作用。

(二)治病求本,三因施治

针对疾病的根本原因进行辨证论治和因人、因地、因时的三因施治是推拿疗法的一个重要治疗原则。

1.治病求本

《素问·阴阳应象大论》所言的"治病必求于本",充分阐述了对疾病的临床治疗原则。治疗师应在错综复杂的临床表象中,认真探求疾病发生的根本原因,然后采取针对性治疗方法。

急则治标,缓则治本。所谓急则治标是指当标病处于紧急的状态下,首先要治疗标病,其目的是抢救生命或缓解患者的最急迫症状,为治疗本病创造有利的条件;缓则治本主要用于慢性病和急性病恢复时期,针对其发病原因进行根治性治疗。

临床运用治病求本这一法则时,还须正确掌握"正治与反治"。正治是临床常用的治疗方法。多数疾病的征象与疾病的性质相符,采用"寒者热之,热者寒之",即逆者正治,是推拿疗法临床中最常用的方法之一,如寒邪所致的疼痛,可采用擦法、摩法以达到温阳散寒的作用;反治指顺从病证的外在假象而治的原则,又称"从治",但究其实质,仍是在治病求本原则指导下针对疾病本质而进行的治疗。临床常用的方法有通因通用、塞因塞用、热因热用、寒因寒用。

2.三因施治

所谓三因施治,是指治疗疾病要根据季节、地区以及人体的体质、年龄、性别等不同来制订相应的治疗方法。

(1)因时施治:即是指治疗疾病时,需要考虑患者所处的季节和气候变化,根据不同时间、温度的变化特点来调整治疗方案。

(2)因地施治:由于地理环境、气候条件的不同,人体生理功能、病理特点也有区别,因此,治疗手法应该因地而异。

(3)因人施治:即是根据患者的性别、年龄、体质等不同,制订个性化的治疗方案。推拿治疗更需要注意因人制宜,如患者体质强、施术部位在腰臀部及四肢部病变部位深层的,手法刺激量宜大;患者体质弱、小儿患者,操作部位在头面、胸腹,病变部位轻浅的,手法刺激量宜轻。

(三)平衡阴阳,扶正祛邪

1.平衡阴阳

疾病的发生、发展及转归机制虽复杂,但总不外乎阴阳的失调。因此,调整阴阳、恢复阴阳的相对平衡亦是推拿疗法主要疗效机制之一。推拿平衡阴阳主要通过手法、经络、穴位、动静状态、操作方向等实现。手法轻柔和缓者为阳,具温补之功;刚劲强力者为阴,具清泻作用。临床治疗阴虚阳亢者,除使用常规手法外,可采用补肾经的方法,即自太溪穴沿小腿内侧推至阴谷穴,或按揉涌泉穴;阳虚阴盛者采用温阳之法,如阳虚而致五更泄泻,可摩揉关元穴,擦肾俞、命门等。

2.扶正祛邪

正气与邪气的盛衰变化,对于疾病的发生、发展及其变化和转归,都有重要的影响。疾病的发生与发展是正气与邪气斗争的过程。正气充沛,则人体有抗病能力,疾病就会减少或不发生;若正气不足,疾病就会发生和发展。扶正的目的是为了使正气加强,有助于抗御和祛除病邪。祛邪主要是祛除病邪对人体的侵犯、干扰和对正气的损伤,其目的也是为了保存正气。推拿治疗通过轻柔、和缓、操作时间较短的补法来增加患者体质,提高抗病能力;通过刚劲、强力、操作时间较长的泻法来祛除患者体内的邪气,以达到正复邪去、战胜疾病、恢复健康的目的。

第二节　单式手法

一、一指禅推法

术者用拇指端、螺纹面或偏锋着力于一定部位或经络穴位上,沉肩垂肘,以腕关节悬屈,运用腕部前臂的摆动带动拇指关节屈伸活动。使之产生功力轻重交替,持续不断地作用于经络穴位上,称为一指禅推法(图2-1)。

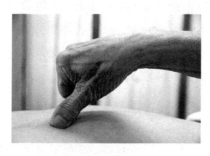

图2-1　一指禅推法

(一)手法要领

(1)上肢肌肉放松,不可用蛮劲,手掌握成拳状,沉肩、垂肘、悬腕、掌虚、指实。

(2)沉肩、垂肘,是指肩部和手臂都要放松,不可耸肩抬肘;悬腕是指手腕要自然屈曲,不可将腕关节用力屈曲;指实是指拇指端要着实吸定一点,不能离开或来回摩擦;掌虚是指除拇指以外的其余四指及手掌都要放松,不能使劲。概括起来说,本法的动作要领都要贯穿一个"松"字。

(3)只有将肩、肘、腕、掌各部都放松,才能使功力集中于拇指,做到蓄力于掌,发力于指,力量沉着,动作灵活,刚柔并济,柔和有力,这才能称得上为一指禅功。

(二)适用部位及作用

本法适用于全身各部穴位,常用于头面部、颈项部、胸腹部、胸胁部、肩背部、腰骶部及四肢关节等处;具有舒筋活络、调和营卫、行气活血、健脾和胃,以及调和脏腑功能等作用。

(三)临床应用

本法刺激中等,属于平补、平泻或补泻兼施手法,接触面积较小,作用渗透,临床上对内、外、妇、儿、伤各科许多病证均可以本法治疗。如头痛、失眠、面瘫、高血压、胃脘痛及关节筋骨酸痛等,常用本法治疗。

本法配合滚法治疗漏肩风、颈椎病、肢体瘫痪、肢体麻痹、半身不遂、脊柱强直转侧不利、关节炎、腰椎间盘突出症、坐骨神经痛等;配合按法、揉法、摩法治疗食积停滞、脾胃虚寒证、腹胀痞满、消化不良、胃肠功能紊乱、脾虚泄泻、五更泻、月经不调、痛经、盆腔炎等;配合推法、理筋法治疗踝关节伤筋、落枕、腕关节伤筋、腰背部伤筋等;配合摇法、扳法、拔伸法治疗肩痛不举、项强、关节屈伸不利、肢体关节功能障碍等;配合振法治疗神经衰弱、肠麻痹、肠胀气、肠粘连、肠扭转、脏腑气滞血瘀证、腹痛等。

(四)手法练习

一指禅推拿流派中的主要手法是一指禅推拿法,其动作与其他手法不同,动作难度大,技巧性强,要运用手臂各部协调动作,使功力集中于拇指端而达到防治疾病的目的,这并非容易之事。因此,要掌握一指禅推拿法,必须经过长期的刻苦训练才能完成。

练习本法可分为两个阶段进行,即第一步先在沙袋上练习,第二步在人体上练习。

1.沙袋上练习

在沙袋上练习的目的是锻炼指力和掌握一指禅推法的基本动作要领。准备长为 26.7 cm、宽为 20 cm 布袋 1 只,内装黄沙(沙要洗净),最好能掺些碎海绵,使沙袋具有弹性。外面再用一只袋子作套子,以便经常洗涤,使袋子保持清洁。练习时将沙袋置于胸前,身体端正,聚精会神,屈肘悬腕,手握空拳。拇指自然伸直与示指中节相对,拇指端或螺纹面着实吸定于沙袋上,然后使腕部有节奏地往返摆动,并带动拇指关节做屈伸运动,摆动频率一般控制在每分钟 120～160 次,单手或双手同时练习均可。

注意事项如下。

(1)在开始练习时要以掌握本法动作要领为主,不可在一开始练习时就有意识地用力,这样不但用不上力,反而把手法弄"僵"。只有在掌握动作要领基础上,逐步而自然地用力,才能使手法柔和有力。

(2)练习时肩臂要相对放松,切不可将肘部支在台面上,这样是练不出功夫的。

(3)开始练习时要求拇指指端或螺纹面吸定一点,不要在砂带上移动,更不可拖来拖去摩擦。练到基本上能掌握动作要领,腕部能灵活摆动,并能使拇指端吸定在一点上,然后再练习拇指移动推法。要使拇指端能在砂带上往返自如,并有一定指力后,方可进入第二阶段的人体练习。

2.人体练习

其目的是使手法能适应人体各个不同部位的需要而灵活变化运用,要求达到轻而不浮,重而不滞。练习时要按照规定的经络穴位,循经络推穴道,紧推慢移(即推得要快,拇指移动得要慢)。根据先易后难、循序渐进的原则进行练习。

(1)肩背部:被推者坐位(稍前俯势),术者站于其左侧,两足成八字步,上身略微前倾,用右手推肩井、秉风等穴及背部膀胱经两天线,做上下往还移动。要求被推者部位有酸胀温热感觉而皮肤不发生疼痛。

(2)胸腹部:被推者仰卧于床,松衣宽带,覆盖治疗巾,务使被推拿部位保持平坦,以便施术。术者坐其右侧,用右手推膻中、上脘、中脘、下脘、天枢、大横等穴,并从上至下、从左至右缓慢移动。也可以推摩并用,即拇指用一指禅推法,其余四指伸直做摩法,也称为推摩复合手法,或简称推摩法。一般要求在推摩15 分钟后,腹部应有热气透达舒适之感,有时会肠鸣辘辘,浊气下降。如果感到胃气上逆,泛恶不舒时,此乃手法使劲不当,应予调整。

(3)颜面、颈项部:被推者坐位(或仰卧位),术者站于前外侧或坐于其右侧,用右手(或双手)拇指偏锋着力、手腕自然伸直,自印堂向上沿发际推至太阳。往返数次后,再推眼眶周围穴位如睛明、鱼腰、瞳子髎、承泣等穴,往返数次。在推眼眶周围时,手法动作幅度要小,注意不要碰伤眼球。要求达到推动灵活、往返自如、不打滑脱。推后一般可感到头脑清醒、眼目明亮。如推后局部皮肤发红疼痛,可视为手法重滞不灵之故,尚需加强练习。

二、滚法类手法

滚法类手法又分为滚法和擦法两种,前者是"一指禅推拿"流派中的一种辅助手法,后者则是在前者的基础上进行了改革和发展,而逐步形成的"滚法推拿"流派中的主要手法之一,现分别作介绍。

(一)滚法

术者手握空拳,以示、中、无名、小指的第 1 指间关节突起部着力,附着于体表一定部位或穴位上,腕部放松,做连续均匀的前后往返滚动,使掌背成滚动状,称为滚法(图 2-2)。

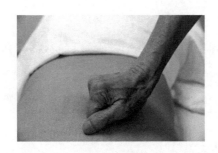

图 2-2 滚法

1.手法要领

(1)着力点必须紧贴体表,不可离开或摩擦。

(2)滚动幅度一般控制在 90°左右,即拳在滚动时,前后摆动度均为 45°左右。

(3)压力要均匀,腕关节摆动要灵活,每分钟 160 次左右。

2.适用部位及作用

本法常用于头面、颈项部、肩背部、腰骶部、四肢关节处等;具有舒筋活络、滑利关节、缓解肌肉痉挛、祛瘀、行气止痛等作用。

3.临床应用

本法着力点面较大,仅次于㨰法,刺激量强,属于泻法手法之一。临床上常用于治疗头痛、项背部、偏瘫、关节筋骨酸痛、腰椎间盘突出症、坐骨神经痛、肥大性脊柱炎、腰肌劳损、梨状肌综合征、伤筋等疾病。

(二)㨰法

术者用手背近小指侧部分或小指、无名指、中指掌指关节突起部着力,附着于一定部位上,通过腕关节屈伸外旋做连续往返运动,使产生的功力轻重交替,持续不断地作用于治疗部位上,称为㨰法(图 2-3)。

1.手法要领

(1)肩臂不要过分紧张,肘关节屈曲角度为 120°～140°。

(2)手腕要放松,㨰动时掌背尺侧部要紧贴体表,不可跳动或手背拖来拖去摩擦。

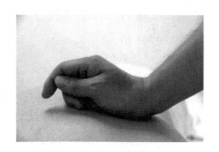

图 2-3 滚法

（3）手背滚动幅度约 120°，即腕关节屈曲时向外滚动约 80°，腕关节伸展时向内滚动约 40°。

（4）压力要均匀，动作要协调而有节奏，不可忽快忽慢，时轻时重，一般每分钟 140 次左右。

2.适用部位及作用

本法多用于颈项部、肩背部、腰臀部及四肢关节和肌肉较丰厚的部位；具有舒筋活络、滑利关节、祛瘀止痛，以及改善气血运行，缓解肌肉、韧带痉挛，增强肌肉、韧带张力和活动功能，促进血液循环及消除肌肉疲劳等作用。

3.临床应用

本法由于腕关节屈伸幅度较大，接触面积较广，压力大，以掌背部尺侧面着力有柔和舒适感，临床常用于治疗痹证、痿证、肌肤麻木不仁、肢体瘫痪、半身不遂、腰背骶部伤筋、四肢关节伤筋、颈椎病、项强、背脊肌损伤、肩关节周围炎、腰椎间盘突出症、坐骨神经痛及肢体关节运动功能障碍、腰肌劳损、梨状肌综合征、强直性脊柱炎、类风湿关节炎等病证。

4.注意事项

（1）本法动作难度大，手法技巧要求较高，故必须熟练掌握本法的动作要领。

（2）本法要进行长时间刻苦练习，其练习方法和一指禅推法一样，分为两个阶段进行操作。

在沙袋上练习：取站位势，上身略前倾，沙袋距身体约 16.7 cm，然后按照本法动作要领，左右交替练习。在达到掌握本法动作要领时，且有一定持久力的基础上，再进行人体操作练习。

在人体上操作练习：在人体上操作练习，是为临床应用打好基础，所以应结合临床治疗一般操作常规，分部位进行练习。根据滚法临床应用特点，需结合常用部位肢体做被动运动操作练习，如颈肩部、肩关节、腰部、髋部等部位。

三、揉法

术者用手掌大鱼际、掌根部或手指螺纹面部分着力吸定于穴位或一定部位上,做轻柔缓和的环旋被动,带动该处皮下组织,称为揉法。如用大鱼际或掌根部着力揉的,称掌揉法;用手指螺纹面着力揉的,称指揉法。从揉的动作形态来看,确与摩法颇有相似之处,以历代文献中手法的记载来看,先有摩法,后有揉法。可以说揉法是从摩法变化而来,有一定道理。但揉法和摩法也有不同之处,前者着力较重,揉动时吸定一个部位,并带动该皮下组织。后者着力轻,摩动时只在体表做环旋抚摩,不带动该处皮下组织。而在临床运用中两者常结合操作,摩中兼揉,揉中兼摩。

(一)手法要领

1.掌揉法

掌揉法以大鱼际或掌根部着力,手腕放松,以腕关节连同前臂做小幅度回旋活动,压力轻柔,揉动频率一般每分钟 120～160 次(图 2-4)。

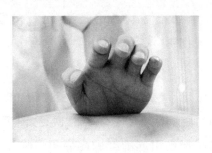

图 2-4　掌揉法

2.指揉法

指揉法以拇指或中指或示、中、无名指指面着力,轻按在穴位或一定部位上,做轻柔小幅度环旋运动,操作形式类似旋推法或指摩法,临床上多用于小儿推拿(图 2-5)。

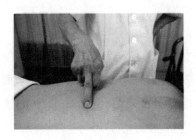

图 2-5　指揉法

3.揉捏法

揉捏法为揉和捏的综合动作,操作时以四指指腹和拇指或掌根为着力点,拇指外展,其余四指并拢,紧贴于皮肤上,做环形旋转揉捏动作,边揉边捏边做螺旋形向前推进(图 2-6)。

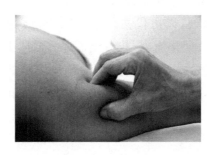

图 2-6　揉捏法

(二)适用部位及作用

本法接触面积较大,刺激量轻柔缓和,适用于胸腹部、胁肋部、头面部、腰背部及四肢部,尤其多用于全身穴位,常配合按法,进行按揉穴位;具有宽胸理气、健脾和胃、活血散瘀、消肿止痛、调节胃肠蠕动功能等作用。

(三)临床应用

本法是推拿手法中常用手法之一,着力面积较大,刺激量缓和轻柔舒适,老幼皆宜应用。临床常用治脘腹胀满、胸闷胁痛、便秘、泄泻等胃肠道疾病,以及因外伤引起的伤筋和软组织损伤引起的红肿疼痛等。临证常配合按法、一指禅推法、摩法、振法用以治疗食欲缺乏、胃脘痛、脐腹痛、腹满、少腹痛、大便难解、阳痿、腹冷、阴缩、带下病、耳聋、耳鸣等病证。

四、推法

推法是临床常用手法之一,《黄帝内经》中早有记载,特别是自明清以来,推法更被广泛地应用于临床治疗。

由于历史原因,推法到现在已经演化为许多不同的动作和名称。推者,顾名思义是以手向外或前方用力使物体移动之意。作为推拿手法,根据历代有关文献记载和临床实践应用情况,其概念是:医者用指或掌着力于人体一定部位或穴位上,做单方向直线(或弧线)移动。根据历代应用发展,推法可分为平推法、直推法、旋推法、分推法、合推法和屈指推法等。与推法动作相似而名称不同的手法有抹法、勾法、刮法、理法等。

(一)平推法

平推法是推法中着力较重的一种手法,推动时需要一定压力。其动作要领是:用力要稳,推时速度要缓慢。根据病情和治疗部位不同,临床操作可分为4种。

1.拇指平推法

用拇指面着力,其余四指分开助力,按经络循行路线或与纤维方向平直向前推进,称为拇指平推法。

(1)手法要领:①在手法推进过程中,可重点在治疗部位或穴位上,做缓和按揉动作数次。②在治疗部位或穴位上,可连续操作5～10遍。③推进速度要缓慢,着力部分要紧贴皮肤。

(2)适用部位及作用:本法适用于全身各部位,但常用于肩背部、胸腹部、腰臀及四肢部等;具有疏通经络、理筋整复、消瘀散结、缓解软组织痉挛疼痛等作用。

(3)临床应用:本法轻柔和缓,刺激量中等,临床常用于治疗风湿痹痛、肢体筋骨酸痛、伤筋、踝关节扭伤、软组织损伤、腰肌劳损、腰背肌筋膜炎等。

2.掌平推法

术者用手掌着力,紧贴于治疗部位或穴位上,以掌根部为重点向一定方向推进,谓之掌平推法。

(1)手法要领:①手掌着力部分要紧贴皮肤,但不可硬用压力。②如需增大压力时,可用另一手掌腹面重叠按压推手背向前推进,操作3～5遍。

(2)适用部位及作用:本法多用于腰背部,胸腹部及大腿部等;具有行气活血消瘀、疏通脉络,解除肌肉、经脉痉挛疼痛等作用。

(3)临床应用:本法刺激量缓和,接触面积较大,临床常用于治疗腰背酸痛、伤筋、背脊肌劳损、胸腹胀痛、胸闷胁痛等。

3.拳平推法

术者手成握拳状,以示、中、无名、小指第2节着力,向一定方向推进,谓之拳平推法。

(1)手法要领:①推时指关节突起处或指背面着力,要紧贴皮肤,推的速度宜缓慢,操作3～5遍。②不要硬用压力,以免损伤皮肤。

(2)适用部位及作用:本法多用于肩背部、腰臀部及四肢肌肉较丰富的部位;具有舒筋活络、行气活血、消瘀止痛,松解肌肉、经脉痉挛等作用。

(3)临床应用:本法是平推法中刺激量较强的一种手法,临床常用于治疗软组织劳损、宿伤、伤筋以及风湿痹痛、肢体感觉迟钝、肌肉筋脉无力等。

4.肘平推法

术者屈肘,以鹰嘴突出部位着力,向一定方向推进,称为肘平推法。

(1)手法要领:注意肘部着力点要紧贴皮肤,用力要均匀渗透,移动要慢,操作 3～5 遍。

(2)适用部位及作用:本法多用于体形肥胖者,尤以背脊部、腰臀部、大腿部多用,具有通经活络、开通闭塞、松解肌肉痉挛、散瘀止痛等作用。

(3)临床应用:多用于治疗腰腿痛、伤筋及下肢瘫痪症等。

(二)直推法

用拇指桡侧缘或拇、示、中指螺纹面在一定部位或穴位上,做直线单方向推动,称为直推法(图 2-7)。

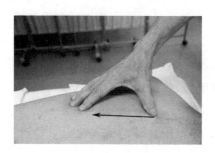

图 2-7　直推法

1.手法要领

(1)操作时,要求动作轻快连续,一拂而过,如帚扫尘状。

(2)一般频率为每分钟 200～220 次,以推后皮肤不发红为佳。

2.适用部位及作用

本法适用于全身各部位,如两侧颈项部、头部少阳经部位、小儿手臂、手指、背脊、腰骶部等;具有清泻实热、平衡阴阳、解肌发表等作用。

3.临床应用

本法是小儿推拿常用手法之一,推时需要蘸姜汁或清水(近来常用酒精)随蘸随推,使皮肤保持湿润。

现代临床一般把直推法作为清法应用,如直推大肠、天河水,也称清大肠和清天河水。因此,凡是治小儿实热证均可用直推法,具有清热解表、泻火除烦的功能。临床多主治热性病证。

(三)旋推法

用拇指螺纹面在穴位上,做顺时针方向螺旋形推动,称为旋推法(图 2-8)。

旋推法又称为运法。运是运转的意思,如运太阳、运八卦,实际上就是旋推法,只是名称不同而已。

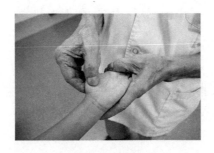

图 2-8　旋推法

1.手法要领

(1)在旋推操作时需要指蘸水、滑石粉等介质。

(2)一般推动时要轻快,频率为每分钟 160 次左右。

2.适用部位及作用

本法用于头面部、手指螺纹面及掌背面、鱼尾部、腹部、足三里、印堂等部位;具有健脾和胃、温中散寒、温阳补中、清利湿热、理肠止泻等作用。

3.临床应用

本法刺激量小,轻柔缓和,是小儿推拿常用手法之一。多用于十指螺纹面、太阳、百会、脾经、肝经、八卦等穴位。现代临床一般把旋推法作为补法应用,如旋推脾土,称补脾土;旋推肝经、心经,称补肝经、补心经。故凡小儿虚证,多用旋推法治疗。

(四)分推法

用双手拇指螺纹面自穴位中部,分别向不同方向推开,称为分推法,又称为分法。多用于小儿。

1.手法要领

(1)操作时要求两手用力均匀,动作柔和协调一致。

(2)手指着力部分要紧贴皮肤,不宜硬用压力。

2.适用部位及作用

本法多用于小儿手腕部、胸腹部、头面部、腰背部等;具有调和阴阳、镇静安神、分理气血、清导宽胸等作用。

3.临床应用

本法轻柔缓和,属调理温补手法,如在腕横纹上总筋穴,推向两旁,称为分阴阳;自印堂穴推向额部两侧太阳穴,称为分推前额;若用于成人腹部,可以用双手自中脘或神阙穴,分别向两旁推开,有消积导滞的作用;自膻中穴推向两侧胸胁部,有宽胸理气作用。本法主治感冒、发热、阴虚发热、肺胃实热、小儿夏季热、外感咳嗽、呕吐、盗汗、脾虚泻等。

(五)合推法

合推法是以分推法相对而言,用双手拇指螺纹面着力,自穴位两旁向穴位中推之合拢,称为合推法,又称合法或和法,属辅助手法之一。

1.手法要领

(1)操作时两处着力点之力向一处合拢再分开。

(2)动作做到连续灵活,用力不要呆滞。

(3)一般操作次数为 10～15 次。

2.适用部位及作用

本法多用于前额部、颜面部、胸腹部、腰背部等,具有调和阴阳、疏理气血、镇静安神、止头痛等作用。

3.临床应用

本法在临床上属于辅助手法,与分推法配合应用,可起到相辅相成的作用,对于头痛头昏、外感头痛、积食胀满、胸闷胁痛等,具有一定效果。

(六)屈指推法

推时将拇指屈曲,以拇指指间关节着力或以示、中指第 1～2 指间关节屈曲突起部分着力于经络穴位上逐渐向前推进,称屈指推法,也称为背屈推法或跪推法(图 2-9)。

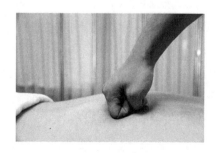

图 2-9 屈指推法

1.手法要领

(1)向前推进时,着力部分紧贴皮肤,运用压力要均匀。

(2)推进速度宜缓慢,推的次数以局部皮肤红润为度。

2.适用部位及作用

本法常用于颈项部,肩背部膀胱经、督脉,肢体骨缝及小关节间隙部位,小腿前侧,前臂外侧等部位;具有舒筋通络、理筋整复、祛瘀活血止痛等作用。

3.临床应用

本法刺激量较强,着力深重沉稳,刚劲有力。对于颈项酸痛、颈椎病、背脊肌劳损、风湿性脊椎炎、掌指或足背酸麻、胫前肌萎缩、前臂尺、桡神经损伤等,多用本法结合其他手法进行治疗。

五、摩法

摩是抚摩之意,是用示、中、无名指指面或手掌面着力,附在体表一定部位或穴位上,以腕部连同前臂,做环形而有节奏的盘旋抚摩活动,称为摩法。临床应用中分为指摩法和掌摩法两种。

摩法是推拿手法中运用最早的手法之一。如《素问·血气形志》记载:"形数惊恐,经络不通,病生于不仁,治之以按摩醪药。"又如《素问·调经论》曰:"按摩勿释,著针勿斥,移气于不足,神气乃得复。"这里所说的"按摩"当然是指治疗方法,但从中可以看出按法和摩法在当时是具有代表性的两种手法。一般在临床上都把摩法作为补法应用。古代常用摩法配以药膏,可以加强手法的治疗效果,故称"膏摩"。近代则有用葱姜汁、冬青膏、松节油等作为应用摩法的辅助用药。摩法与一指禅推法相结合,就形成推拿复合手法。这是点和面相结合的手法,即拇指所取穴位,其余四指摩相应的部位,这样更能加强治疗作用。与摩法动作相类似的手法有抚法、揉法、拭法、搓法、抹法等。

(一)手法要领

(1)肘关节微屈,腕关节放松,指掌关节自然伸直轻松放在体表穴位或一定部位上。

(2)腕部连同前臂做缓和协调的环旋抚摩活动。

(3)顺时针或逆时针方向均匀往返操作,每分钟约120次。

(4)运用膏摩法,则裸露治疗部位,直接在体表上操作,一般操作15分钟左右。患者局部感觉到有一股热气透达体内。

(二)适用部位及作用

本法适合用于胸腹部、胁肋部、颜面部;具有益气和中、消积导滞、疏肝理气、调节胃肠蠕动、活血散瘀、消肿止痛等功能。

(三)临床应用

本法刺激轻柔和缓舒适,临床常配合揉法、推法、按法等治疗胸胁胀满、脘腹疼痛、泄泻、便秘、消化不良、胃肠功能紊乱、肝胃不和、月经不调、闭经、痛经、盆腔炎、失眠、乳汁不行、遗尿等病证。

六、擦法

医者用手掌面、大鱼际或小鱼际部分着力,紧贴于患者一定部位皮肤上,稍用力下压,呈上下或左右方向进行直线往返摩擦,使之产生一定的热量,称为擦法。擦法是推拿常用手法之一,是一种柔和温热的刺激。其中掌擦法所产生的热量较低,大鱼际擦法中等,小鱼际擦法较高。临床应用时根据病情和治疗部位不同,3种擦法可选择或配合变化使用,不必拘泥。

(一)手法要领

(1)操作时腕关节要伸直,使前臂与手接近相平。医者的着力部分紧贴在患者体表的治疗部位,以肩关节为支点,带动手掌做上下或左右直线往返摩擦,不可歪斜。

(2)医者手掌向下的压力不宜太大,更不要硬用压力,以免擦破皮肤。但往返摩擦时距离要拉得长,距离太短,亦易擦破皮肤。

(3)操作时用力要稳,压力要均匀适中,以摩擦时不使皮肤折叠为宜。动作要均匀而连续不断,如拉锯之状,不能有间歇停顿。

(4)医者呼吸自然,不可逆气。摩擦频率为每分钟 100～120 次。

(二)适用部位及作用

掌擦法多用于胸胁、腹部及肩背等面积较大而又较为平坦的部位;用大鱼际及掌根部着力接触面积较掌擦法为小,多用于四肢、腰背、胸腹部,尤多用于上肢部;小鱼际擦法接触面积较小,多用于腰骶臀部及下肢部、肩背部等。擦法具有温经通络、行气活血、消肿止痛、健脾和胃等作用。

(三)临床应用

掌擦法常用于治疗呼吸道、消化道疾病及体虚乏力,如咳嗽、哮喘、脾胃虚寒引起的脘腹疼痛、消化不良等。大鱼际擦法常用于治疗四肢伤筋、软组织损伤肿痛及关节活动不利等。小鱼际擦法常用于治疗腰背风湿痹痛、四肢麻木、筋脉拘急、伤筋等。

(四)注意事项

(1)擦法是直接在体表操作的手法。因此,患者治疗部位要暴露,在操作前涂些润滑剂(如冬青膏、麻油之类)或配制的药膏,这样在操作时,即可保护皮肤,防止擦破,又可增加热量渗透和皮肤对药物的吸收作用。

(2)擦法使用后,局部皮肤充血潮红,类似轻度烫伤,则不能再于该部使用其他手法,否则容易造成破皮。所以,在临床上,擦法一般都是最后使用的一个手法。但擦法可配合湿热敷,对治疗风寒湿痹提高疗效有一定帮助。

(3)擦法操作时,治疗室内要保持温暖,以防止着凉。

(4)暴露治疗部位时要注意男女有别,操作治疗室内用屏风隔开。

(5)医者注意指甲要修剪平整,以免戳破皮肤。

七、搓法

医者用双手掌面着力,对称性夹住或托抱住患者肢体的一定部位,双手交替或同时相对用力,做方向相反的来回快速搓揉,并同时做上下往返移动,称为搓法。

(一)手法要领

(1)术者两臂伸开,双腿站稳,掌心空心,上身略前俯,如搓绳之状。

(2)两手用力要对称,动作柔和而均匀,搓动快,移动要迅速。

(二)适用部位及作用

术者用手掌面着力搓者,称为掌搓法,多用于肩背、腰背、胁肋及四肢面积较大之部位,以上肢部最为常用;用两手大鱼际或尺侧小鱼际着力搓者,称为鱼际搓法,多用于肩、肘、膝关节或肩背部等。本法具有疏通经络、调和气血、松肌解痛等作用。

(三)临床应用

搓法是刺激较为温和的一种手法。掌搓法一般用力较轻,搓动时患者可有局部发热,轻松舒适的感觉;鱼际搓法用力较掌搓法为重,搓动时患者有明显的酸胀感。在操作时,掌搓法与鱼际搓法常根据患者治疗部位和病情的需要而交替配合应用。搓法是一种辅助手法,多用来治疗四肢关节伤筋、腰背疼痛、胁肋部闷胀疼痛等,常作为推拿治疗结束手法使用。

(四)注意事项

(1)搓动须连续而不间断地进行,直至局部产生热感。

（2）搓动速度开始时由慢而逐渐加快,待结束手法时再由快而逐渐减慢。

（3）搓动时力量要适中,切忌暴力,以免搓伤筋脉。

八、抹法

用单手或双手手指、掌面着力紧贴皮肤,做上下、左右或弧形曲线的往返移动,称为抹法。根据临床治疗部位不同,又分为拇指抹法、四指抹法、掌抹法3种。

(一)手法要领

用力均匀,要轻而不浮,重而不滞,动作要缓和。

(二)适用部位及作用

以拇指螺纹面紧贴皮肤而抹的称拇指抹法,多用于头面部;以示、中、无名、小指四指并拢紧贴皮肤而抹的称四指抹法,多用于胸腹部;以掌面、掌根部紧贴皮肤而抹的称掌抹法,适用于腰背部及腹部。本法具有开窍镇静、清醒头目、行气散血、扩张血管等作用。

(三)临床应用

（1）拇指抹法常用于治疗头晕、头痛、失眠等,术后有双眼清亮,头脑清醒之感。

（2）掌抹法常用于治疗腰背酸痛等。

（3）四指抹法常用于治疗脘腹胀痛、呃逆、吞酸、嗳腐等。

(四)注意事项

（1）古谓"抹而顺之",操作时根据治疗部位不同,任意选择抹动的方向,但应遵循经络行走路线或部位特点,自上而下、自左而右、自中间向两侧或自两侧向中间的顺序操作。每次往返都需按此顺序,且手法动作不宜杂乱无章,否则会使患者感觉很不舒服。

（2）根据部位和病情不同,操作的力量有轻有重,轻者其作用力浅在皮肤,如头面部、胸腹部;重者其作用力深及肌肉,如腰背臀部和四肢部。为防止破损皮肤,操作时若能涂些润滑剂则尤佳。

九、勾法

术者用示、中两指并拢微屈成钩状,以示指第2节和第3节桡侧缘着力,紧贴皮肤做连续的推抹动作,称为勾法。本法从抹法演化而来,常与抹法配合应用,为治疗的辅助手法。

(一)手法要领

(1)患者取坐位,医者站于其后,双手张开,拇指按在枕骨两侧,示、中两指并拢微屈。

(2)以示指第2、3节桡侧着力,分别从两侧太阳穴起向后沿耳上方做弧形推抹至枕骨两侧。如此反复多次,并在太阳穴做运转推法。

(二)适用部位及作用

本法主要适用于头部两侧;具有平肝明目、醒脑降压、清火止痛等作用。

(三)临床应用

本法适用于高血压引起的肝阳头痛,头昏、头胀、恶心、呕吐、失眠多梦、心烦易怒、睡眠不安、易醒、耳鸣。常配合一指禅推法、抹法及推桥弓等手法治疗高血压,配合一指禅推法、抹法、揉法、扫散法治疗颈椎病引起的头痛。

(四)注意事项

(1)常与抹法配合使用,作为辅助手法。

(2)本法属于轻手法,在手法操作时要求做到轻快、柔和、熟练,要有连续性。

十、刮法

术者用拇指桡侧面或示、中两指指面部蘸水后,直接在体表一定部位或穴位上着力,做单方向快速推动,称为刮法。

(一)手法要领

(1)术者用拇指桡侧面,或示、中两指指面,蘸水在患处自上而下地刮行。

(2)要求直至被刮的皮肤呈现紫红色为度。

(二)适用部位及作用

本法常用于颈肩部、背部脊柱两侧和胸部肋间处等;具有发汗、解表、松肌、活血、止痛等作用。

(三)临床应用

(1)本法属于中等刺激手法,民间常用汤匙边缘蘸水、葱姜汁或麻油刮之,又称为"刮痧"。从后发际刮至大椎,重症可刮至腰部;沿膀胱经两侧刮至肾俞,有解表透肌的作用。临床用于暑热、呕吐、不思饮食。

(2)小儿应用在天柱骨处用刮法能降逆止呕,祛风散寒,主治呕吐、恶心、外感发热、项强等。治疗呕吐多与推板门、揉中脘等合用。治疗外感发热、颈项强痛多与拿风池、掐揉二扇门合用。

(四)注意事项

(1)用刮法时一定要用介质,如清水、麻油、葱姜汁蘸指刮之。

(2)注意操作轻巧快速,不要刮破皮肤。

第三节 复合手法

由两种或两种以上不同的单式手法结合,先后或同时使用的手法,称为复合手法。本类手法可加强单式手法作用效果,便于手法操作或缓冲某一手法刺激强度,增加舒适感。

一、按揉法

(一)定义

按法与揉法结合,先后或同时使用的复合手法,称按揉法。分为拇指按揉法和掌按揉法两种,临床应用频度较高。

(二)操作方法

1.拇指按揉法

(1)单拇指按揉法:以拇指螺纹面置于施术部位,余四指置于其对侧或相应的位置上以助力。拇指主动施力,进行节律性按压揉动。

(2)双拇指按揉法:以双手拇指螺纹面并列或重叠置于施术部位,余指置于对侧或相应的位置以助力,腕关节屈曲约60°。双拇指和前臂主动用力,进行节律性按压揉动。

2.掌按揉法

包括单掌按揉法和双掌按揉法两种。

(1)单掌按揉法:以掌根部置于施术部位,余指自然伸直,前臂与上臂主动用力,进行节律性按压揉动。

(2)双掌按揉法:双掌并列或重叠,置于施术部位。以掌中部或掌根部着力,以肩关节为支点,身体上半部小幅度节律性前倾后移,于前倾时将身体上半部的重量经肩关节、手臂传至手部,从而产生节律性按压揉动。

(三)适用部位

本法适用于全身各部位及穴位。

(四)临床应用

按揉法刚柔相济,既有按法的深透力度,又有揉法的缓和舒适感。具有舒筋通络、解痉止痛的作用,主要用于颈椎病、肩周炎、头痛、腰背筋膜劳损、腰肌劳损、腰椎间盘突出症等病证的康复治疗。

二、扫散法

(一)定义

治疗师以拇指偏峰及其余四指指端在患者颞、枕部进行轻快的指擦法,称为扫散法。

(二)操作方法

(1)一手扶按患者一侧头部以固定,另一手拇指伸直,以桡侧面置于额角发际头维穴处;其余四指并拢、微屈,指端置于耳后高骨处,示指与耳上缘平齐。

(2)以肘为支点,前臂主动运动,腕关节挺劲。

(3)拇指桡侧缘在头颞部做较快的单向擦动,范围是额角至耳上,同时,其余四指在耳后至乳突范围内快速擦动。左右两侧交替进行,每侧扫散约 50 次。

(三)适用部位

本法适用于颞、枕部。

(四)临床应用

扫散法具有平肝潜阳,镇静安神,祛风散寒等作用。多作为治疗高血压、偏头痛、神经衰弱、外感等病证的辅助治疗手法。

三、揉捏法

(一)定义

由揉法和捏法复合组成的手法,称为揉捏法。

(二)操作方法

(1)拇指自然外展,其余四指并拢,以拇指与其余四指指腹部或螺纹面对捏于施术部位。

(2)指、掌与前臂部主动运动,带动腕关节做轻度旋转运动,使拇指与其余四指对合施力,捏中含揉,揉中含捏,从而产生节律性的揉捏动作。在揉捏动作中,揉以拇指为主,余四指为辅,而捏则以拇指为辅,余四指为主。

(三)适用部位

本法适用于四肢部、颈项部、肩背部及胸部。

(四)临床应用

揉捏法捏揉相合,手法柔和,具有舒筋活血、松肌解痉止痛的作用。主要用于治疗颈椎病、落枕、运动性疲劳及胸闷、胸痛等病证,可作为主要治疗手法使用。

四、捏脊法

(一)定义

捏脊法由捏法、捻法、提法、推法等多种手法动作复合而成,常施于脊柱两侧。

(二)操作方法

1.二指捏脊法

双手半握空拳状,腕关节略背伸,示指中节桡侧顶住脊柱皮肤,拇指前按,两指同时用力提拿皮肤,双手交替捻动向前推进。在向前移动捏脊的过程中,两手拇指要交替前按,同时前臂要主动用力,推动示指桡侧缘前行,两者互为配合,从而交替捏提捻动前行[图 2-10A]。

2.三指捏脊法

腕部微悬,拇指桡侧缘顶住患者脊柱皮肤,示、中二指前按,三指同时用力提拿皮肤,双手交替捻动向前推进。在向前移动的捏脊过程中,两手拇指要前推,而示、中二指则需交替前按,两者相互配合,从而交替捏提捻动前行[图 2-10B]。

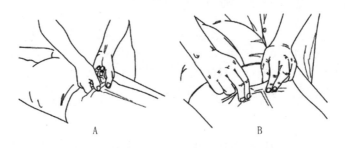

图 2-10　捏脊法

A.二指捏脊法;B.三指捏脊法

（三）适用部位

本法适用于脊柱两侧。

（四）临床应用

捏脊法具有调和阴阳、健脾和胃、疏通经络、行气活血的作用,常用于治疗小儿积滞、疳积、厌食、腹泻、呕吐等症。操作时,采用"捏三提一法",加强对膀胱经相关背俞穴的刺激,可取得更为满意的疗效。捏脊法对成人胃肠道疾病、神经衰弱、月经不调、痛经等病证均有较好的治疗作用。

五、牵抖法

（一）定义

牵引法与短暂性的较大幅度抖法的结合应用,称为牵抖法。

（二）操作方法

患者俯卧位,两手拉住床头或由助手固定其两腋部。治疗师以两手握住其两足踝部,两臂伸直,身体后仰,向足端方向缓缓牵引其腰部,牵引的同时可小幅度摇摆其腰部。待其腰部放松后,两手臂维持一定的牵引力,身体前倾,以准备抖动。其后随身体起立之势,手臂部瞬间用力,做1~3次较大幅度的抖动,使抖动之力作用于腰部,使其产生较大幅度的波浪状运动。

除牵抖腰部外,亦可牵抖肩关节和髋关节。即用双手握住上肢或下肢的远端,先做一定时间的牵引,待肩关节或髋关节放松时,减缓牵引力,瞬间用力,行1~3次较大幅度的抖动,使抖动力作用到肩关节或髋关节。

（三）适用部位

本法适用于腰部、肩关节和髋关节。

（四）临床应用

本法瞬间作用力较强,主要有滑利关节、复位和松解粘连的作用。常用于滑膜嵌顿、腰椎间盘突出症、肩周炎、髋部伤筋等病证的康复治疗。

六、背法

（一）定义

治疗师与患者背靠背站立,将患者反背起以牵伸腰椎的手法,称为背法。

（二）操作方法

患者站立位。治疗师与其背靠背站立,两足分开,与肩同宽。用两肘钩套住其两肘弯部,然后屈膝、弯腰、挺臀,将患者反背起,使其双足离地悬空,短暂持续一段时间,利用其自身重力以牵伸其腰椎。然后治疗师臀部施力,做小幅度的左右晃动或上下抖动,以使其腰部放松。当其腰部完全处于放松状态时,做一突发性的、快速的伸膝屈髋挺臀动作,以使其脊柱突然加大后伸幅度。这一动作可连续操作3次,3次之间可稍有间歇进行调整,可辅以臀部的轻度颤抖动作。

(三)适用部位

本法适用于腰椎。

(四)临床应用

背法具有整复错位、解痉止痛的作用。主要用于腰椎后关节紊乱、滑膜嵌顿、腰椎间盘突出症、急性腰扭伤等病证的康复治疗。治疗腰椎后关节紊乱、滑膜嵌顿等病证,应用背法可以起到立竿见影的效果,症状会立即消失,无须再配合应用其他手法。急性腰扭伤者,须待腰部肌肉紧张度下降后方可施用背法。

七、踩跷法

(一)定义

治疗师借助于横杆或吊环控制身体,借助自身重力并运用特定脚法在一定部位或穴位上操作的一种以足代手的方法,称踩跷法。

(二)操作方法

(1)足揉法:以足跟或足掌吸定一定部位,治疗师身体直立使足跟或足掌做左右旋转摆动,频率以100～160次/分为宜。

(2)足压法:双脚足掌或后跟垂直用力按压。

(3)足点法:以拇趾端垂直向下点按一定部位,一般持续点压1～5分钟,间歇点压频率一般为10次/分。

(4)足推法:用足掌、足弓或足跟着力于治疗部位,做直线或弧线推动。

(5)足踩踏法:用单或双足在患者腰背等部位节律性踩踏按压。

(6)足摩法:一足作为固定支撑,另一足掌置于患者身体一定部位做回旋摩动。

(7)足搓法:以单足或双足置于患者身体一定部位,快速往返搓动。

(8)足跟击法:以足跟着力,快速节律性击打患者某一部位。

(三)适用部位

本法适用于腰骶部、背部、肩胛部及下肢后侧肌肉较丰厚处。

(四)临床应用

踩跷法属重刺激法,多用于体格强壮者。具有疏经通络、行气活血、理筋整复、矫正脊柱畸形、恢复腰椎生理弧度的功效。主要用于腰椎间盘突出症、腰背筋膜劳损、头痛等病证。由本法发展的踩背法已广泛地用于保健推拿。

第三章

内科常见病针灸治疗

第一节 头 痛

一、概述

头痛是指由于外感与内伤,致使脉络绌急或失养,清窍不利所引起的以患者自觉头部疼痛为特征的一种常见病证。

头痛一证,有外感内伤之分。外感头痛多为新患,其病程较短,兼有表证,痛势较剧而无休止,可有风寒、风热、风湿之别。内伤头痛多为久痛,不兼表证,其病程较长,痛势较缓而时作时止,当辨虚实,因证而治。

头痛在古代医书中,有"真头痛""脑痛"之称,另有"首风""脑风""头风"等名称,如《灵枢·厥病》曰:"真头痛,头痛甚,脑尽痛,手足寒至节,死不治。"《中藏经》云:"病脑痛,其脉缓而大者,死。"可见此所谓之"真头痛""脑痛",是指头痛之重危症。

二、诊察

(一)一般诊察

中医诊查四诊合参,通过问诊了解患者头痛部位及诱发原因,患者多见头痛不舒,眉头紧锁,甚或目不能睁,部分患者头痛绵绵,神疲乏力,倦怠懒言,可根据头痛的剧烈程度、持续时间及部位,结合舌脉进一步诊查。

西医学诊查,通常询问患者一般情况,既往史,疼痛部位、时间、发生速度、伴随症状等。相关检查包括体温、血压、神经系统检查、头颅 CT、磁共振、脑血流图等。应注意颈椎病对头痛的诱发。

（二）经穴诊察

部分头痛患者可在头部局部疼痛、足厥阴肝经下肢循行路线上的行间、太冲等部位触及压痛敏感或条索状阳性反应物，部分患者可在肝俞、肾俞等部位出现敏感点。

有些患者在耳穴反射区神门、皮质下、胃、肝、胆、额、颞、枕等穴区出现压痛敏感、皮肤皱褶、发红或脱屑等阳性反应。

三、辨证

头为诸阳之会，六腑之阳气，五脏之精血皆会于此，故能够引起头痛的原因很多，当各种因素导致清阳不升，或邪气循经上逆，则引发头痛。本证以脏腑辨证为主，由于部位的不同，经络辨证同样重要，在脏腑主要与肝、脾、肾相关，在经络主要与太阳、阳明、少阳、厥阴相关，寒、热、痰、郁为主要致病因素。

基本病机为清窍不利，主要病机为外感或内伤引起的邪犯清窍或清阳不升。实证主要包括外感风寒、外感风热、外感风湿、肝阳上亢等，虚证主要包括中气虚弱、血虚阴亏等，本虚标实主要包括瘀血阻络、痰浊上蒙等。

（一）常用辨证

外感风寒头痛：为风寒之邪所致，故于吹风受寒之后发病。太阳主表，其经脉上循巅顶，下行项背；风寒外袭，循经脉上犯，阻遏清阳之气而作头痛，且痛连项背；寒主收引，故痛有紧束之感，"因寒痛者，绌急而恶寒战栗"（《证治汇补·头痛》）。寒为阴邪，得暖则缓，故喜戴帽裹头避风寒以保暖。风寒在表，尚未化热则不渴。脉浮为在表，脉紧为有寒邪，舌苔薄白亦属风寒在表之象。其辨证要点为：形寒身冷，头部紧束作痛，得暖则缓，遇风寒加重。可取手少阳三焦、足少阳胆、阳维、阳蹻之交会穴风池，祛风散寒止痛。

外感风热头痛：可由风寒不解郁而化热，或由风夹热邪中于阳络。热为阳邪，喜升喜散，故令头痛发胀，遇热加重甚则胀痛如裂；热炽于上则面目赤红；风热犯卫，则发热恶风；脉浮数，舌尖红，苔薄黄皆属风热之象。以头胀痛，遇热加重，痛甚如裂为特点。可取手阳明大肠经之合穴以疏风清热止痛。

外感风湿头痛：为风夹湿邪上犯，清窍为湿邪所蒙，故头重如裹，昏沉作痛，"因湿痛者，头重而天阴转甚。"（《证治汇补·头痛》）。阴雨湿重，故头痛加剧。湿性黏腻，阻于胸中则气滞而胸闷，扰于中焦则脘满而纳呆。脾主四肢，湿困脾阳则肢体沉重。湿蕴于内，分泌清浊之功失调，则尿少便溏，舌苔白腻，脉濡滑皆湿盛之象。其特点为：头重如裹，昏沉疼痛，阴雨痛增。可取风池与手太阴肺经络穴以祛风湿止痛。

外感头痛迁延时日，经久不愈，或素有痰热，又当风乘凉，古人认为外邪自风府入于脑，可成为"头风痛"。其痛时作时止，一触即发，常于将风之前一日发病，及风至其痛反缓。恼怒烦劳亦可引发头痛。发病时头痛激烈，连及眉梢，目不能开，头不能抬，头皮麻木。

肝阳上亢头痛：属于内伤头痛。由于情志不舒，怒气伤肝，肝火上扰；或肝阴不足，肝阳上亢，清窍被扰而作眩晕头痛，并且怒则加重。肝为足厥阴经，其脉循胁而上达巅顶，足厥阴与足少阳胆经相表里，胆经经脉循头身两侧，故肝阳头痛连及巅顶或偏两侧，或有耳鸣胁痛。肝之阳亢火旺，耗伤阴液则口干面赤，热扰心神则烦躁易怒难寐，舌红少苔，脉细数为阳亢阴伤之象。其特点为头痛眩晕，怒则发病或加重，常兼耳鸣胁痛。若头痛目赤，口干口苦，尿赤便秘，苔黄，脉弦数，属肝旺火盛。肝阳头痛，经久不愈，其痛虽不甚剧，但绵绵不已，且现腰膝酸痛，盗汗失眠，舌红脉细，为肝病及肾，水亏火旺。可取手厥阴肝经之输穴、手少阴肾经之输穴滋阴、平肝潜阳以止痛。

中气虚弱头痛与血虚阴亏头痛：两证均属虚证。一为久病或过劳伤气，令中气不足。气虚则清阳不升，浊阴不降，因而清窍不利，绵绵作痛，身倦无力，气短懒言，劳则加重；中气虚不能充于上则头脑空痛；中气不足，运化无力则食欲缺乏而便溏。一为失血过多或产后失调，以致阴血不足。血虚不能上荣则头隐隐而作痛，面色苍白；血不养心则心悸失寐；血虚则目涩而昏花。可取胃经募穴与合穴，补中益气以止痛；取血会与肝、脾、肾三经交会穴，补血虚以止痛。

瘀血阻络头痛与痰浊上蒙头痛：两者皆属实证，瘀血头痛多因久痛入络，血滞不行；或有外伤，如《灵枢·厥病》所说："头痛不可取于输者，有所击堕，恶血在于内。"败血瘀结于脉络，不通则痛。临床特点是：头痛如针刺，痛处固定，舌有瘀点等。痰浊头痛多因平素饮食不节，脾胃运化失调，痰浊内生，痰浊为阴邪，上蒙清窍则昏沉作痛，阻于胸脘则满闷吐涎。如《证治汇补·头痛》所说："因痰痛者，昏重而眩晕欲吐。"可取足太阴脾经之血海与手厥阴心包经之络穴，活血化瘀以止痛；取足阳明胃经之络穴、脾经之输穴化痰开窍以止痛。

(二)经络辨证

根据疼痛部位与经络循行的相应关系，偏头痛为少阳头痛；前额痛为阳明头痛。《兰室秘藏·头痛门》："阳明头痛，自汗发热，恶寒，脉浮缓长实"；《冷庐医话·头痛》："头痛属太阳者，自脑后上至巅顶，其痛连项"，故后头痛为太阳头痛；巅顶痛为厥阴头痛。《兰室秘藏·头痛门》："厥阴头项痛，或吐痰沫，厥冷，其脉浮缓。"可在以上辨证的基础上,根据部位加以局部取穴,可达到良好的治疗效果。

四、治疗

(一)刺法灸法

主穴:神庭、太阳、印堂、头维。

配穴:外感风寒者加风池、风府;外感风热者加曲池、大椎;外感风湿者加风池、列缺;肝阳上亢者加太冲、太溪;中气虚弱者加中脘、足三里;血虚阴亏者加膈俞、三阴交;瘀血阻络者加血海、内关;痰浊上蒙者加丰隆、脾俞。

方义:神庭为督脉,足太阳、足阳明之会,刺之可镇静安神、清头散风;印堂、太阳为局部取穴,具有疏通经络、活血止痛的作用;刺头维可祛风明目、清热泻火。配风池、风府疏风散寒,通络止痛;曲池、大椎疏散风热,通络止痛;风池、列缺祛风化湿,通络止痛;太冲、太溪滋阴潜阳,平肝止痛;中脘、足三里补中益气,通络止痛;膈俞、三阴交滋阴养血,活血通络;血海、内关活血化瘀,通络散结;丰隆、脾俞健脾化痰,开窍止痛。

操作:穴位常规消毒,神庭平刺 0.5~0.8 寸,行提插捻转平补平泻法;印堂提捏局部皮肤,平刺 0.3~0.5 寸,行提插捻转泻法;太阳直刺 0.3~0.5 寸,行提插捻转平补平泻法;头维平刺 0.5~1 寸,行提插捻转平补平泻法。配穴根据虚补实泻的原则,采用提插捻转补泻的方法。针刺得气后,留针 30 分钟。

本证外感风寒者以及虚证,可针灸并用,每次灸 30 分钟。

(二)针方精选

1.现代针方

处方 1:分为外感风寒头痛、外感风热头痛、外感风湿头痛、肝阳上亢头痛、痰浊上蒙头痛、瘀血阻络头痛、阴血亏虚头痛、中气虚弱头痛等 8 型。外感风寒头痛治以疏风散寒解表,取肺俞、天柱、通谷、前谷。外感风热头痛治以祛风清热解表,取风门、风池、液门、曲池、大椎、风府。外感风湿头痛治以祛风胜湿,取风池、阴陵泉、合谷、足三里、悬厘。肝阳上亢头痛治以清泄肝胆,取太冲、阳辅、风池、丝竹空或透率谷、内关、百会。痰浊上蒙头痛治以化痰降逆,取列缺、丰隆、公孙、印堂或神庭。瘀血阻络头痛治以祛瘀通络,取膈俞、血海、太阳、外关、丰隆。阴血亏虚头痛治以补气升血,取三阴交、膈俞、胃俞、血海、大椎、气海。中气虚弱头痛治以补益中气,取足三里、三阴交、气海、中脘。

处方 2:针灸治疗如下。偏正头痛:丝竹空、风池、合谷、中脘、解溪、足三里,针之。正头痛：百会、上星、神庭、太阳、合谷，针之。脑痛，脑冷，脑旋：囟会灸之。头痛：腕骨，针入三分，留捻2分钟。风池，针入四五分，留捻2分钟。正头痛，上星、神庭各针入二分，留捻1分钟再灸一二壮。前顶，针入二分，留捻1分钟。百会，针入一分，留捻1分钟，再灸二壮。合谷、丰隆，各针入四五分，留捻2分钟。昆仑、侠溪各针入三四分，留捻2分钟。

2.经典针方

(1)《针灸大成》：头风顶痛：百会、后顶、合谷。头顶痛，乃阴阳不分，风邪串入脑户，刺故不效也。先取其痰，次取其风，自然有效。中脘、三里、风池、合谷。疟疾头痛目眩，吐痰不已，合谷、中脘、列缺。囟会后一寸半，骨间陷中……主头风目眩，面赤肿，水肿……头面门：脑风而痛，少海。

(2)《针灸玉龙经·玉龙歌》：头风偏正最难医，丝竹金针亦可施。更要沿皮透率谷，一针两穴世间稀。偏正头风有两般，风池穴内泻因痰。若还此病非痰饮，合谷之中仔细看。头风呕吐眼昏花，穴在神庭刺不差。

(3)《针灸聚英》卷二·杂病：头痛有风，风热，痰湿、寒、真头痛。手足青至节，死不治。灸，疏散寒。针，脉浮，刺腕骨、京骨。脉长合骨、冲阳。脉弦阳池、风府、风池。

(4)《儒门事亲》卷一·目疾头风出血最急说八：神庭、上星、囟会、前顶、百会。其前五穴，非徒治目疾，至于头痛腰脊强，外肾囊燥痒，出血皆愈。凡针此勿深，深则伤骨。

第二节 头 晕

一、概述

头晕是指视物昏花旋转，如坐舟车之状，严重者张目即觉天旋地转，不能站立甚或仆倒。

《素问》曰："诸风掉眩，皆属于肝。""风火皆属阳，多为兼化，阳主乎动，两动相搏，则为之旋转。"《灵枢》记述："上气不足，脑为之不满，耳为之苦鸣，头为之苦倾，目为之眩。"《丹溪心法·头眩》说："无痰则不作眩。"头晕一症，病因无外乎风、火、虚、痰。属虚者多，属实者少。主要累及心、肝、脾、肾等脏器。

本症又称"头眩""掉眩""徇蒙招尤""眩冒""目眩"等;清代以后,多称"眩晕"或"头晕"。多见于西医学的高血压、低血压、梅尼埃病等疾病。

二、诊察

(一)一般诊察

中医诊查四诊合参,当望患者神色形态,并询问患者发病过程及自觉症状,本症患者多见头晕目眩,视物昏花,或头重昏沉,倦怠乏力。舌脉可见舌红脉弦,或舌淡脉细。

西医学诊查应询问糖尿病及心血管疾病病史,及高血压用药情况,有无贫血、慢性阻塞性肺疾病、焦虑、头部外伤史,再询问头晕发作频率,每次持续时间,是否有自行好转,有无意识丧失,诱发因素,以及伴随症状。体格检查包括听诊、血压检查等。辅助检查包括血常规、颈动脉 B 超、脑血流图、动脉造影、CT、MRI,对本症相关疾病也有诊断意义。

(二)经穴诊察

部分患者可在肝经循行路线上的行间、太冲等穴局部触及压痛敏感,或在丰隆、太白、太溪等穴局部触及压痛敏感及条索等阳性反应物。

有些患者可在肝、肾、心、交感、皮质下、晕点等穴区出现红晕、环状或指纹状皱褶,或有脱屑,并可出现压痛反应点。

三、辨证

头为诸阳之会,清窍之所在,人体清阳之气皆上出清窍,十二经脉三百六十五络皆汇聚于头。脑为髓海,在头之壳内,为元神之府,若气血不足或实邪阻扰,则清阳不升而发眩晕。本症以脏腑辨证为主,主要与肝、脾、肾相关,与心也有一定联系,痰、郁、热为其主要致病因素。

基本病机为清阳不升,脑髓失养。主要病机包括肝脾肾的阴阳失调,气血清阳不能上布于髓海或内邪上扰。虚证包括心脾血虚、中气不足、肾精不足,有实象者多为本虚标实,包括阴虚阳亢、风火上扰、痰浊中阻。

(一)常用辨证

阴虚阳亢:平素肾阴不足,或热病久病伤阴,阴津不足,水不涵木,以致肝阳上亢,以阴虚为主,症见头晕,目涩,心烦失眠,多梦,或有颧红盗汗,手足心热,口干,舌红少苔,脉细数或细弦。可取肾经输穴、肝经背俞穴,滋水涵木。

风火上扰:平素阳盛火旺,肝阳上亢;或常有恼怒郁懑,气郁化火,耗伤肝阴,以致风阳内动,风火上扰,症见头晕胀痛,急躁易怒,怒则晕痛加重,面赤耳鸣,少寐多梦,口干口苦,舌红苔黄,脉象弦数。可取肝经原穴、荥穴,疏肝行气,平肝息风。

心脾血虚:心藏神而主血脉,脾统血而藏意,凡劳心太过,思虑无度,皆伤及心脾,耗损气血;或大病大失血之后,亦令气血不足,症见头晕眼花,思虑太过则加重,心悸气短,神疲乏力,失眠多梦,纳少,面色无华,唇舌色淡,脉象细弱。可取脾经输穴、肾经输穴,滋补气血。

中气不足:过度劳力,或平素脾胃虚弱,中气不足,症见头晕,喜卧,站立加重,劳力太过可致发病,倦怠懒言,少气无力,自汗,纳减,便溏,舌淡,脉细。可取胃经募穴、合穴,补中益气。

痰浊中阻:饮食不节,损伤脾胃,脾失健运,水湿运化失常,湿聚生痰;痰湿阻滞,清阳不升,浊阴不降,故头晕嗜睡,且感沉重,症见头晕头重,胸膈满闷,恶心呕吐,不思饮食,倦怠乏力,四肢困重,或有嗜睡,舌苔白腻,脉象濡滑,或弦滑。可取胃经络穴、脾经原穴健脾化痰。

肾精不足:先天不足或年老肾气衰弱,或房劳过度,肾精亏耗。脑为髓之海,肾精亏耗则髓海不足,故见头晕,症见头晕耳鸣,精神萎靡,健忘目花,腰膝酸软,遗精阳痿,舌瘦淡红,脉象沉细,尺部细弱。可取肾经原穴、经穴补肾填精。

(二)经络辨证

从经络的角度讲,本证与肝经关系密切,诸风掉眩皆属于肝,不论血虚生风还是肝阳化风,皆可循肝经上扰清窍,引起本症。同时,与脾经、肾经联系紧密,脾为后天之本,气血化生之源,脾气散精,离不开脾经的作用;肾主骨生髓,脑为髓海,肾精也要通过肾经再行布散,所以这两条经脉对头晕的辨证与治疗也至关重要。

四、治疗

(一)选穴处方

主穴:百会、通天、风池、印堂。

配穴:风火上扰头晕者加太冲、行间;阴虚阳亢头晕者加太溪、肝俞;心脾血虚头晕者加脾俞、心俞;中气不足头晕者加中脘、足三里;肾精不足头晕者加太溪、复溜;痰浊中阻头晕者加丰隆、太白。

方义:百会为督脉腧穴,疏通经络,开窍醒神;通天能潜阳通窍;风池醒脑开窍,疏通经络;印堂为局部取穴,具有疏通气血,活络止晕的作用。配太冲、行间疏风泻火;太溪、肝俞补益肝肾,滋阴潜阳;心俞、脾俞健脾益气,养血宁心;中脘、足三里建中益气;太溪、复溜填精益髓;丰隆、太白健脾利湿,化痰降浊。

操作:针刺时,穴位常规消毒,百会向后平刺 0.6~0.8 寸,行提插捻转平补平泻法;通天平刺 0.3~0.5 寸,行提插捻转平补平泻法;风池向鼻尖方向刺 0.5~0.8 寸,行提插捻转泻法;印堂提捏局部皮肤,平刺 0.3~0.5 寸,行提插捻转泻法。配穴根据虚补实泻的原则,采用提插捻转补泻的方法。针刺得气后,留针30 分钟。

本症可针灸并用,灸法宜在俞募穴施行,灸至皮肤发红为度,亦可针上加灸。

(二)针方精选

1.现代针方

处方 1:①毫针刺法,肝阳上亢者,取百会、风池、行间、侠溪,酌配足三里、曲池;痰湿中阻者,取头维、风池、内关、丰隆,酌配中脘、足三里;瘀血阻络者,取太阳、阿是穴、印堂、头维;虚证眩晕,取百会、四神聪;中气虚陷者加中脘、三里;气血两虚者加三阴交、神门;肾精不足者加太溪、肾俞。每天 1 次,7~10 次为 1 个疗程。②耳针法,取神门、枕、皮质下、脑,肝阳上亢加结节、耳背静脉放血,痰湿中阻加胃、内耳,气血两虚加心、脾,肾精不足加肾、内分泌。每次单侧,用 3~5 个穴,左右交替。实证用毫针法,每天 1 次,7~10 次为 1 个疗程。虚证者用王不留行籽敷贴固定,3 次/天,压丸 3 天 1 次,5~7 次为 1 个疗程。③头皮针法,取顶中线。肝阳上亢,痰湿中阻加额旁 2 线;气血两虚,中气下陷加枕下旁线;瘀血阻络加头维、太阳(放血),肾精不足加百会穴艾条温灸法(5~10 分钟)。每天1 次,7~10 天为 1 个疗程。

处方 2:分为肝阳上亢、痰浊中阻、肾精不足、阴虚阳亢、气血两虚 5 型。肝阳上亢头晕治以平肝潜阳,清火息风,取太冲、太溪、风池、内关。痰浊中阻头晕治以健脾和胃,化湿祛痰,取中脘、章门、足三里、阴陵泉、丰隆。肾精不足头晕治以补肾助阳,补肾育阴,取肾俞、三焦俞、复溜、列缺、命门、关元,偏阳虚者用温针或艾条熏灸。阴虚阳亢头晕治以育阴潜阳,三阴交、照海、神门、关元、百会、风池。气血两虚头晕治以补中益气,取中脘、建里、章门、足三里、膈俞或脾俞、胃俞、膏肓俞。

处方 3:久病过劳中气虚,清阳不升头沉重,悠悠忽忽空洞感,系属气虚之头重,补中益气灸百会,中脘气海三里针。湿痰浊邪滞中焦,头重胀多胸膈闷,呕吐痰涎苔黏腻,中脘足三里丰隆,跗阳长强耳和髎,通天风池合太冲。

处方 4:取五处、通天、玉枕、天柱、委中、跗阳、京骨、至阴、和髎、长强、陶道、脑户、百会。

2.经典针方

(1)《针灸甲乙经》：风眩,善呕烦满,神庭主之;如颜青者,上星主之,先取譩
譆,后取天牖、风池;如头痛颜青者,囟会主之。①风眩引颔痛,上星主之。取
上星亦如上法。②风眩目瞑,恶风寒,面赤肿,前顶主之。③眩,头痛,刺丝
竹空主之。

(2)《针灸大成》：头目眩晕,风池、命门、合谷。风眩,临泣、阳谷、腕骨、申脉。
痰厥头晕,及头目昏沉,外关……大敦二穴,肝俞二穴,百会一穴。

(3)《针灸聚英》：头晕,挟痰气,虚火妄动其痰,针上星、风池、天柱。

(4)《针灸玉龙经·盘石金直刺密传》：口风头晕面赤,不欲人言:攒竹(泻)、
三里(泻),未愈泻合谷、风池。

(5)《针灸玉龙经·玉龙歌》：头风呕吐眼昏花,穴在神庭刺不差。子女惊风
皆可治,印堂刺入艾来加。金门申脉治头胸,重痛虚寒候不同。呕吐更兼眩晕
苦,停针呼吸在其中。

(三)其他疗法

1.头针

取顶中线。风火上扰者,加额旁 2 线(左)、颞后线(双)、额中线、额旁 1 线
(右);阴虚阳亢者,加额中线、额旁 1 线(右)、枕下旁线;中气不足者,加枕上正中
线、额中线、额旁 1 线;肾精不足者,加颞后线、枕上旁线(双)、额旁 3 线(双)、枕
下旁线;痰浊中阻者,加额旁 2 线(双)、枕上正中线。手法:顶中线对刺。风火上
扰者,额旁中线(左)对刺;痰浊中阻者,额旁 2 线对刺;其余皆用平刺。实证用抽
气法,虚证用进气法。

2.耳针

取肾上腺、皮下质、枕、脑、神门、额、内耳;每次选 2～3 穴,毫针中等刺激,留
针 20～30 分钟;或用王不留行籽贴压。

第三节 颈 项 痛

一、概述

颈项痛是指颈项部位发生疼痛的自觉症状。颈项痛与项强常同时出现,但
两者不同,项强虽可伴有疼痛,但以项部肌肉筋脉牵强板滞不舒为主。颈项痛虽

然可见项部牵强板滞,但以疼痛为主。以项强为主者,是指项部肌肉筋脉作痛。

古人把颈项分为前后两部分,前部称颈,后部称项,因联系密切,故常相提并论。如《素问·骨空论》说:"大风颈项痛,刺风府。"

本症可涉及西医学中的急性颈项部扭伤、落枕、颈项软组织劳损、颈椎病等病。

二、诊察

(一)一般诊察

中医诊查通过四诊合参可对本症相关病证做出诊断,患者多见颈项疼痛不适,活动不利,或伴有颈项强直,不得回顾,切之多可见局部肌肉僵硬挛急,触痛明显。多数患者可有恶风寒,遇寒加重的表现。

西医学诊查询问患者颈部疼痛的严重程度和起病、疼痛的部位。引起疼痛加重或减轻的因素,是否由特殊的因素引起疼痛,同时询问患者有无其他症状如头痛。其次注意患者现病史及既往史,如外伤史、饮食史、药物史及家族史。检查患者颈部、肩部有无肿胀、肿块、红斑和瘀斑。检查双侧肌肉强度。对患者进行压顶试验、前屈旋颈试验、臂丛神经牵拉试验等具有针对性的体格检查,并检查手臂的感觉、握力及反射,巴宾斯基征、凯尔尼格征等。颈部 X 光片、CT 检查也有诊断意义。

(二)经穴诊察

一部分颈项痛患者会在颈项部足太阳膀胱经循行路线风门等部位上出现压痛,或扁圆形条索状结节状病理产物,项部常有多个压痛敏感点。部分患者可在肺俞、膀胱俞、膈俞等处出现敏感点。

有些患者在耳穴反射区肝、肾、颈椎穴出现片状白色隆起,并可出现压痛反应点;对耳轮下软骨延伸处及对耳轮下 1/5 片外处、上方近胸椎处触及条索,神门、内分泌、枕小神经点等穴区可呈点、片状红晕或条索状、片状增厚等反应。

三、辨证

古人将颈项分为前后两部分,前为颈,后为项,由于两者联系密切,故常相提并论。颈项部有太阳经脉走行,易受外邪侵袭,且颈项部是人体活动较为灵活的部位,易由于姿势或活动过猛而引起损伤,导致经络气血不通,而发疼痛。多数情况下,颈项疼痛常伴有强直症状。本症以经络辨证为主,主要与太阳经络相关,与肝经、肾经也有一定联系,在脏腑与肺、肝、脾、肾有一定联系。风、湿、寒、热、瘀血为其主要致病因素。

基本病机为经脉不通,气机不利。主要机制为外邪侵犯太阳经脉,肝肾经气不利等原因引起经络不通,气血流通不畅而发疼痛。主要包括风湿在表、风热夹痰、风寒在表、瘀血阻络、扭伤、落枕等。

(一)常用辨证

风湿在表:居处潮湿,兼感外风,风湿合邪,侵犯体表,脉络阻滞所致,所以除颈项强痛之外,尚会恶寒发热,汗出热不解,头身困重等风湿在表之证。治宜祛风除湿,取风门、阴陵泉。

风热夹痰,是由于外感风热,夹痰凝于颈项,脉络阻滞所致,所以除颈项痛之外,尚有发热恶寒,咽痛口渴之风热表证,及颈侧结核累累,甚至红肿破溃痰浊凝滞之征。治疗时可取风池、丰隆,祛风清热化痰。

风寒在表:风邪夹寒邪侵袭人体太阳之脉,寒性凝滞,使气血不同,经络受阻,以致筋脉拘急强痛,转侧不利,头痛,恶寒发热,周身不适,无汗,尤以天气变化时加重,遇寒尤甚,舌苔薄白或白腻,脉弦紧。治宜祛风散寒,取风府、风门。

瘀血阻络:本证由于外伤跌仆或其他原因造成体内出血,离经之血未能排出或吸收,形成瘀血;或由于气滞导致血行不畅,或气虚无力推行血流,致使血脉瘀阻而呈瘀血;或由于寒凝血脉,导致血液运行不畅而成瘀血。瘀血的形成导致局部气血的壅滞,则发为项强,转侧不利;气血不通,不通则痛,其疼痛特点为刺痛,痛处固定不移;夜间血行缓慢,瘀血受阻更加严重,所以疼痛夜间加剧。舌质紫黯或有瘀斑,脉弦细而涩均为瘀血阻络之象。治疗宜取血会之膈俞、血海,活血化瘀止痛。

扭伤:由于颈部突然后伸或长期低头牵拉,或两上肢突然上举等动作,使颈项部肌肉受伤,气血不畅,脉络阻滞所致。宜取膈俞、合谷活血化瘀、通络止痛。

落枕:由于睡眠时头部处于过高或过低的位置,致使头项部肌肉被牵拉致伤,脉络不通所致。治疗宜疏通经气,通络止痛,可取局部肩井、天宗。

(二)经络辨证

从经络辨证角度看,本症病变部位在足太阳膀胱经,在颈项部循行路线上,病因多由风寒湿等外邪侵犯太阳经脉,经脉不利,或因长期姿势不正确,或有急性扭伤导致气血不通而发疼痛,迁延不愈,或因实致虚者则成瘀血,进一步阻滞气机,当及时治疗。然《杂病源流犀烛·颈项病源流》:"颈项强痛,肝、肾、膀胱病也。三经感受风寒湿邪,则项强。"可见此症亦与肝肾二经密切相关,可结合其他症状进一步辨证施治。

四、治疗

(一)刺法灸法

主穴:大椎、天柱、后溪。

配穴:局部可取颈夹脊穴;风湿在表者加风门、阴陵泉;风热夹痰者加风池、丰隆;风寒在表可加风府、风门;瘀血阻络可加膈俞、血海;扭伤者加膈俞、合谷;落枕者加肩井、天宗。

方义:大椎为督脉腧穴,为诸阳之会,针灸此穴能激发诸阳经经气,疏通阳经经络;后溪为八脉交会穴之一,通于督脉,天柱为局部取穴,两者相配可疏通太阳、督脉经气,通经止痛;颈夹脊穴具有疏通局部气血而止痛的作用。诸穴共奏祛风散寒、疏经活络、理气止痛。风门祛风散邪,阴陵泉化湿解表;风池疏散风热,丰隆为化痰要穴;风府、风门祛风散寒;血海、膈俞、合谷活血化瘀、通络止痛;肩井、天宗为局部取穴,疏通经气、活络止痛。

操作:大椎直刺1~1.5寸,使针感传向肩部。后溪可以向合谷方向透刺,颈夹脊穴斜向颈椎斜刺,平补平泻。其余腧穴均按常规操作。风池针刺时,针尖微向下,向鼻尖斜刺0.8~1.2寸,或平刺透风府,必须严格掌握进针角度及深度,以免伤及延髓。

本症所选肩颈部诸穴亦可使用灸法,每次30分钟左右,灸至局部皮肤发红即可。

(二)针方精选

1.现代针方

处方1:针灸治疗:颈项强痛,通天、百会、风池、完骨、哑门、大杼针之。颈项痛,后溪针之。

处方2:头项强急背反折,风府,承浆。

处方3:项强一症,系风邪侵袭风池、风府,邪郁不宣所致……而针师之治疗,泻风池、风府,殊有功效,其效之捷,无逊于汤药也。项背强痛:项背强痛者,太阳受病也……与刺风池、风府……

处方4:①立法,疏散风寒,通经活络。②选穴,天柱、大椎、肩中俞、肩井、风池、悬钟。灸局部。③穴释,天柱可疏通项部的经络,可治项强。大椎解表。肩中俞为调和项背部的经脉。肩井系手足少阳、阳明、阳维之会,能调理气血。风池为祛风邪之要穴。近人提出悬钟为本病之验穴。加灸局部可温经活血,祛风散寒。

2.经典针方

(1)《灵枢·杂病》:项痛不可俯仰,刺足太阳,不可以顾,刺手太阳也。

(2)《针灸甲乙经》卷十:头痛项急,不得倾侧,目眩晕,不得喘息,舌急难言,刺风府主之。

(3)《针灸甲乙经》:头痛引颈,窍阴主之。

(4)《扁鹊神应针灸玉龙经》:头强项硬刺后溪。

(5)《神应经·头面部》:头痛项强,重不能举,背反折,不能反顾。承浆先泻后补,风府。头项俱痛,百会、后顶、合谷。

(三)其他疗法

1.指针

取患侧承山穴。医者以拇指重掐至局部酸胀,边指压边让患者活动颈部,适用于病证初起。

2.皮肤针

叩刺颈项强痛部位及肩背部压痛点,使局部皮肤潮红。

3.耳针

取颈、颈椎、神门。毫针浅刺,捻转泻法,动留针30分钟,同时让患者活动颈部。

第四节　四　肢　痛

一、概述

四肢疼痛是指患者上肢或下肢,或上下肢筋脉、肌肉、关节疼痛的症状。

《黄帝内经》中有"肢节痛""骨痛""手臂病""腰股痛""脚下痛""股、膝、髀、腨、胻、足皆痛"等记载。《伤寒论》《金匮要略》中则载有"历节痛""四肢痛""骨节疼痛"等记载。后世所称"痛风""风腰腿疼痛""风走注疼痛""肩臂痛""手指痛"等,及山岳丘陵地带的"柳拐子病"均属四肢疼痛的病证范畴。《黄帝内经》中所论述的痹证,如"行痹(风痹)""痛痹(寒痹)""著痹(湿痹)""热痹""筋痹""脉痹""肌痹""皮痹""骨痹""周痹""众痹"等也是以四肢疼痛为主证的证候。

常见于西医学的风湿性关节炎、类风湿关节炎等疾病。

二、诊察

(一)一般诊察

查体在患处可见皮肤瘀斑、关节肿大、关节周围结节、屈伸不利等现象。风、寒、热、湿等致病因素不同,具体表现的舌苔脉象也不尽相同,具体应结合临床予以诊断。需做相关实验室检查,血常规、血沉、抗链球菌溶血素"O"、C反应蛋白、类风湿因子、人类组织相容性抗原、血清免疫学检查、关节滑液检查诊断等,必要时可做 X 线检查诊断,以观察受累关节,为本病分期、选择治疗方案和继续观察病变的进展情况,提供一个客观的比较可靠的指标。

(二)经穴诊察

部分患者会在疼痛部位所过经脉的郄穴、输穴、原穴出现疼痛敏感或扁圆形条索状结节状病理产物,多数患者在疼痛局部有明显压痛,或见结节样病理产物,部分患者可在膈俞、肝俞、肾俞等背俞穴出现敏感点。

有些患者可在耳穴反射区,肝、肾、神门等穴区出现压痛、皮肤片状隆起、褶皱、红晕等阳性反应。

三、辨证

正常人体经络通畅,气血调和,四肢关节轻松灵活,若邪气入络,阻滞气机,或气血不足失于濡养则可导致四肢疼痛。本症以经络辨证为主,在疼痛部位与所行经脉相关,在脏腑与肝肾相关。

基本病机为经脉失和,气机不利。病因较多,主要病机为经络不通,不通则痛,或肝脾不足,气血失和,不荣则痛。实证包括风邪阻络、寒邪阻络、湿邪阻络、热邪阻络、湿热阻络,虚证包括气血亏虚、肝肾亏虚。

(一)常用辨证

风邪阻络:肢体感受风邪,风善行数变,症见四肢关节走窜疼痛,痛无定处,以腕、肘、膝、踝等处为多见,关节屈伸不利,兼见寒热表证,舌苔薄白或腻,脉多浮。属行痹。可取局部腧穴加风池,以祛风通络止痛。

寒邪阻络:感受寒邪,寒性凝滞,停滞于四肢关节,则四肢关节冷痛,痛处固定不移,形寒肢冷,局部皮肤颜色不红,遇寒加重,得热痛减,舌苔白,脉弦紧。属痛痹。治当散寒止痛,可取局部腧穴加外关。

湿邪阻络:湿邪重着黏滞,缠绵难愈,症见关节酸楚疼痛,重着不移,或者肌肤麻木不仁,日久失治则肌肉顽硬,骨节变形,甚至造成残废,舌苔白腻,脉濡缓。

属着痹。治当健脾利湿,可取阴陵泉。

热邪阻络:素体偏热,阳气偏盛,内有蕴热,复感外邪,邪热化火,症见四肢关节疼痛,局部焮红肿胀,伴有发热、口渴、烦躁、舌红苔黄燥、脉数。治疗时可取大椎、曲池以泻阳明经热。

湿热阻络:素体湿盛,感受外邪,郁而化热,湿热互结于关节,症见关节红肿,小便赤浊,四肢困重疼痛,舌质红,舌苔黄腻,可伴有肌肤红色结节,脉滑或濡数。当取曲池、合谷、阴陵泉以清利湿热。

气血亏虚:气血虚弱无以温煦濡养经脉,而发为四肢关节疼痛,常伴面色苍白,肌肉瘦削,神疲懒言等症状。由于血随气行,气虚则血行不畅,经脉瘀阻,则可见四肢疼痛如锥刺,痛处不移,形体羸瘦,骨节顽硬,肌肤甲错,舌边有瘀点等血瘀之象。治疗可取气海、三阴交以补益气血。

肝肾亏虚:肝主筋,肾主骨,肝肾亏虚则筋骨失养,表现为筋骨弛缓或拘急酸痛,腰膝酸软。治当滋养肝肾可取足厥阴、足少阴之背俞穴。

(二)经络辨证

本症多表现于邪在经络,不通则痛,诸经受邪皆可出现所过肢体疼痛。辨证时应通过疼痛部位进行所属经络的定位。痛证止痛尤以阳经效果较佳。《黄帝内经》:"是故虚邪之中人也,始于皮肤,皮肤缓则腠理开,从毛发入,入则抵深,深则毛发立淅然,皮肤痛。""留而不去,则传舍于络脉,在络脉之时,痛于肌肉,其痛之时,大经乃代。"冲脉为经络之海,故邪居体重。"留而不去,传舍于伏冲,在伏冲之时,体重身痛。"

四、治疗

(一)刺法灸法

主穴:膈俞、血海、阳陵泉、三阴交。

配穴:肩部疼痛加肩髃、肩贞、肩前;上肢疼痛取曲池、尺泽、手三里、合谷;髀部疼痛取环跳、居髎、秩边;腿部疼痛取承扶、承山;膝部疼痛者取犊鼻、梁丘;踝部疼痛者取申脉、照海、昆仑、解溪;足跟痛者取太溪、昆仑、涌泉。外感风寒之邪者加风池、外关;热邪阻络者加大椎、曲池;兼有湿邪者可配阴陵泉;气血亏虚者加气海;肝肾亏虚者加肝俞、肾俞。

操作:外感风、寒、湿邪致病者用泻法,气血亏虚及肝肾亏虚者用补法。气血亏虚者亦可采用灸法或温针灸治疗。

方义:膈俞为八会穴之血会,血海为足太阴脾经之腧穴,两者均为通络活血止痛之要穴;阳陵泉为八会穴之筋会,具有舒筋活络止痛的作用;三阴交为脾经腧穴,能交通肝、脾、肾三经,调节三经的经气,缓解下肢疼痛。诸穴合用能舒筋活血止痛。辨证取配穴,不同部位疼痛,取局部腧穴,舒经通络。外感风寒之邪者加风池、外关以祛风散寒;热邪阻络者加大椎、曲池以泻阳明经热;湿盛者加阴陵泉以健脾利湿;气血亏虚者加气海、三阴交以补益气血;肝肾亏虚者加肝俞、肾俞以滋养肝肾。

(二)针方精选

1.现代针方

(1)处方1:以局部取穴并根据部位循经选穴。肩部:肩髃、肩髎、臑俞;肘部:曲池、天井、尺泽、少海、小海;腕部:阳池、外关、阳溪、完骨;髀部:环跳、居髎、秩边;股部:伏兔、殷门、承扶、风市、阳陵泉;膝部:膝眼、梁丘、阳陵泉、膝阳关。各部腧穴常规针刺。

(2)处方2:①风邪痹阻处方,三间、中渚、后溪、束骨、足临泣、陷谷。先刺上肢穴,后刺下肢穴,进针得气后用提插泻法,留针10～20分钟。②寒邪痹阻处方,曲池、合谷、支沟、阳陵泉、条口。进针得气后用提插泻法,留针20～30分钟,加用温针法。③湿邪痹阻处方,阴陵泉、三阴交、足三里、支沟、下脘。进针得气后用提插补法,留针20～30分钟,可加温针灸。④热邪痹阻处方,液门、侠溪、血海、大都、关元。进针得气后用捻转泻法,留针5～10分钟。

2.经典针方

(1)《针灸大成》:四肢风痛,曲池、风市、外关、阳陵泉、三阴交、手三里。

(2)《灵枢》四时气:著痹不去,久寒不已,卒取其三里。

(3)《针灸大全》卷四·窦文真公八法流注:走注风游走,四肢疼痛,临泣……天应二穴,曲池二穴,三里二穴,委中二穴。

(4)《针灸逢源》卷五·手足病:风痹,外关、天井、少海、尺泽、曲池、合谷、委中、阳辅。

(三)其他疗法

1.灸法

对于阳虚寒凝的证型,可选取足三里、三阴交、命门。重用灸法,每次灸5～7壮,隔天1次。

2.刺络放血

选取局部阿是穴,对准痛点连续针刺3～4处至出血,立即用火罐吸附于出血处,使少量出血,留罐 5～10 分钟。每次选 2～3 穴,每周 2 次。

3.电针

取局部阿是穴等。每次选取 2～4 穴,接通电针仪,选用疏密波强刺激 10～15 分钟。

第五节 胃 脘 痛

一、概述

胃脘痛,是指上腹部胃脘近心窝处疼痛为主的病证,简称胃痛。其病因病机主要为:外感邪气,内伤饮食,情志不畅,脏腑功能失调等导致胃脘气机郁滞,胃失于温煦及濡养而发为疼痛。

本症在《素问》中称"胃脘当心而痛";《景岳全书》中称"心腹痛";《寿世保元》中称"心胃痛"。按其病因病机,可分为虚痛、气痛、热痛、寒痛、瘀痛、食痛、虫痛等。

本症相当于西医学的急、慢性胃炎,消化性溃疡,胃痉挛,胃下垂,胃黏膜脱垂,胃癌及胃神经官能症等疾病。

二、诊察

(一)一般诊察

中医通过望闻问切可对本病做出初步诊察,胃脘痛患者多见胃脘部疼痛,并有痞闷、胀满、嗳气、反酸嘈杂,恶心呕吐等症状,认真观察患者状态,疼痛甚者,患者常以手按压上腹,成痛苦貌。病程久者,可见疲倦乏力或形体消瘦。认真观察患者状态,可帮助医师诊断本病。辅助检查可做 B 超检查、X 线钡餐、胆囊造影、消化道内镜,以进一步明确诊断。

(二)经穴诊察

耳穴诊断,可见胃区点片红润,界限不清,慢性胃炎可见片状色白,触诊时可有片状隆起或似瘢痕样改变,电测呈阳性反应。

三、辨证

本病证病机主要为:外感邪气,内伤饮食,情志不畅,脏腑功能失调等导致胃脘气机郁滞,胃失于温煦及濡养而发为疼痛。

(一)常用辨证

(1)寒邪犯胃:胃脘疼痛较甚,得温痛减,痛时常兼恶寒,或呕吐白沫,口不渴或喜热饮,舌苔白,脉紧。

(2)饮食积滞:胃脘胀满,疼痛拒按,嗳腐酸臭,恶闻食气,恶心呕吐,吐后痛减,大便不爽,舌苔厚腻,脉滑。

(3)肝郁气滞:胃脘胀满,攻冲作痛,连及两胁,胸闷痞塞,善太息,食少纳呆,嗳气吞酸,或见呕吐,大便不畅,舌苔薄白或薄黄,脉弦。

(4)肝火燔灼:胃脘烧灼疼痛,病势急迫,疼痛拒按,喜冷恶热,嘈杂吞酸,口干口苦,甚则呕吐苦水,或兼见吐血,便血,烦躁易怒,便秘溲赤,舌红苔黄,脉弦数。

(5)瘀血留阻:胃脘疼痛,如针刺或刀割,痛有定处而拒按,可兼见吐血便黑,舌质紫黯或有瘀斑,脉涩。

(6)脾胃虚寒:胃脘隐隐作痛,绵绵不绝,食少纳呆,泛吐清水,喜暖喜按,饥饿时痛甚,得食稍减,遇冷加剧,畏寒肢冷,大便稀溏,小便清长,舌质淡嫩,边有齿痕,苔薄白而滑,脉沉迟。

(7)胃阴不足:胃脘隐隐灼痛,嘈杂如饥,或饥而不欲食,干呕呃逆,甚则噎膈反胃,口干唇燥,大便干燥,舌红少津,少苔或无苔,脉弦细或数。

(二)经络辨证

从经络辨证的角度看,胃脘痛与脾、胃、肝、胆等经脉有一定的联系。《灵枢·经脉》:"脾足太阴之脉……是动则病舌本强,食则呕,胃脘痛,腹胀善噫,得后与气则快然如衰";《灵枢·邪气藏府病形》进一步指出:"胃病者,腹䐜胀,胃脘当心而痛,上支两胁,膈咽不通,食饮不下。"

四、治疗

(一)刺法灸法

主穴:内关、中脘、足三里。

配穴:寒邪犯胃加神阙;饮食积滞加天枢、内庭;肝郁气滞加期门、太冲;肝火燔灼加太冲、内庭;瘀血留阻加膈俞、三阴交;脾胃虚寒加公孙、脾俞;胃阴不足加胃俞、三阴交。

操作:内关穴直刺0.3~0.5寸;中脘直刺1~1.5寸;足三里直刺1~1.5寸,

均采用平补平泻的方法。其他配穴均采用虚补实泻的方法。神阙穴采用隔盐灸,灸至腹部温热为度。

方义:内关为八脉交会穴之一,善治胃腑疾病;中脘为胃之募穴,足三里为胃之合穴,两穴相配为合募配穴法,疏调胃气而止痛;寒邪犯胃加神阙散寒止痛;饮食积滞加天枢、内庭可健脾消谷,推陈导滞;肝郁气滞加期门、太冲疏肝理气,降逆平冲;肝火燔灼加太冲、内庭清泻胃热,疏调气机,培土抑木;瘀血留阻加膈俞、三阴交活血化瘀;脾胃虚寒加公孙、脾俞健脾和胃,温中散寒;胃阴不足加胃俞、三阴交养阴和胃。

(二)针方精选

1.现代针方

处方1:胃癌。取中脘、下脘、气海、膈俞、肝俞、小肠俞、脾俞,用短促的强刺激;胃痉挛取中脘、幽门、下脘、独阴、天枢、足三里、支沟,用持久强刺激。

处方2:胃肠神经官能症。肝胃不和取内关、太冲、期门、足三里、膻中、中脘、肝俞、胃俞、膈俞,针用泻法;肝脾不和取三阴交、足三里、天枢、上巨虚、太冲、肝俞、脾俞、行间、大肠俞,针法补泻兼施;痰气郁结取太冲、三阴交、丰隆、天突、膻中,针用泻法。

处方3:胃痛。主穴:上脘、中脘、脾俞、胃俞、肾俞。配穴:公孙、足三里、太渊、鱼际。

2.经典针方

(1)《针灸逢源》卷五:胃脘痛……内关、膈俞、胃俞、商丘。

(2)《针灸集成》卷二:胃脘痛,肝俞、脾俞、下三里、肠俞、太冲、独阴、两乳下各一寸,灸二十壮。

(3)《灵枢》:胃病者,腹 胀,胃脘当心而痛。上肢两胁,膈咽不通,食欲不下,取之三里也。

(4)《针灸甲乙经》卷九:胃中寒胀,食多身体羸瘦,腹中满而鸣,腹膜风厥,胸胁楮满,呕吐,脊急痛,筋挛,食不下,胃俞主之……寒中伤饱,食饮不化,五脏满胀,心腹胸胁满胀,脉虚则生百病,上脘主之。

(5)《肘后备急方》卷四:治卒得食病,似伤寒,其人但欲卧,七八日不治煞人,方,按其脊两边有陷处,正灸陷处两头,各七壮即愈。

(三)其他疗法

1.灸法

鸠尾、腹哀、下脘、巨阙、胃俞、脾俞、天枢、肝俞,用温和灸20分钟。

2.耳针

选穴。①胃神经官能症：神门、下脚端（交感）、脑（皮质下）、胃、脾、肝；②肠神经官能症：神门、下脚端、脑、大肠、小肠、脾脉、肝。方法：发作时宜用毫针强刺激，或用电耳针，留针 3 分钟，隔天 1 次。10 次为 1 个疗程。缓解期可用掀针埋针，或用王不留行籽压丸，保留 2～3 天，10 次为 1 个疗程。

3.皮肤针

选穴。①背部第 2～12 胸椎旁开 1.5 寸足太阳膀胱经、上腹部任脉；②背部第 4～12 胸椎旁开 1.5 寸足太阳膀胱经、上腹部足阳明胃经。方法：以上两组腧穴交替使用，用梅花针中等度刺激由上向下循序叩打 3～4 次，至皮肤潮红为度，每天或隔天 1 次，10 次为 1 个疗程。

4.穴位注射

选穴。①胃神经官能症：肝俞、胃俞、中脘、足三里；②肠神经官能症：天枢、足三里、脾俞、气海、三阳交。方法：每次取两穴，可选用 0.5% 普鲁卡因注射液，每穴注射 2～4 mL，或用胎盘组织液，每穴注入 0.5～1 mL；或用复方氯丙嗪注射液，每穴注入 0.5 mL。每天或隔天 1 次，5～10 次为 1 个疗程。

5.三棱针

选主穴足三里、内关。配穴：太冲、中脘。用三棱针点刺出血，隔天 1 次。

第六节 腹 痛

一、概述

腹痛是指以腹部胃脘以下，脐的两旁及耻骨以上部位发生疼痛为主的症状。按部位可分脐腹痛、小腹痛、少腹痛等。脐腹痛，是指当中腹部脐部周围疼痛的病证。其多由外邪入侵，饮食所伤，情志失调，跌仆损伤，以及气血不足，阳气虚弱等原因，引起腹部脏腑气机不利，经脉气血阻滞，脏腑经络失养。小腹痛，是指脐下正中，当小腹部位疼痛的病证。是临床常见的内科症状，与肾、膀胱、小肠等病变有关。其病因病机为阳气素虚，脏腑虚寒，或情志失调，湿热蕴结，而至膀胱不利等，导致的气机郁滞，经脉失养而成。

脐腹痛《黄帝内经》称之为"环脐而痛"。《伤寒论》《金匮要略》称其为"绕脐痛"。《张氏医通》等书则称为"当脐痛"。后世则称为脐腹疼痛。

常见于西医学的急慢性胰腺炎、胃肠痉挛、不完全性肠梗阻、结核性腹膜炎、腹型过敏性紫癜、肠易激综合征、急性胃炎、急性肠炎、急性肝炎、急性胆囊炎、急性胰腺炎、急性阑尾炎、急性腹膜炎及急性肾盂肾炎、急性胃扩张、痛经等疾病。

二、诊察

(一)一般诊察

对于腹痛患者,医者可通过观察其神、色、形体、姿态等诊断疾病。腹痛可为阵发性疼痛、持续性疼痛或轻度隐痛。阵发性疼痛或绞痛有梗阻性疾病,若局部喜按或热敷后腹痛减轻者,常为胃、肠、胆管等空腔脏器的痉挛;持续腹痛加剧多见于胃肠穿孔;持续性钝痛,改变体位时加剧、拒按,常为腹腔脏器炎症、包膜牵张、肿瘤以及腹膜脏层受到刺激所致。隐痛多见于消化性溃疡。放射性疼痛为一个局部病灶通过神经或邻近器官而波及其他部位的疼痛,如大叶性肺炎引起同侧上腹部疼痛。腹痛伴排粪或排尿困难,可能为粪块堵塞或尿路感染、结石。总之,腹部器质性病变的疼痛特点为:①持续性钝痛,阵发性加剧;②局部压痛明显;③有腹肌紧张;④肠鸣音异常。辅助检查一般包括实验室检查,如血尿粪常规,对于腹膜炎、内出血、腹腔脓肿及某些腹部肿块可行诊断性穿刺,并对穿刺物做常规涂片、细菌培养或病理检查。X线、B超、内镜检查也可进一步明确诊断。

(二)经穴诊察

耳穴诊断,在胃区、小肠区、大肠区、脾区或者肾区、胰胆点、肝区等电测呈阳性反应,触诊出现片状白色、或条索状、或结节等的反应点。

三、辨证

本症多因六淫外邪,饮食所伤,肝失疏泄,湿热蕴结,素体虚寒,气血不足均可发生本症。

(一)常用辨证

感受寒凉:脐腹骤然而痛,痛势剧烈,无休无止,得温稍减,不思饮食,肠鸣腹冷,大便泄泻或秘结不通,甚则手足厥冷,舌质淡或青,苔白润,脉沉紧而迟。

肝气郁结:少腹疼痛,气滞不舒,痛引阴睾,其痛时缓时急,时作时止,每因情志激动或过劳而发,两胁胀痛,胸闷太息,腹痛泄泻,急躁易怒等症,舌苔薄白,脉弦或沉。

蛔虫内扰:脐腹疼痛,发无定时,疼痛剧烈,或可见腹部积块突起,痛止一如常人,面黄形瘦,时吐清水,或嗜食异物,或唇面有虫斑,脉弦,或沉伏。

湿热蕴结:脐腹疼痛,痛则欲泻,下而不爽,里急后重,大便黏稠臭秽,夹有脓血,口苦咽干,不欲饮水,舌质黯红,舌苔黄腻而厚,脉滑数。

伤食积滞:脐腹疼痛,不欲饮食,嗳气吞酸,或腹痛泄泻,泻下未消化食物,气味酸臭,泻后痛减,舌苔厚腻,脉滑。

气血不足:腹筋挛急,牵引不适,时作时止,面白无华,头晕心悸,失眠多梦,舌淡,苔白,脉沉细弦。

脾肾阳虚:脐腹冷痛,痛势绵绵,时轻时重,喜温喜按,遇冷加重,神疲倦怠,畏寒肢冷,大便溏薄,舌质淡,舌苔薄白,脉沉细弱。

(二)经络辨证

从经络辨证的角度看,腹痛与脾、胃、肝、胆、肾、膀胱、小肠等经脉有一定的联系。《素问·藏气法时论》:"肝病者,两胁下痛引少腹,令人善怒。虚则目䀮䀮无所见,耳无所闻,善恐如人将捕之,取其经,厥阴与少阳,气逆,则头痛耳聋不聪颊肿。取血者"。《素问·藏气法时论》:"肾病者,腹大胫肿,喘咳身重,寝汗出,憎风,虚则胸中痛,大腹小腹痛,清厥,意不乐,取其经,少阴太阳血者"。《灵枢·邪气脏腑病形》:"大肠病者,肠中切痛而鸣濯濯,冬日重感于寒即泄,当脐而痛,不能久立,与胃同候,取巨虚、上廉"。《灵枢·邪气脏腑病形》:"膀胱病者,小腹偏肿而痛,以手按之,即欲小便而不得,肩上热,若脉陷,及足小指外廉及胫踝后皆热,若脉陷,取委中"。《灵枢·师传》:"胃中热则消谷,令人悬心善饥,脐以上皮热;肠中热则出黄如糜,脐以下皮寒;胃中寒,则腹胀;肠中寒,则肠鸣飧泄。胃中寒、肠中热,则胀而且泄;胃中热、肠中寒,则疾饥,小腹痛胀"。

四、治疗

(一)刺法灸法

主穴:天枢、中脘、内关、足三里。

配穴:感受六淫外邪加气海与关元;饮食所伤加里内庭;肝失疏泄加太冲;湿热蕴结加阴陵泉、三阴交;蛔虫内扰加百虫窝;脾肾阳虚加脾俞、肾俞;气血不足加气海、血海。

操作:中脘直刺1~1.5寸;天枢直刺1~1.5寸;内关直刺0.3~0.5寸,均采用补法,足三里直刺1~1.5寸,采用平补平泻法。其他配穴均采用虚补实泻的方法,针刺得气后,留针30分钟。

方义:中脘位于脐上,为胃之募穴,又为腑会;天枢位于脐旁,为大肠募穴;内关为八脉交会穴之一,善治胃腑疾病;足三里为胃之下合穴,"合治内腑"。诸穴合用相得益彰,通腑止痛;感受寒凉加气海与关元相配温中散寒;伤食积滞加里内庭消积导滞;肝失疏泄加太冲疏肝理气;湿热蕴结加阴陵泉、三阴交清湿热,理气血以止痛;蛔虫内扰加百虫窝,百虫窝为驱虫要穴;脾肾阳虚加脾俞、肾俞补益脾肾;气血不足加气海、血海补益气血,养血荣筋。

(二)针方精选

1.现代针方

处方1:溃疡性结肠炎。湿热蕴结取天枢、足三里、曲池、合谷、公孙、阴陵泉、大肠俞,针用泻法;肝脾不和取阴陵泉、太白、太冲、期门、足三里、天枢,针法补泻兼施;脾肾阳虚取太白、三阴交、阳陵泉、关元、神阙、命门、脾俞、肾俞,针用补法,可加灸。

处方2:急性肠炎。在二三日间行绝食法,取太白、太溪、曲池、足三里、阳陵泉、胃俞、肾俞、大肠俞,剧痛时灸然谷。用持久的强刺激。

处方3:胃肠神经官能症。肝脾不和取太冲、内关、肝俞、期门、天枢、上巨虚、足三里。针灸方法:太冲、内关、肝俞、期门用泻法,他穴均施平补平泻法;脾肾阳虚取脾俞、章门、肾俞、京门、关元、天枢、足三里、下巨虚,诸穴均用补法,可加灸。

2.经典针方

(1)《针灸资生经》脐痛:中极,疗脐下块如覆杯。关元,治脐下疞痛,小便赤涩,不觉遗沥,小便处痛状如散火,溺血,暴疝痛,脐下结血,状如覆杯,转胞不得。阴交,治脐下疞痛,女子月事不绝,带下,产后恶露不止,绕脐冷痛。中封、水分、神阙,治绕脐痛。曲泉,主痛引脐中⋯⋯凡脐痛者,宜灸神阙。关元,治气游走,夹脐急。下脘,治脐上厥气动。气海,治脐下冷气上冲心,血结成块,状如覆杯,小便赤涩。腹结,治绕脐痛,上抢心,腹寒,泄痢咳逆。天枢,治夹脐切痛,时上冲心烦满,呕吐霍乱⋯⋯外陵,主心如悬,下引脐腹痛。上廉,治夹脐腹痛。四满,治脐下切痛。水分,疗水肿绕脐痛。绕脐绞痛,灸天枢百壮。脐下绞痛,灸关元百壮。脐中、石门等,主疝绕脐。脐中、石门、天枢,主脐疝绕脐。蠡沟、疗脐中积气。

(2)《神应经》:脐痛,曲泉、中封、水分。夹脐痛,上廉。绕脐痛,水分、神阙、气海。

(3)《古今医统》卷七:脐下痛,关元灸。

(4)《针灸大成》卷五:脐腹疼痛,列缺、膻中、大敦、中府、少泽、太渊、三阴交。

(5)《针灸逢源》卷五:绕脐痛,天枢、气海、水分。

(三)其他疗法

1.耳针

选大肠、小肠、脾、胃、肝、肾、脑、内分泌,每穴选用 3～5 穴,中度刺激,留针 30 分钟,隔天 1 次,10 次为 1 个疗程。

2.穴位注射

选穴:①大肠俞、天枢;②脾俞、足三里。两组腧穴交替使用,用维生素 B_1 注射液,每穴注射 0.5 mL,隔天 1 次,10 次为 1 个疗程。

3.拔罐

选天枢、大肠俞、关元,用闪罐法操作,每次拔吸 20 分钟,每天 1 次,10 次为 1 个疗程。

4.埋线

选足三里、大肠俞、关元、三焦俞,每次选穴 2 穴,用埋线常规方法操作,20～30 天治疗 1 次。

5.皮肤针

取背部 T_8～L_2 腧穴,用七星针叩刺,轻、中度刺激,每天 1 次,10 次为 1 个疗程。

第四章

骨科常见病针灸治疗

第一节 肩部筋骨疼痛

一、概述

肩关节是人体活动度最大的关节,可以做各个方向的旋转运动,有极大的灵活性。正因为如此,肩关节在劳动和运动中,最容易因运动幅度过大而导致关节扭伤和肌腱、韧带损伤。又因肩关节周围软组织在损伤以后,一般很难得到认真的休息,再加肌腱等组织本身血液供应差,所以随着年龄的增长,便可出现关节的退行性改变,在这样的基础上,若受到风、寒、湿邪的侵袭,便可发生肩部损伤和肩部多种疾病。

(一)肩关节的构成

肩部是上肢运动的基础,它包括由肩胛骨、锁骨和肱骨,被韧带、关节囊和肌肉相互连接而成的 4 个关节:肩肱关节、肩锁关节、胸锁关节和肩胛胸壁关节。

1.肩肱关节

肩肱关节是肩关节中的主要关节,有肩胛骨的关节盂与肱骨头连接而成的球窝关节。因肱骨头的面积大于关节盂的面积,且韧带较薄,关节囊松弛,故肩肱关节是人体中运动范围最大而又最灵活的关节。

2.肩关节囊

肩关节囊是纤维组织构成的松弛囊壁,环绕在关节的周围。肩关节滑液囊:有肩峰下滑液囊,肩胛下肌滑液囊,喙突下滑液囊,前锯肌下滑液囊等。其中肩峰下滑液囊在临床上有重要意义。

此囊紧密地连于肱骨大结节和肌腱袖的上外侧,其顶部与肩峰和喙韧带下面连接。肩部周围的肌肉有内外两层,外侧为三角肌和大圆机,内层为冈上肌腱。肩峰下滑囊介于此两层之间,保证肱骨大结节顺利地通过肩峰下进行外展活动。

3.肩关节的韧带

有喙肩韧带、盂肱韧带及喙肱韧带。喙肩韧带,起自喙突外缘,在肩锁关节前止于肩峰尖端的前面,是肱骨外展时的支点。盂肱韧带,为关节囊前壁的增厚部,起于肱骨解剖颈的前下部,向上、内,止于关节盂上结节和关节盂唇。该韧带有限制关节外旋的功能,其中以盂肱中韧带最为重要。喙肱韧带,起于肩胛骨喙突的外缘,向前下部发出,在冈上肌与肩胛下肌之间与关节囊同止于肱骨大小结节,桥架于结节间沟之上,为悬吊肱骨头的韧带有约束肱骨外旋的作用。肩关节周围炎时该韧带粘连、挛缩,限制肱骨外旋,使肩部活动受限。

4.肩关节的肌肉

肩关节骨性结构不稳,关节囊松弛,韧带又很薄弱,它的稳定主要靠肩部的肌肉来维持,肌肉对肩关节的运动和稳定具有重要作用。

由冈上肌、冈下肌、小圆肌和肩胛下肌组成肌腱袖。该四肌分别通过并止于肩关节的上、后、前方,以扁宽的腱膜和肩关节囊紧密相连,难以分开,形同袖筒,故名肌腱袖。其作用可使肱骨头旋转和稳定。

(1)三角肌:为肩关节外层坚强有力的肌肉,起点广泛,远端以扁腱止于肱骨干的三角肌结节,其肌束分为前、中、后 3 部。上臂外展运动主要由三角肌中部纤维和冈上肌协同作用,其前部纤维同时可内旋及屈曲上臂,后部肌纤维可以外旋及伸展上臂。对肩关节的运动和稳定起重要作用。

(2)胸大肌:起点分为锁骨部、胸肋部和腹部,肌腹呈扇形,逐渐移行成为扁腱,止于肱骨结节间沟外侧唇。该肌主要作用为内收、内旋肱骨,仅锁骨部对上臂有外展作用,并可与三角肌协同前屈上臂。

(3)背阔肌:为三角形的肌肉,发自躯干背部,止于肱骨结节内侧的底部有内收、内旋和伸直肱骨的功能,与胸大肌的胸肋部和大圆肌协同作用,使肱骨内收向胸壁靠拢。

(4)肱二头肌长腱:起于盂上结节及关节盂的唇部,向下越过肱骨头,进入结节间沟,沟的前侧有横韧带防止长腱滑脱。此腱有悬挂肱骨头,防止肱骨头向外向上移位的作用。当肱二头病变时,肩前部疼痛,肩外展及内外旋均受限制。此病变是引起肩痛的常见原因。

5.肩关节的神经支配

肩关节主要受 $C_{5\sim8}$ 神经支配,包括肩胛上神经、肌皮神经和腋神经的关节支。

6.经络分布

肩关节分布有手三阳经、手三阴经、足少阳经、阳跷脉和阳维脉。

(1)手阳明经及其经筋:主要分布在肩关节的前外方,手阳明经"上臑外前廉,上肩,出髃骨之前廉,上出于柱骨之会上。"手阳明经筋"上臑结于肩髃,其支者,绕肩胛挟脊。"

(2)手少阳经及其经筋:主要分布在肩关节的外方,手少阳经"循臑外上肩,而交出足少阳之后……"手少阳经筋"上循臂,结于肘,上绕臑外廉,上肩走颈。"

(3)手太阳经及其经筋:主要分布在肩关节的外后方,手太阳经"上循臑后廉,出肩解,绕肩胛,交肩上……"手太阳经筋"结于腋下……后走腋后廉,上绕肩胛,循颈出走太阳之前,结于耳后完骨。"

(4)足少阳经:从耳后下行,循肩上至肩关节前下行于腋下,足少阳经"下耳后,循颈行手少阳之前,至肩上,却交手少阳之后,入缺盆。"

(5)阳跷脉:自肩胛骨外侧上行至肩关节,循肩上颈。《奇经八脉考》:"阳跷者……循胁后胛上,会手太阳阳维于臑俞,上行肩膊外廉会手阳明于巨骨,会手阳明少阳于肩髃。"

(6)阳维脉:从肩胛骨外侧,循肩胛骨上颈。《奇经八脉考》:"阳维起于诸阳之会……会足少阳于臑会,过肩前,与手少阳会于臑会、天髎,却会手足少阳、足阳明于肩井,入肩后会手太阳、阳跷于臑俞。"

(7)手太阴肺经:自中府穴向外行绕肩前。手太阴之脉"从肺系横出腋下,下循臑内。"

(8)手少阴心经:从心系下出腋下,行臂内后廉。手少阴之脉"从心系却上肺,下出腋下,循臑内后廉。"

(9)手厥阴心包经:从胸胁部上腋下,行于臂内,"循胸出胁下腋 3 寸,上抵腋下,循臑内"。

(二)肩关节的检查

1.望诊

观察两肩外形是否对称,高低是否一致,有无畸形、肿胀和肌肉萎缩。如斜方肌瘫痪表现为平肩;前锯肌瘫痪时,患者向前平举上肢时表现为翼肩;三角肌瘫痪时,肱骨表现为半脱位。冈上肌和冈下肌萎缩时,可伴有颈椎病。

2.触诊

主要是检查肩部的疼痛点、结节和条索。肩部的痛点往往就是病变的部位。

(1)肩前喙突部压痛:表示肱二头短头肌腱炎。

(2)压痛点在结节间沟:表示肱二头长头肌腱炎。

(3)压痛点在大结节的顶部:表示冈上肌腱炎。

(4)压痛点在肩峰下:表示肩峰下滑囊炎。

3.功能检查

患者站位或坐位,令患者做主动运动,注意检查患者的运动方式、幅度、疼痛和功能受限。

(1)外展:肩关节向外平伸,可达水平位,即 $90°$,但肩胛骨不能移动。

(2)前屈:上肢向前平伸,可达 $90°$,但躯体不可后仰。

(3)后伸:上臂后伸可达 $45°$。

(4)内收:肘部可达人体的前正中线,但肘部必须紧贴胸腹部,可达 $20°\sim40°$。

(5)外旋:屈肘中立位,前臂向外旋转约达 $45°$。

(6)内旋:屈肘向后伸,前臂与背部相贴,可达 $70°\sim90°$。

(7)高举:高举可达 $160°\sim180°$,高举是肩关节运动和肩胛骨旋转运动的结果,肩关节前屈和外展 $90°$ 以后,继续向上的运动是肩胛骨运动。

4.特殊检查

(1)肩关节外展试验:患者取站立位,检查者站于患者前方,并用手按在肩上,检查肩胛骨的代偿情况。患者上肢从下垂位起,主动做肩关节外展运动,直到高举过头,并注意外展过程中疼痛开始和停止的时间及外展角度,此检查能对肩关节病作出初步的诊断。①肩关节功能丧失,并伴有剧痛,可能为肩关节脱位或骨折。②肩关节从开始外展到高举的过程中,均有疼痛者,为肩关节周围炎。③肩关节开始外展时不痛,越接近水平位时越痛,可能使肩关节粘连。④肩关节外展过程中疼痛,高举后反而不痛,可能是三角肌下滑囊炎。⑤肩关节从外展到高举过程中,在 $60°\sim120°$ 范围内疼痛,超越此范围反而不痛(疼痛弧试验),可能是冈上肌腱炎。⑥肩关节外展时小心翼翼,并突然出现疼痛者,可能是锁骨骨折。

(2)搭肩试验:正常人手搭在对侧肩上时,肘关节可以靠近胸壁。当手搭在对侧肩部时,肩关节不能靠近胸壁,或肘关节靠近胸壁时,手不能搭在对侧肩上,或手不能搭在对侧肩上,肘关节也不能靠近胸壁,为搭肩试验阳性,表示肩关节脱位。

(3)肱二头肌长头紧张试验(Yergason 征):患者屈肘 90°,前臂旋后,克服阻力时肱骨结节间沟出现疼痛,为阳性。见于肱二头长头肌腱炎或腱鞘炎。

(4)上臂外展后伸试验:患者主动做上臂外展后伸活动,肩前喙突部疼痛,即为阳性,表示肱二头短头肌腱炎。

二、肩关节周围炎

肩关节周围炎简称肩周炎,是肩关节周围肌肉、肌腱、滑液囊及关节囊的慢性非特异性炎症。中医认为本病多因肩部裸露感受风邪所致,故又称"漏肩风";因发病年龄以 50 岁左右者较多,故又称"五十肩";因本病肩关节内、外粘连,关节僵硬、疼痛和功能活动受限为其临床特征,故又称作"肩凝症"。

肩关节的活动主要依靠肩关节周围肌肉、肌腱和韧带维持其稳定性。青年人的正常肌腱十分坚强有力,但由于肌腱本身的血液供应较差,随着年龄的增长,常有退行性改变,在此基础上加之肩部受到轻微的外伤,积累性劳损,遇风寒邪气侵袭等因素的作用后,未能及时治疗或功能锻炼,肩部活动减少,导致肩关节粘连形成本病。

颈椎病也是引起肩关节周围炎的原因之一。颈椎椎间孔的改变,压迫脊神经,造成肩部软组织神经营养障碍,形成肩痛、活动受限而成本病。

此外,心、肺、胆管疾病发生的肩部牵涉痛,因原发病长期不愈,使肩部肌肉持续性痉挛,肩关节活动受限而继发为肩关节周围炎。

中医认为本病的发生是老年体虚,气血虚损,筋失濡养,风寒湿外邪侵袭肩部,经脉拘急所致。气血虚损,血不荣筋为内因,风寒湿邪侵袭为外因。

(一)诊断要点

1.发病年龄

发病年龄多在 50 岁左右,女性多于男性,常伴有风寒湿邪侵袭史或外伤史。起病缓慢,病程长是其特点。

2.疼痛

疼痛是早期的主要症状,可为钝痛、刺痛、刀割样痛。遇寒受凉或夜间疼痛加重,甚至疼醒。疼痛也可放射到颈部、肩胛部、肘部和手。严重者不敢翻身,患肢在抬举、摸背、穿衣、梳头等活动时困难。

3.肩关节周围广泛压痛

在肩关节周围可触及多处压痛点,以肩髃(肱骨小结节)、肩髎(肱骨大结节)、肩内陵(喙突)、肩贞(盂下结节)、臂臑(三角肌粗隆)等处最明显,且常可触及到结节或条索状阳性反应物。

4.肩关节功能活动广泛受限

其中以外展、内收搭肩、高举及后伸最明显。

5.肩部僵硬

僵硬是后期的主要症状,常伴有关节周围肌肉萎缩,肩关节周围软组织广泛粘连,功能严重障碍,出现典型的"扛肩"现象。

6.X 线和化验检查

一般无异常发现。

(二)病因、病机

肩关节是经脉和经筋经过会聚的部位,布有手三阳经及其经筋、足少阳经、阳跷脉、阳维脉以及手三阴经,所以肩关节是上肢经络气血运行的关键部位,又是上肢运动的枢纽。人至五十肾精亏损,肾气衰弱,推动和调控脏腑的功能减弱,在脏腑中,心主血,肝藏血,脾统血,脾与胃为气血生化之源,肺主气,朝百脉输送气血,脏腑虚弱则气血亏损,难以抗御外邪,易感受外邪为患。正如《灵枢·经脉》云:"大肠手阳明之脉,所生病者……肩前臑痛""小肠手太阳之脉,是动则病……肩似拔";肺手太阴之脉"气虚则肩背痛寒,少气不足以息";又《灵枢·经筋》"足太阳之筋,其病……肩不举""手太阳之筋,其病绕肩胛引颈后痛""手阳明之筋,其病……肩不举"。总之,肾气虚弱,气血亏损,卫外乏力,肩部经脉易感受外邪导致经络气血闭阻,引起疼痛。另外,肩关节是上肢运动的枢纽,易发生运动性损伤,导致肩关节疼痛。

1.风寒湿邪侵袭经脉

风为阳邪,向上向外,具有较强的穿透力,易于开发腠理,寒、湿邪气可乘机内犯肩部经脉;寒主凝滞,风邪又借寒邪凝滞附着于肩部肌肉关节;湿邪黏着胶固,又借助寒邪之凝固,停滞肩部,导致经络气血闭阻不通,不通则痛,发为肩痛。

2.瘀血阻滞经脉

跌打损伤,或肩关节活动过度扭伤筋脉,或久痛入络,瘀血停滞,使经络气血闭阻发为肩痛。

3.筋肉失养

年老气血虚弱,或肩痛久治不愈,经络气血闭阻日久,经筋失养,肌肉挛缩,肩关节活动艰难。

（三）辨证与治疗

1.病因辨证与治疗

（1）风寒湿邪侵袭经脉。①主症：肩部疼痛，日轻夜重，局部畏寒，得热痛减，遇寒疼痛加重，肩关节活动明显受限，活动时疼痛加重。舌苔薄白，脉弦紧。②治则：疏散邪气，温经止痛。③处方：天柱、大椎、肩髃、肩前、臑俞、曲池、外关、合谷、后溪。④操作法：以上诸穴均采用泻法。针天柱用1寸针，针尖刺向脊柱，使针感向患侧的肩部传导。针大椎时针尖稍微偏向患侧，同时用拇指按压健侧，使针感向患侧的肩部传导。针肩髃透向肩髎，针肩前透向臑俞，针臑俞透向肩前。针曲池用1.5寸长的针，直刺1寸左右，行龙虎交战手法。余穴用1寸针直刺泻法。留针20~30分钟。起针后，在肩髃、肩前、臑俞穴处拔火罐，起火罐后，艾灸大椎、肩髃、肩前。⑤方义：本证是由于风寒湿邪侵袭肩部经脉，导致肩部经脉气血痹阻，经气不通所致，手三阳经及其经筋以及阳维脉、阳跷脉分布在肩部，故治疗以三阳经穴为主。肩髃、臑俞、肩前属于局部取穴，统称"肩三针"，针刺泻法并加艾灸，可祛风散寒、化湿通络，对肩关节疼痛有较好的效果。《甲乙经》云肩髃乃"手阳明、阳跷脉之会"，臑俞乃"手太阳、阳维、跷脉之会"，主治"指臂痛""肩痛不可举臂"。阳维脉维系、调控诸阳经脉，年逾五十卫气虚弱，外邪乘虚而入发为肩臂痛。阳跷脉，跷者捷也，司人体之动静与运动，跷脉病则运动障碍。故肩髃、臑会既可祛外邪以疏通经络，又可疏通经络促进运动。临床研究证明电针肩髃穴治疗肩周炎的疗效明显优于药物。外关是阳维的交会穴，与臑俞配合，可增强其卫外和祛邪的作用。曲池是手阳明经的合穴，"合穴"气血汇聚之地，阳明多气多血，其性走而不守，长于通经活络；合谷是阳明经的原穴，与手太阴经相表里，主升主散，功善行气止痛、通经逐邪，是治疗上肢疼痛的主穴。后溪是手太阳经的腧穴，配五行属木，主风主肝，功在散风化湿，缓筋止痉，经云"俞主体重节痛"是也。以上诸穴配合，局部与远端相结合，治疗症状与病因相结合，如此，邪气得以祛除，经络疏通，气血调和，疼痛可止。

（2）瘀血阻滞经脉。①主症：肩部肿痛，疼痛拒按，夜间加重，肩关节活动受限，外展、内收、高举、后伸困难，舌质黯或有瘀斑，脉弦或细涩。②治则：活血化瘀，通经止痛。③处方：膈俞、肩髃、肩髎、阿是穴、曲池、条山穴。④操作法：先在膈俞、阿是穴刺络拔罐，然后直刺肩髃、肩髎、曲池，针刺泻法，并可在肩髃、肩髎相互透刺，或者用合谷刺法。条山穴，即条口穴和承山穴。针刺时用3寸毫针从条口直刺透向承山，捻转泻法，留针30分钟，留针期间每5分钟捻转1次。起针时，先起上肢诸穴位的毫针，然后再捻转条山针，且在捻转针的同时，令患者不停地活动肩关节,直至活动的最大范围为止。⑤方义:本证是由于跌打损伤、用力不当扭伤筋肉,或疼痛日久不愈,瘀血停滞经脉,治遵《灵枢·经脉》"菀陈则除之"的法则,故先于膈俞、阿是穴刺络拔罐,祛瘀通络。膈俞为血之会穴,主治血分疾病,善于活血化瘀,患瘀血证时穴位处常有压痛、条索或结节。研究证明,膈俞能改善微循环障碍,缓解血管痉挛,促进血液循环,促进血流加速,改善组织的缺血缺氧状态,因而对瘀血证起到活血化瘀的作用。肩髃、肩髎属于局部取穴。曲池是手阳明经的合穴,其性走而不守,具有较强的疏经通络作用,与肩髃、肩髎配合是治疗上肢病痛的主穴。条口透承山是治疗肩周病的经验穴位。条口属于阳明经,阳明经多气多血,针之功于通行气血,调理经脉;承山属于足太阳经,太阳经多血少气,性能主开,功善通经祛邪,所以条口透承山既可疏通经络活血止痛,又可祛邪通经止痛;临床研究证明电针条口穴治疗肩周炎有明显的止痛作用,近、远期疗效均有明显效果。

(3)筋肉失养。①主症:肩痛日久不愈,疼痛减轻,活动艰难,举臂不及头,后旋不及于背,肩部肌肉萎缩,局部畏寒喜暖。舌淡红,脉沉细。②治则:补益气血,养筋通脉。③处方:大杼、巨髎、肩井、肩髃、肩髎、肩贞、天宗、肺俞、心俞、肩内陵、臑腧、曲池、曲泽、外关、合谷、足三里。④治疗方法:以上诸穴均采用浅刺补法,结合龙虎交战手法,留针不少于 30 分钟,并在肩髃、肩髎、肩内陵、肩贞等穴施以灸法。⑤方义:本证属于虚证,宗《灵枢·经脉》"虚则补之""寒则留之""陷下则灸之"和《灵枢·官能》"针所不为,灸之所宜"的治疗原则,采用浅刺补法,并结合龙虎交战手法,补中有泻,补益气血濡养筋骨,兼疏通经脉疏解粘连。

2.经络辨证与治疗

(1)太阴经病证。①主症:肩痛位于肩的内侧胸的外侧,正当肩胸交界处,在奇穴肩内陵处有压痛,当上肢后伸时疼痛加重,并连及上臂部手太阴经。②治则:疏通太阴经脉。③处方:尺泽、阴陵泉。④治疗方法:先取健侧阴陵泉,用 3 寸毫针向阳陵泉透刺,捻转泻法,在行针的同时,令患者活动肩关节。疼痛缓解后,留针 20 分钟,每隔 5 分钟,行针 1 次。若疼痛缓解不明显,可再针健侧尺泽穴。

(2)阳明经病证。①主症:肩痛位于肩峰正中,在肩髃穴处有压痛,当上肢高举时疼痛加重,疼痛并沿阳明经走串。②治则:疏通阳明经脉。③处方:足三里、曲池。④治疗方法:先取健侧的足三里,用 3 寸针直刺 2~2.5 寸,使针感沿经传导,在行针的同时,令患者活动肩关节,留针 20 分钟,在留针期间,每隔 5 分钟行针 1 次。若疼痛缓解不明显,再直刺健侧曲池穴,行针的同时活动肩关节。

(3)少阳经证。①主症:肩痛位于肩峰偏后,在肩髎穴处有压痛,当上肢外展时疼痛加重,并连及上臂部。②治则:疏通少阳经脉。③处方:阳陵泉、天井。④治疗方法:取健侧阳陵泉,用 3 寸针向阴陵泉透刺,使针感沿经传导,并嘱患者活动肩关节。留针 20 分钟,在留针期间每隔 5 分钟行针 1 次。若肩痛好转不明显,再针刺天井穴。

(4)太阳经证。①主症:肩痛位于肩关节的后部,在臑俞、天宗穴处有压痛,患肢搭对侧肩关节时,疼痛加重,或上肢旋前时疼痛明显。②治则:疏通太阳经脉。③处方:条口、后溪。④治疗方法:先取健侧条口穴,用 3 寸针直刺透向承山穴,在承山穴处有明显针感,并令患者活动患侧将关节。留针 20 分钟,留针期间,每 5 分钟行针 1 次。若肩痛缓解不明显,再针刺后溪穴。

3.特殊方法(同经相应取穴法)

(1)主穴:依据压痛点决定针刺的经络和穴位,属于同经相应取穴法,如肩峰正中痛,位于肩髃穴处,治取对侧下肢的髀关穴;肩痛位于肩关节的肩髎穴,治取对侧的环跳穴;肩痛位于肩关节的后部的臑俞处,治取对侧下肢的秩边穴;肩痛位于肩关节的前面的肩前穴处,治取对侧下肢腹股沟区域足太阴经的相应穴位。

(2)治疗方法:用 1.5 寸毫针直刺 1 寸左右,得气后用龙虎交战手法,在行针的同时令患者活动肩关节,留针 30 分钟,在留针期间每隔 5 分钟行针 1 次。

三、肱二头肌长头腱鞘炎

肱二头肌长头腱鞘炎是由于肌腱在腱鞘内长期遭受摩擦劳损而发生退变、粘连,使肌腱滑动功能发生障碍的病变。本病好发于 40 岁以上的人群。主要临床特征是肱骨结节间沟部疼痛,肩关节活动受限。若不及时治疗,可发展成肩关节周围炎。本病属中医"筋痹""筋伤"的范围。

肱二头肌长头肌腱行走于大小结节间沟中,沟嵴上有横韧带将肌腱限制在沟内,由于日常生活及工作的需要,肱二头肌反复的活动,肌腱在肱骨结节间沟内容易遭受磨损而发生退变;若结节间沟骨质增生,沟底失去光滑平整,更易形成慢性损伤;又因肱二头肌长头有一部分在肩关节囊内,肩关节的慢性炎症,也可引起腱鞘充血、水肿、增厚,导致粘连和肌腱退变。

(一)诊断要点

1.肩关节疼痛

疼痛部位以肩关节前外侧为主,并可向上臂及颈部放射。疼痛性质呈酸痛或钝痛,肩部活动时疼痛加重。

2.压痛

有明显的局限性压痛,位于肱二头肌肌腱长头部位(肱骨结节间沟内),并可摸到肿胀、僵硬的肱二头长头肌腱,按压或拨动疼痛明显加剧。

3.功能活动受限

肩关节和上肢外展并后伸时疼痛加剧,运动明显受限。肱二头长头肌紧张试验阳性。

(二)病因、病机

中医学认为本病的发生有3个方面。

1.跌打损伤

遭遇外伤,瘀血闭阻,迁延失治,加重损伤,使肌腱及腱鞘水肿、肥厚、纤维变性,甚至肌腱与腱鞘粘连形成筋痹。

2.风寒湿邪

肩部长期劳损,耗伤气血,卫外乏力,复感风寒湿邪,如睡卧露肩,肩部常受风寒,经络气血闭阻发为本病。

3.气血亏损

肩关节长期劳损,耗伤气血,筋肉失养发为本病。

(三)辨证与治疗

1.病因辨证与治疗

(1)气血瘀滞证。①主症:本证多有外伤史,常见于急性期,肩部疼痛较局限,夜间疼重,压痛明显。脉弦、舌黯或有瘀斑。②治则:活血祛瘀,通络止痛。③处方:肩髃、阿是穴、臂臑、臑会、曲池、合谷。④操作法:先在肩部寻找瘀血点,或大或小,或静脉怒长点,点刺出血,并拔火罐。刺阿是穴用关刺法,即在阿是穴的正中和上下各刺1针,正中点用龙虎交战法,上下点先用拇指向后捻转9次,再左右提拉6次,如此反复6次。余穴均用捻转泻法。⑤方义:本证是由于瘀血闭阻经脉引起的筋痹证,"此必有横络盛加于大经,令之不通,视而泻之,此所谓解结也"(《灵枢·刺节真邪论》),故遵照《灵枢·九针十二原》:"菀陈则除之"的治疗原则,在肩部寻找瘀血点放血,除瘀通经止痛。关刺法是五脏刺法之一,主要用于筋痹的治疗,《灵枢·官针》说:"关刺者,直刺左右尽筋上,以取筋痹……"肩髃、臂臑、曲池、合谷属于循经取穴法,因为病变位于手阳明经及手阳明经筋结聚处,数穴同用可加强疏通经络气血舒筋解痉的作用。

(2)风寒湿证。①主症:肩部沉重冷痛,顽麻,或肿胀,畏寒肢冷,遇寒痛增,得温痛缓。舌质淡、苔薄白,脉弦滑。②治则:温经散寒,散风除湿,通经止痛。③处方:天柱、肩髃、阿是穴、臂臑、曲池、合谷。④操作法:天柱直刺捻转泻法,阿是穴关刺法,肩髃直刺龙虎交战手法,其他穴位直刺捻转泻法。阿是穴和肩髃穴术后行温针灸法,每穴灸3壮。⑤方义:天柱属于足太阳经,有散风祛寒通经止痛的作用。阿是穴和肩髃是邪气闭阻的部位,灸之温经祛寒,温针灸之,使灸热直达病变部位,可加强温通止痛的作用。关刺法是专门治疗筋痹的方法。

(3)气血亏虚证。①主症:本证多见于病变的后期,血不荣筋,肩部酸痛,劳累后疼痛加重,或兼有头晕心悸,疲乏无力。舌质淡,苔白,脉沉细无力。②治则:益气温经、养血柔筋。③处方:心俞、肝俞、肩髃、阿是穴、肩髎、臂臑、臑会、曲池、阳池、合谷、足三里、三阴交。④操作法:阿是穴浅刺关刺法,其他穴位均用浅刺补法,并在阿是穴、肩髃、肩髎行艾条温灸法。⑤方义:本方的宗旨是补益气血,柔筋止痛,方中取心俞、肝俞、足三里、三阴交补益气血柔筋解痉,其他穴位浅刺补法,意在疏通经络气血,使筋肉得以濡养疼痛可止。

2.巨刺法

(1)主穴:患者健侧足三里。

(2)操作法:取患者健侧的足三里,用0.30 mm×75 mm的毫针直刺,捻转泻法,缓慢进针,同时令患者活动患肢。持续捻针5分钟,留针15分钟,每隔5分钟行针1次。

(3)适应证:病变初期,疼痛剧烈,活动明显受限者。

四、肱二头短头肌腱炎

肱二头短头肌腱炎是指肱二头短头附着点无菌性炎症及继发的肌纤维化和粘连,导致肩关节疼痛和活动障碍。肱二头肌短头起自肩胛骨喙突,与长头肌移行为肌腹。肱二头肌的主要功能是屈曲肘关节,并使上臂前伸及内收内旋。肱二头短头肌缺乏腱鞘、韧带的保护,较肱二头长头肌更容易受伤,在上臂后伸外展时更容易拉伤,为临床常见病,针灸治疗有很好的效果。

(一)诊断要点

1.肩部疼痛

疼痛位于肩前喙突处,疼痛严重时可连及肱骨中部(喙肱肌下附着点)。

2.压痛点

位于喙突处,急性期压痛明显、拒按,并有肿胀感;慢性期,可触及结节状阳性反应物。

3.功能活动受限

当上肢高举后伸外展外旋时疼痛加重(如投掷状),或上肢后伸内收内旋时疼痛加重(如背手状)。

(二)病因、病机

本病多由于外伤引起,有急性和慢性的不同。

1.急性损伤

上肢高举后伸肘关节屈曲时,过度的外展外旋;或肘关节屈曲位时,过度的内收内旋,导致肱二头肌腱损伤,瘀血阻滞经脉,引起局部充血、水肿,造成疼痛。

2.慢性损伤

急性损伤未及时治疗,瘀血滞留,经络气血流通不畅,抗御低下,复感风寒邪气,瘀血与邪气互结,则疼痛日久不愈。

(三)辨证与治疗

1.病因病机辨证治疗法

(1)瘀血阻滞。①主症:肩内侧疼痛急性发作,连及肱骨内侧,肩关节活动受限,喙突有明显的压痛,并有肿胀感,有肩部拉伤史。舌苔薄白,脉弦。②治则:活血化瘀,通经止痛。③处方:阿是穴、肩前、尺泽、天府、曲池、合谷。④操作法:阿是穴先施以刺络拔罐法,起罐后再施以关刺法,行龙虎交战泻法,即在阿是穴的中心和其左右各刺1针,针刺得气后,拇指向后捻转6次,至捻转不动为止,然后拇指向前捻转,至捻转不动为止,再向上下提插5~9次,反复进行。余穴针刺捻转泻法。也可采用电针法,取阿是穴与尺泽穴,连接电针治疗仪的导线,采用疏密波,刺激量的大小以局部出现肌纤维颤动或患者能忍受为宜。每次通电治疗20~30分钟,每周2~3次。⑤方义:本证的病因病机是瘀血阻滞经脉,故先用刺络拔火罐发祛瘀通络,因病变的部位在筋,故用关刺法以治病变在筋,因本病属于瘀血闭阻的实证,故采用改进的龙虎交战泻法,通络止痛。本病的部位属于手太阴肺经分布区域,根据"经脉所过,主治所及"的原理故选取手太阴经经穴尺泽、天府为主穴,疏通经络气血以止痛。手阳明经与手太阴经相表里,阳明经气血隆盛,用较强的疏通经络气血的作用,故配以曲池、合谷加强尺泽、天府通经止痛的效果。

(2)寒瘀互结。①主症:肩内侧疼痛,局部恶寒,得热痛减,喙突处压痛,有结节和条索感。舌苔薄白,舌质黯红,脉弦紧。②治则:温经散寒,活血通络。③处方:阿是穴、肩前、肩髃、天府、尺泽、合谷。④操作法:先在阿是穴拔火罐,然后施以关刺法,行改进龙虎交战补法,具体方法同上,再施以灸法。余穴均施以捻转平补平泻法。⑤方义:本病是瘀血与寒邪胶滞凝聚于喙突,故局部疼痛并伴有结节,拔火罐法功在祛寒活血散瘀,施以灸法可加强散寒之力和活血祛瘀的功效。关刺法是专门治疗筋痹的方法。其余穴位主要是疏通手阳明经和手太阴经的气血。诸穴相配,可疏通肩部经络祛瘀止痛的功效。

2.巨刺法

(1)主穴:健侧的阴陵泉。

(2)操作法:选取 0.30 mm×75 mm 的毫针,用透针法向阳陵泉方向直刺,缓慢的捻转进针,得气后,令患者活动患肢,一边捻针一边活动患肢,直至疼痛缓解。留针 30 分钟,留针期间,每 5 分钟捻针 1 次,并活动患肢。

(3)适应证:病变初期,疼痛剧烈者,并有明显的活动障碍。

3.温针灸法

(1)主穴:阿是穴。

(2)操作法:选取 0.30 mm×40 mm 毫针,在阿是穴的中心直刺 30 mm 左右,捻转得气后,取常规艾条,剪成10 cm长,在其中心穿洞,然后插入整个针炳,从其下端点燃,缓慢灸之,使热力直达病所。当患者感到灼热时,在穴位处垫小纸片,以防烧伤。每次灸 1~3 壮。

(3)适应证:病变初期及寒瘀互结证。

五、冈上肌肌腱炎

冈上肌肌腱炎又名冈上肌综合征、外展综合征。是指劳损和轻微外伤后逐渐引起的肌腱退行性改变。主要表现为肩部疼痛及功能活动受限。

冈上肌肌腱是腱袖的一部分,对肩关节的稳定和运动起重要作用。冈上肌起于肩胛骨冈上窝经肩关节囊上方,止于肱骨大结节。其作用为固定肱骨于肩胛盂中,并与三角肌协同使肩及上肢外展。

肩关节外展运动是肩关节运动的主要形式之一,冈上肌在肩关节肌群中,是肩部力量集中的交叉点,比较容易劳损,尤其在肩部外展时,冈上肌肌腱必须穿过肩峰下面和肱骨头上面的狭小间隙,容易遭受挤压磨损,形成损伤性、无菌性炎症。之后很容易使冈上肌钙化而形成钙化性肌腱炎。退变的肌纤维常因外伤或肌肉突然收缩,而发生完全或不完全性断裂。

本病属中医"肩痹""肩痛"病的范畴,针灸治疗以良好效果。

(一)诊断要点

(1)本病好发于中青年,常有外伤史或长期单一姿势工作、劳伤史,受凉可诱发本病。

（2）肩部疼痛：疼痛部位一般位于肩外侧，肱骨大结节处。疼痛严重时可放射到冈上窝及三角肌附着点（肱骨三角肌粗隆），相当于臂臑穴。

（3）压痛点：肱骨大结节处有明显的压痛（相当于肩髎穴处），急性期压痛剧烈，局部有肿胀感。慢性期压痛并不剧烈，但触及阳性反应物结节或条索。

（4）功能活动受限：以患侧上肢以肩为轴做主动外展运动时，在外展 $60°\sim120°$ 时出现明显的疼痛为特征（称为疼痛弧），小于或超过这个范围则疼痛消失。

肩外展 $60°\sim120°$ 时出现明显的疼痛，这是因为在这个角度时，紧张且肿胀的冈上肌腱被挤压在肩峰和肱骨大结节之间狭小的间隙，不能顺利通过导致疼痛和功能障碍。

（二）病因、病机

（1）外力牵拉损伤，使肩部充血肿胀，瘀血阻滞，经络气血不通，不通则痛。

（2）劳伤筋脉，长期做单一的上肢外展活动，冈上肌腱反复地通过肩峰与肱骨大结节狭窄的间隙，长期的摩擦与挤压，耗伤气血，劳伤筋脉，筋肉失于气血的荣养，不荣则筋肉挛急而痛。

（3）筋脉劳损复感风寒邪气，劳伤筋脉，局部抗御能力低下，极易感受风寒邪气，风寒邪侵袭肩颈部筋肉，寒主收引，肌肉挛急而痛。

（三）辨证治疗

1.病因辨证与治疗

（1）气血瘀滞证。①主症：肩部肿胀疼痛，夜间为甚，痛处固定不移，拒按，肩部活动受限，疼痛连及上臂。舌质黯或有瘀斑，舌苔薄白，脉弦。②治则：活血化瘀，通络止痛。③处方：巨骨、肩髎、肩髃、阿是穴、曲池、合谷、外关。④操作法：先在阿是穴处用毫针或梅花针刺络并拔火罐，然后施以关刺法，用改进的龙虎交战泻法。刺巨骨向肩关节斜刺 3 针，均刺在肌腱部位，然后轻按重提 6 次。其他穴位均用捻转泻法。⑤方义：本证是瘀血阻滞所致，故先用刺络拔火罐法，祛瘀血通经络。本证病变在筋，故采用专治筋病的关刺法。本病的病变部位隶属手少阳经和手阳明经，根据"经脉所过，主治所及"的原理，故主选手阳明、少阳经穴治之。

（2）劳伤筋脉。①主症：肩痛日久不愈，反复发作，疼痛隐作，遇劳加重，上肢外展时痛作，肩髎穴处压痛，并有条索感。舌质淡，脉弦细。②治则：补益气血，养筋止痛。③处方：肩髃、肩髎、巨骨、阿是穴、曲池、阳池、合谷、足三里。④操作法：针刺阿是穴用关刺法，用改进龙虎交战补法，术后加灸。针巨骨穴用齐刺法，由巨骨向肩关节方向斜刺3针。肩髎、肩髃、曲池、臂臑平补平泻法。合谷、阳池、足三里捻转补法。⑤方义:本证是由于耗伤气血筋肉失养所引起,故足三里补脾胃以益气血生化之源。取手阳明经原穴合谷及手少阳经原穴阳池,补益二经的元气,濡养筋肉。其余诸穴采用补法,功在疏通经络,缓解筋肉挛急,使气血通达病变部位,濡养筋脉以止痛,可达病变痊愈的作用。

(3)风寒痹阻。①主症:肩部疼痛,连及肩胛部及上臂部,遇寒加重,得热痛减,上肢外展受限,肩髎部位处有明显的压痛。舌苔薄白,脉弦紧。②治则:温经散寒,通经止痛。③处方:天柱、巨骨、肩髎、肩髃、阿是穴、曲池、合谷。④操作法:针巨骨穴用齐刺法,由巨骨穴向肩关节斜刺3针。针阿是穴采用关刺法,用改进的龙虎交战泻法,术后加用灸发。其他穴位均用针刺泻法。⑤方义:本证是感受风寒所致,故取天柱散风祛寒;灸肩髃、肩髎温经祛寒,通经止痛;其他穴位功在协助上述穴位散风祛邪,通经止痛。

2.巨刺法

(1)主穴:取健侧的阳陵泉。

(2)操作法:患者取坐位,用0.30 mm×75 mm的毫针,常规消毒后,向阴陵泉方向直刺,得气后,一边捻转针柄一边令患者活动患肢,直至疼痛减轻或消失。留针30分钟,留针期间每10分钟捻针1次,同时令患者活动患肢。

(3)适应证:冈上肌肌腱炎急性期,肩关节活动有明显障碍者。

3.阻力刺法

(1)主穴:病变处阿是穴。

(2)操作法:患者取坐位,令患者外展上肢,当肩部出现疼痛时,寻找疼痛点,然后用0.30 mm×25 mm的毫针,对准疼痛点直刺0.2~0.5寸,行雀啄术手法。疼痛缓解后继续外展和抬高上肢,出现疼痛时再行雀啄术手法。反复操作直至疼痛消失。冈上肌肌腱炎属于慢性者,手法操作结束后,在疼痛点加用艾条灸3~5分钟。

(3)适应证:肩关节外展时有明显的痛点。

六、肩峰下滑囊炎

肩峰下滑囊炎是指由于外伤或长期受到挤压、摩擦的反复刺激,使滑囊壁发生充血、水肿、渗出、增生、肥厚、粘连的无菌性炎症,导致肩关节疼痛和功能障碍。

肩峰下滑囊与三角肌下滑囊,在幼年时隔开,到成年人后互通为一体,称肩峰下滑囊。肩峰下滑囊为人体最大解剖滑液囊,位于肩峰与冈上肌、肱骨头之间,具有滑利肩关节,减少磨损,不易劳损的作用。它能在肩峰外展时,使肱骨大结节在肩峰下运动灵活,因此对肩关节的活动十分有利,故又称为肩峰下关节。

肩峰下滑囊炎不是一个孤立的疾病,多继发于肩关节周围的软组织损伤和退行性变,尤以滑液囊底部的冈上肌腱损伤、炎症、钙盐沉积为最常见。

肩峰下滑液囊组织夹于肩峰与肱骨头之间,长期反复摩擦可致损伤,滑膜发生充血、水肿和滑液分泌增多,形成滑液囊积液。久之,滑膜增生、囊壁增厚,滑液分泌减少,组织粘连,从而影响肩关节外展、上举及旋转活动。

本病相当于中医"肩痹""肩痛"病的范畴,是针灸的主要适应证。

(一)诊断要点

肩部疼痛、运动受限和局部压痛是肩峰下滑囊炎的主要症状。

(1)有急性外伤史或慢性劳伤史。

(2)肩部疼痛:疼痛以肩部外侧面最显著,开始较轻,后逐渐加重,夜间明显,常在睡中痛醒。疼痛位于肩的深部,也可向肩胛部、颈部及手部放射。

(3)压痛点:多位于肩峰下,或肱骨大结节处,以肩峰下压痛最明显,疼痛点常随肱骨的旋转而移位。当滑囊肿胀积液时,亦可在三角肌范围内出现压痛。

(4)肩关节活动受限:早期轻微受限,但可逐步加重。以肩关节外展、外旋、上举时受限为特点。为减轻疼痛,患者常使肩处于内收和内旋位。

(二)病因、病机

1.感受外邪

风寒湿侵犯肩背部手阳明、少阳、太阳经络,气血闭阻,经气不通,不通则痛,发为痹证。

2.瘀血闭阻

跌打损伤,瘀血痹阻经脉,发为肩痹。

3.劳伤筋脉

肩关节长期频繁超负荷、超范围的活动,劳伤气血,筋脉失养而挛缩,即所谓"不荣而痛"。

(三)辨证治疗

本病的病位波及手三阳经脉及经筋,所以治疗应以手三阳经穴为主。

1.风寒湿阻证

(1)主症:肩部串痛,畏风恶寒,肩部沉重感,肩关节活动不利,遇风寒则疼痛剧增,得暖痛缓。脉弦滑或弦紧,舌苔薄白或腻。

(2)治则:祛风散寒,通经宣痹。

(3)处方:风池、肩井、巨骨、肩髎、臂臑、曲池、外关。①疼痛连及颈项者加天柱、后溪。②疼痛连及肩胛部者加天宗、后溪。

(4)操作法:针风池向对侧眼球水平刺入1寸左右,捻转泻法。刺肩井向后斜刺,直达肩胛冈,捻转泻法,但本穴不可直刺,其深部正当肺尖的部位。刺巨骨向肩髎斜刺,捻转泻法。其余穴位均捻转泻法。肩井及肩髎针刺后拔罐并加用灸法。

(5)方义:肩峰下滑囊位于肩峰与冈上肌之间,肩井穴至肩胛骨之间布有斜方肌及冈上肌,肩髎的深部是肩峰下滑囊,所以二穴是治疗本病的主穴,在穴位处拔罐及灸法,可协助巨骨、肩髎祛风散寒通经止痛的作用。风池、外关是祛散风邪的重要穴位。曲池、臂臑属于手阳明经,阳明经多气多血,有极强的调理气血和疏通经络的作用,是治疗经络疼痛的重要穴位。

2.瘀血闭阻

(1)主症:有外伤史,肩部肿胀,疼痛拒按,或按之较硬,肩关节僵硬,活动受限。脉弦或细涩,舌质紫黯,或有瘀斑。

(2)治则:活血化瘀,通经止痛。

(3)处方:肩井、巨骨、肩髎、阿是穴、臂臑、曲池、合谷。

(4)操作法:阿是穴用刺络拔火罐法,肩井、巨骨刺法同风寒痹阻证,其余穴位用捻转泻法。

(5)方义:本症是由于瘀血痹阻经脉所致,经曰"菀陈则除之",故取阿是穴刺络出血,以祛除瘀血,刺络后加拔罐法,可加大出血量,瘀血除尽经络才可通畅止痛。肩井、巨骨、肩髎、臂臑属于局部取穴,四个穴位均位于或邻近肩峰下滑囊,具有疏通局部经络气血的作用。曲池、合谷属于手阳明经,多气多血,其经脉又通过滑囊的部位,可行气活血,祛瘀血止疼痛。

3.劳伤筋脉

(1)主症:肩部酸痛日久不解,肌肉萎缩,劳累后疼痛加重,肩关节活动不利,伴有头晕目眩,气短懒言,四肢乏力。脉细弱,或沉细无力,舌质淡,苔薄白。

(2)治则:补气养血,舒筋通络。

(3)处方:肩井、巨骨、肩髃、肩髎、曲池、少海、阳池、合谷、足三里。

(4)操作法:肩井、肩髃、肩髎平补平泻法,巨骨采用齐刺针法,斜针刺向肩关节,曲池、少海、合谷、阳池、足三里针刺捻转补法。

(5)方义：本证的病机是气血亏损筋脉失养,治疗应当补益气血,气血来源于脾胃,故治疗的重点是健脾益胃以益气血生化之源。取曲池、合谷、阳池、少海、足三里健脾益胃。足三里属于足阳明经,是健脾益胃的重要穴位;曲池是手阳明经"五输穴"中的合穴,配五行属土,隶属于脾胃,针补曲池、足三里可增强脾胃生化气血的功能。合谷是手阳明经的原穴,阳池是手少阳经的原穴,原穴是脏腑元气经过和留滞的部位,元气通过三焦的作用输送到全身,保持脏腑经络的正常生理功能,所以合谷与阳池可促使元气、营卫之气输送到肩部,营养耗伤的筋脉。且合谷、阳池也有治疗肩痛的良好作用,正如《医宗金鉴》所说合谷"主治……风痹,筋骨疼痛。"《针灸甲乙经》:"肩痛不能自举,汗不出,颈痛,阳池主之。"等记载都说明合谷、阳池可以用于肩痛的治疗。少海是手少阴心经的"合穴",合穴配五行属肾水,肾藏精血,心主血,故针补少海有补益精血的作用。曲池、合谷、阳池、足三里均隶属于阳经,少海隶属于阴经,阴阳相配,气血双补,才可达到益气养血的作用。且少海也可用于肩痛的治疗,《医宗金鉴》少海主"漏肩与风吹肘臂疼痛"。实验研究表明:针刺人的足三里、合谷和少海,以尿 17-羟皮质类固醇和 17-酮类固醇的排出量为指标,证明对肾上腺皮质功能有良好的作用。肾上腺皮质分泌肾上腺皮质激素,其中包括可的松(皮质素)和氢化可的松(皮质醇),具有抗炎、抗过敏、抗毒素的作用,对肩关节疼痛、肩关节肿胀、肩部肌腱损伤修复等有良好的作用。

七、肩部扭挫伤

肩部因受到外力打击、碰撞,或过度牵拉、扭捩而引起肩关节周围软组织的损伤,出现以肩部疼痛和活动障碍为主要症状称为肩部扭挫伤。

本病可发生于任何年龄,部位多在肩部上方或外侧方,并以闭合伤为特点。本病属中医"肩部筋伤"范畴,针灸治疗能取得良好的效果。

(一)诊断要点

(1)有明显外伤史:多因碰撞、跌倒、牵拉过度或投掷物体过度用力所致。

(2)肩部上方或外侧方疼痛,并逐渐加重,肩关节活动受限。挫伤者,皮下常出现青紫、瘀肿。扭伤者,当时可无症状,休息之后开始出现症状,并逐渐加重,有压痛。

(3)压痛:肱骨小结节处有明显的压痛,急性期可触及囊性肿物,慢性期可触及结节状阳性反应物。

(4)X 线:排除肩关节各构成骨的骨折、关节脱位及肌腱断裂。

(二)病因、病机

(1)肩部受到外力的撞击、跌伤,或肩关节过度牵拉、扭捩等原因,引起肩部肌肉或关节囊的损伤或撕裂,使局部脉络损伤,瘀血闭阻,经络气血不通,发生肿胀疼痛及功能障碍。

(2)瘀血长期滞留,一则耗伤气血,二则阻滞经络气血的畅通,使局部筋肉失养,筋肉缺乏气血的濡养则挛急,挛急则痛,此"不荣则痛"是也。

(三)辨证治疗

1.瘀血阻滞

(1)主症:多见于外伤初期,局部肿胀,疼痛拒按,功能受限,或见局部皮肤瘀青。舌苔薄白,脉弦或细涩。

(2)治则:散瘀消肿,通络止痛。

(3)处方:肩髃、肩髎、臑会、阿是穴、曲池、合谷、外关、商阳、关冲、少泽。

(4)操作法:先取阿是穴刺络拔罐,再用三棱针点刺商阳、关冲、少泽出血。其余穴位均用捻转结合提插泻法。

(5)方义:本证是由于瘀血阻滞经络气血不通所引起,阿是穴是病证的反应点,也是瘀血积聚的部位,根据"菀陈则除之"的治疗原则,所以对阿是穴刺络拔罐法,祛瘀血通经络以止痛。本病的病位在肩部的外侧,属于手三阳经的范畴,取3条经络的井穴点刺出血,可祛除3条经脉中的瘀血,消肿止痛;三条经的井穴均属于金,"金"应于肺,肺主气,点刺出血,又可清热消肿通经止痛。肩髃、肩髎、臑会属于局部取穴范畴,曲池、合谷、外关属于远端取穴。局部取穴与远端取穴相结合,可以获得更好的疏通经络的作用。

2.筋肉失养

(1)主症:肩部疼痛久病不愈,以酸痛为主,并有沉重感,劳累后或遇风寒则疼痛加重,得温则疼痛减轻。舌质淡苔薄白,脉沉细。

(2)治则:补益气血,濡养筋肉。

(3)处方:肩井、巨骨、天宗、肩髃、肩髎、臑俞、臂臑、臑会、曲池、少海、合谷、阳池、腕骨、足三里、三阴交。

(4)操作法:诸穴均采用浅刺法,针刺后在肩髃、肩髎、臑俞加用艾条灸法,每穴温灸3分钟,留针30分钟。

(5)方义:见肩峰下滑囊炎劳伤筋脉证。

3.巨刺法

(1)主穴:阳陵泉、上巨虚。

（2）操作法：先在阳陵泉或上巨虚处寻找压痛点，一般常见于健侧，也可见于患侧。确定压痛点后，用 0.30 mm×75 mm 的毫针直刺 50 mm 左右，得气后，拇指向后提插捻转，使针感直达足趾。在运针的同时，令患者活动患肢，约 3 分钟疼痛可缓解。留针 30 分钟。

（3）适应证：肩关节外伤后疼痛急性发作。

第二节　肘部筋骨疼痛

一、概述

骨关节介于上臂与前臂之间，肘关节是由肱骨远端、尺骨近端、桡骨头及附着其上的韧带和肌肉构成。它包括 3 个关节，即肱尺、肱桡和尺桡上关节。肘关节囊前后比较松弛，可使屈伸运动有充分的余地。肘关节的两侧有坚强的侧副韧带保护，增加关节的稳定性，避免向两侧脱位。

（一）肘关节的主要作用

（1）协助腕关节和手的操作。

（2）减轻肩关节运动时的负担，起到杠杆作用。

（二）关节韧带

肘关节的两旁有坚强的尺侧、桡侧副韧带，前方有环状韧带和屈肌群。关节囊包绕着整个肘关节。

（三）关节肌肉

肱二头肌肌腱经肘关节前面止于桡骨粗隆，其收缩可使肘关节屈曲；肱三头肌经肘关节后面止于尺骨鹰嘴，其收缩可使肘关节伸直；旋前圆肌起于肱骨内上髁，止于桡骨中部的外侧，其收缩可使前臂旋前；旋后肌起于肱骨外上髁和尺骨的上部，止于桡骨上 1/3 处的前面，其收缩可使前臂旋后。

（四）关节血管

肘关节的血供来自肱动脉分支相吻合的动脉网。肘关节动脉网由肱动脉、桡动脉和尺动脉的分支在肘关节前面形成。

（五）肘关节神经

肘关节神经由肌皮神经、正中神经、桡神经的分支支配。

(六)肘关节的运动

由于构成肘关节的肱骨滑车斜行,不与骨纵轴相垂直,故属于屈戌关节。因为肘关节位于上肢中部,所以肘关节主要是完成额状轴上屈伸运动和垂直轴上的旋转运动。完成屈伸运动的肌肉主要是肱肌、肱二头肌、肱桡肌和旋前圆肌等。

旋转运动是在桡尺近侧关节间发生的,肱桡关节协助此运动的完成。使肘关节旋前的肌肉是旋前圆肌和旋前方肌;使肘关节旋后的肌肉有肱二头肌和旋后肌。

(七)肘关节的经络分布

肘关节分布有手三阳经、手三阴经及其经筋。手阳明经"循臂上廉,入肘外廉",手阳明经筋"结于肘外";手太阳经"循臂骨下廉,出肘内侧两筋之间",手太阳经筋"结于肘内锐骨之后,弹指应小指之上";手少阳经"出臂外两骨之间,上贯肘",手少阳经筋"上循臂,结于肘";手太阴经"行少阴心主之前,下肘中",手太阴经筋"上循臂,结于肘";手少阴经"行手太阴心主之后,下肘中",手少阴经筋"结于肘内廉";手厥阴经"行太阴少阴之间,入肘中"。总之,手三阳经及其经筋分布在肘关节的外侧和后面,手三阴经及其经筋分布在肘关节的内面。

(八)肘关节的检查

1.形态检查

两侧肘关节同时伸出,做对比检查,才能检查出关节的肿胀和变形。首先,侧肘关节的携带角(或称外偏角),正常为5°～15°。其次,检查肘关节有无肿胀,关节内的肿胀多表现在尺骨鹰嘴的两旁;最后,检查肘后三角是否正常,即肱骨的内外上髁及尺骨鹰嘴的3个点,当肘关节伸直时,三点在一条横线上,屈肘时三点成等边三角形。当这种三角关系改变时,表明肘关节有骨性改变,如骨折、脱位等。

2.功能检查

肘关节屈伸运动的幅度约150°,即屈约30°、伸约180°。肘关节及前臂的旋转运动,是桡骨围绕尺骨旋转,主要是旋前和旋后运动。屈伸活动障碍,主要为肱尺关节的病变。旋转障碍,主要为桡尺关节的病变。

3.疼痛检查

首先是疼痛点检查,因为疼痛点与病变的部位有密切的关系,往往疼痛点的部位就是病变的部位。其次是运动检查,分主动检查和被动检查,如主动伸肘痛,被动屈肘痛,是肱三头肌的病证;反之,主动屈肘痛,被动伸肘痛,是肱二头肌等屈肌群或关节囊的病变。主动旋后疼痛,被动旋前疼痛,是旋后肌群的病证;主动旋前疼痛,被动旋后疼痛,可考虑为旋前肌群的病证。最后是检查颈椎和臂丛神经,因为颈椎病变也可表现为肘部疼痛。

4.特殊检查

(1)腕伸肌紧张试验(Mill试验):伸肘前臂旋前,腕关节被动屈曲时,肱骨外髁出现疼痛为阳性,见于肱骨外上髁炎。此检查亦称网球肘实验。

(2)抗阻力(Cozen试验)试验:检查者一手握前臂下段,以手按其背,令患者握拳并抗阻力背伸腕时,肱骨外上髁出现疼痛为阳性,见于肱骨外上髁炎。

(3)前臂屈肌紧张试验:患者握拳屈腕,检查者用力与其对抗,若肱骨内上髁处疼痛为阳性,见于肱骨内上髁炎。

(4)肘关节侧板试验:以尺侧副韧带为例,医师一手置于患者肘关节的桡侧,另一只手置于前臂远端尺侧,双手相对用力,若肘关节尺侧疼痛时为阳性,表示肘关节尺侧副韧带损伤;反之,为桡侧副韧带损伤。

二、肘部扭挫伤

外力作用于肘关节并引起关节囊、关节周围韧带及筋膜等组织损伤,出现局部肿胀、疼痛及功能障碍的病证,称为肘部扭挫伤,中医称为"肘部伤筋"。

直接暴力的打击可造成肘关节挫伤,也可见于间接暴力的损伤,如跌仆、由高坠下、失足滑倒、手掌着地、肘关节处于过度扭转,即可导致肘关节扭伤。此外,在日常生活和工作中做前臂过度扭转动作,以及做投掷运动时姿势不正确,均可造成肘关节扭伤。

临床上以关节囊、侧副韧带和肌腱损伤较多见。受伤后可引起局部充血、水肿,严重者关节内出血、渗出,影响肘关节的功能。一般以桡侧副韧带损伤最为常见,尺侧次之。

(一)诊断要点

1.外伤病史

肘部疼痛、乏力,活动时疼痛明显加重。

2.肘关节呈半屈曲位

伤侧肿胀明显,皮下瘀斑,甚至有波动感。

3.活动受限

肘关节可以活动,但活动时常引起剧痛而影响活动。受伤部位可触及明显的压痛点。

4.X 线检查

X 线可排除肘部骨折及肘关节脱位。

(二)病因、病机

(1)筋主束骨而利关节,若外力过大,使筋肉的活动超出正常范围,即可造成筋肉撕裂,血溢脉外。离经之血阻滞经络,经气不通,不通则痛;筋伤、筋裂则致关节不利。

(2)直接暴力作用于肘部,造成肘关节软组织损伤,如跌仆滑倒、手掌撑地,传导暴力使肘关节过度外展、伸直或扭转,均可造成筋肉撕裂、瘀血闭阻。

(3)骨折或关节脱位纠正后,肘关节挫伤、瘀血阻络则成为突出的病证。

总之,肘关节扭挫伤的主要病机是血溢脉外,离经之血痹阻经络,气血不通,发为疼痛、肿胀、关节活动不利等症。

(三)辨证与治疗

肘关节扭挫伤的主症:肘部疼痛,弥漫性肿胀,可见瘀斑,局部压痛,肘关节活动受限。舌质紫暗,或有瘀斑,脉弦或弦紧。

肘关节扭挫伤的病机主要是由血瘀阻滞所致,故治疗的总原则是散瘀消肿,活血止痛。但由于挫伤的部位不同,损伤的经络不同,治疗选用的穴位也不尽相同。

1.经络辨证治疗

(1)桡侧副韧带损伤。①主症:肘关节疼痛、肿胀、活动障碍,肘部外侧有明显的压痛点,侧扳检查阳性。②治则:取手阳明、少阳经穴为主,针刺泻法,活血祛瘀。③处方:曲池、天井、手三里、阿是穴、尺泽、合谷、商阳、关冲。④操作法:先用三棱针点刺尺泽出血,出血以血色由黯红变鲜红为度。再于商阳、关冲点刺出血,每穴出血 3～5 滴。其余诸穴均采用针刺泻法。也可在天井与手三里或曲池与合谷采用电针,选用疏密波。留针 20～30 分钟。每天或隔天治疗 1 次。⑤方义:本病的病变部位主要在肘关节的桡侧,桡侧分布有手阳明和少阳经,根据"经脉所过,主治所及"的原则,故取二经穴位为主进行治疗。点刺尺泽出血,宗"菀陈则除之",以排除局部的瘀血。点刺商阳、关冲出血,清除经络中的瘀血。其余穴位为疏通气血,通经止痛。

(2)尺侧副韧带损伤。①主症:肘关节疼痛、肿胀、活动障碍,肘部尺侧面有明显的压痛点,侧扳检查阳性。②治则:取手太阳、少阴经穴为主,针刺泻法,活血祛瘀疏通经络。③处方:少海、曲泽、小海、天井、阴郄、后溪、少冲、少泽。④操作法:先用三棱针点刺曲泽出血,出血以血色由黯红变鲜红为度。同时在少泽、少冲点刺出血,每穴出血 3～5 滴。其余穴位均用针刺泻法。也可在少海、天井之间加用电针,采用疏密波。⑤方义:本症的病变部位在肘关节的尺侧,尺侧分布有手少阴、太阳经,故取二经穴位为主进行治疗。点刺曲泽出血,以铲除局部的恶血,少冲、少泽点刺出血,意在排出经络中的瘀血,通经止痛。少海、小海、天井属于局部取穴法。阴郄是手少阴经的郄穴,气血深聚之处,善于治疗急性疼痛。后溪是手太阳经的"输穴",是治疗太阳经络疼痛症的重要穴位。

(3)肱二头肌腱损伤。①主症:肘关节疼痛、肿胀、功能障碍,肱二头肌腱及其附着处有明显的压痛点。②治则:取手太阴、厥阴经穴位为主,针刺泻法,活血祛瘀,通经止痛。③处方:曲池、尺泽、曲泽、阿是穴、孔最、郄门、内关、少商、中冲。④操作法:先取尺泽或曲泽用三棱针点刺出血,出血的血色从黯红变鲜红为止。刺少商、中冲出血,每穴3～5滴。其余诸穴均用泻法。也可在曲泽、孔最之间加用电针,采用疏密波。⑤方义:孔最是手太阴经郄穴,郄门是手厥阴经郄穴。郄穴是气血深聚的部位,有良好的调气调血的作用,功善通经止痛。点刺尺泽、曲泽出血,可排除局部的瘀血,点刺少商、中冲出血,可消除经脉外的瘀血,瘀血消散,经络通畅,疼痛可止。曲池、阿是穴、内关针刺泻法,助其他穴位通经止痛。

2.其他方法

(1)巨刺法。①主穴:外侧副韧带损伤取健侧阳陵泉或足三里,内侧副韧带损伤取健侧阴陵泉,肱二头肌腱损伤取健侧膝关。②操作法:用3寸的毫针,从阳陵泉透向阴陵泉,或足三里透向合阳;刺阴陵泉透向阳陵泉;刺膝关透向阳陵泉。用捻转手法,在捻转的同时令患者活动患肢,一边捻转针柄一边活动患肢。留针30分钟,每10分钟捻针1次,并活动患肢。

(2)同经相应法。①主穴:桡侧副韧带损伤,商阳、关冲(患侧),足三里、阳陵泉(健侧);尺侧副韧带损伤,少泽、少冲(患侧),内委中、阴谷(健侧);肱二头肌腱损伤,少商、中冲(患侧),阴陵泉、曲泉(健侧)。②操作法:先在患侧的井穴用三棱针点刺出血,每穴出血5～7滴,然后取健侧的经穴行浅刺雀啄术法,同时令患者活动患肢。留针30分钟,每隔10分钟行针1次。

三、肱骨外上髁炎

因急性或慢性损伤造成肱骨外上髁周围组织的无菌性炎症,称为肱骨外上髁炎,由于该病好发于网球运动员,故又称网球肘。其临床主要特征是肱骨外上髁处,有疼痛和压痛。本病以30～50岁青壮年居多,男女比例为3:1,以右侧多见。本病属中医"筋痹""伤筋"范畴。

本病可因用力不当诱发或急性扭伤、拉伤引起,但多数起病缓慢,多见于慢性劳损。

当跌倒等诱因使前臂旋前位时,腕关节瞬间背伸,前臂桡侧腕伸肌突然剧烈收缩,导致肱骨外上髁处的伸肌总腱附着点强力牵拉而撕裂,骨膜下出血、血肿,局部炎症、渗出、粘连,日久形成筋结,对肌腱造成长期反复的刺激,而引发本病。

慢性者多见于长期从事某些反复屈伸腕关节,伸指、前臂旋转活动工作的中年人。肌肉长期劳累且经常处于紧张状态,使伸腕伸指肌腱起点受到反复牵拉刺激,引起肱骨外上髁处骨膜、滑膜和肌腱的无菌性慢性炎症。

(一)诊断要点

(1)有明显的外伤史,或有长期频繁地屈伸肘腕关节史。肱骨外上髁敏感压痛,肘关节不肿,屈伸范围不受限。

(2)肘部外侧疼痛,严重时疼痛可波及前臂和肘关节后部。

(3)压痛点在肱骨外上髁腕伸肌起点处可触及明显的压痛点或阳性反应物;也可在肱桡关节间隙触及压痛点。

(4)功能活动受限,屈肘前臂旋前及用力背伸腕关节时疼痛加重,不敢做拧毛巾、扫地、端壶倒水等动作。

(5)网球肘试验(密耳试验,Mili 试验)阳性;抗阻力试验[Cozen 试验]阳性。

(二)病因、病机

1.瘀血阻滞

肱骨外上髁是前臂腕伸肌的起点,手腕伸展肌特别是桡侧腕短伸肌,在进行手腕伸直及向桡侧用力时,张力十分大,容易出现肌肉筋骨连接处的部分纤维过度拉伸,形成撕裂,造成局部出血,瘀血阻滞,经络不通,不通则痛。

2.劳伤气血

肱骨外上髁是前臂腕伸肌的起点,由于某些职业肘腕关节频繁活动,如木工、钳工、泥瓦工、家庭主妇尤其是网球运动员,长期频繁地屈伸腕肘关节,使腕伸肌的起点反复牵拉、磨损,耗伤气血,肌肉失于温煦,筋骨失于濡养,筋肉挛缩而成筋结,经脉不通而痛。或筋肉失于温煦,卫外不固,风寒湿邪乘虚入侵,闭阻经络气血发为肘痛。

(三)辨证与治疗

1.瘀血闭阻

(1)主症:肘外侧疼痛急性发作,肘关节活动明显受限,肱骨外上髁有显著压痛,有外伤史或近期肘关节频繁活动。脉弦,舌苔薄白,舌质黯。

(2)治则:活血祛瘀,通经活络。

(3)处方:肘髎、曲池、阿是穴、手三里、合谷、商阳、关冲。

(4)操作法:阿是穴用刺络拔罐法,即用梅花针在局部叩刺出血,或用较粗的毫针点刺出血,然后拔火罐。商阳、关冲点刺出血。针曲池、肘髎、手三里时针尖均朝向痛点处,捻转泻法。合谷针刺捻转泻法。

(5)方义:本症是由于瘀血阻滞经脉而引起,遵"菀陈则除之"的治疗原则以及《灵枢·经脉》所说:"故诸刺络脉者,必刺其结上甚血者,虽无结,急取之以泻其邪,而出血,留之发为痹也。"这就是说有瘀血者,应急泻恶血,不然就会发为痹证。所以先于局部刺出瘀血,再刺阳明经和少阳经井穴商阳、关冲出血,可铲除经脉中残余的瘀血。肘髎、曲池、手三里属于局部取穴;合谷是阳明经的原穴,阳明经多气多血,合谷与局部取穴相结合,以加强疏通经络调经止痛的作用。

2.劳伤气血,筋骨失养

(1)主症:肘部酸痛,时重时轻,提物乏力,肘部功能受限,肘关节外侧有明显的压痛和筋结。舌质淡,苔薄白,脉沉细。

(2)治则:补益气血,舒筋解结。

(3)处方:阿是穴、曲池、肘髎、天井、手三里、外关、足三里、三阴交。

(4)操作法:为了舒筋解结主要采用龙虎交战法、扬刺法。针刺阿是穴时,先在阿是穴处触及结节,然后选用直径为 0.30 mm×25 mm 的毫针直刺进入结节的中心,当针尖部有紧涩感时,施以龙虎交战手法。之后在结节的周围用扬刺法刺 4 针,即用毫针斜刺针入结节,当感到针尖部沉紧时,拇指向前捻转 9 次,再提插 6 次,每针反复 5～9 次,术后再用艾条灸 2～3 分钟。曲池、手三里同样是以龙虎交战手法。其他穴位均采用补法。

(5)方义:本病的病变位于肘关节的外部,手阳明经"循臂上廉,入肘外廉",手阳明经筋"结于肘外";手少阳经"出臂两骨之间,上贯肘",手少阳经筋"上循臂,结于肘",所以本病的病位应属于手阳明、少阳经。根据"经脉所过,主治所及"的选取穴位原则,故取手阳明、少阳经穴位为主进行治疗。针刺治疗操作时采用龙虎交战手法,这是因为本证属于虚实夹杂的痛证,这种针刺法属于补泻兼施的手法,而且还有较好的止痛作用。天井、肘髎、曲池、手三里、外关调补局部气血濡养筋骨;足三里、三阴交调补脾胃,以益气血生化之源。

3.风寒阻络证

(1)主症:肘部疼痛,常波及前臂,功能受限,疼痛遇寒加重,得温痛缓。肱骨外上髁有明显的压痛。舌苔薄白或白滑,脉弦紧或浮紧。

(2)治则:祛风散寒,温经通络。

(3)处方:天柱、天宗、肘髎、曲池、阿是穴、外关、合谷、足三里。

(4)操作法:阿是穴用扬刺法,术后加用隔姜灸法,艾灸 5～7 壮。天柱向脊柱直刺 1 寸左右,使针感向患肢传导,术后加用艾条灸 3 分钟。曲池直刺 1 寸左右,得气后用龙虎交战手法,使肘部有明显的针感。足三里针刺补法,最好使针感沿经向上传导。其余穴位均用针刺泻法。

(5)方义:本证是由于劳伤气血,卫外不固,风寒湿邪气乘虚入侵经脉,经络气血阻滞所致,故取天柱、肩髃、外关、合谷散风祛寒通经止痛。阿是穴是邪气与筋肉互结之处,用扬刺法和隔姜灸,祛除邪气与筋肉之筋结。补足三里扶正祛邪。

四、肱骨内上髁炎

肱骨内上髁炎又称高尔夫球肘,与肱骨外上髁炎相对应,位于尺侧。本病不及网球肘那样常见。是一种前臂屈肌起到反复牵拉积累性损伤,主要表现为内上髁处疼痛和压痛。

本病多为慢性损伤引起,患者以从事前臂旋外、屈腕运动为主者,如纺织工、泥瓦工、揉面工等,由于前臂屈肘时反复、紧张地收缩,肱骨内上髁处的屈肌总腱反复受牵拉而发生疲劳性损伤。急性扭伤、挫伤亦可引发本病。

本病属中医学的"伤筋""筋痹"范畴。以感受风寒湿邪、或气血虚损不足有关。

(一)诊断要点

(1)急性发作者有急性肘关节内侧牵拉伤史,疼痛较重,并向前臂尺侧放射。

(2)慢性者肘关节内侧疼痛,呈酸痛性质,当前臂旋前并主动屈腕时疼痛加重,可沿尺侧腕屈肌向下放射,屈腕无力,提重物、拧衣服等活动困难。

(3)压痛点,位于肱骨内上髁屈腕肌起点,慢性者可触及条索状阳性反应物。

(4)前臂屈肌群抗阻力试验阳性。

(二)病因、病机

1.瘀血阻滞

瘀血阻滞常见于跌打损伤,由于在跌打损伤时,腕关节处于背伸位,前臂处于外展旋前姿势时,可引起肱骨内上髁肌肉起点的撕裂,出血、血肿,导致瘀血阻滞,不通则痛。

2.劳伤气血

肱骨内上髁是前臂屈肌腱的起点,由于长期劳累,腕屈肌起点处受到反复牵拉,产生积累性劳损,耗伤气血,筋肉失养而挛急,久而久之而成筋结,经脉闭阻而疼痛。

3.风寒闭阻

由于劳伤气血,筋肉失养,卫外不固,风寒邪气乘虚入侵经脉,气血闭阻,发为肘痹。

(三)辨证治疗

1.瘀血阻滞

(1)主症:肘关节内侧疼痛,并向前臂尺侧和上臂部放射,肱骨内上髁有明显的压痛,前臂屈肌紧张试验阳性,有外伤史。舌苔薄白,脉弦。

(2)治则:活血化瘀,通经止痛。

(3)处方:少海、曲泽、小海、阿是穴、郄门、少泽、少冲。

(4)操作法:取曲泽处暴露的血脉用三棱针点刺出血,出血量以出血颜色由黯红变鲜红为度。少泽、少冲用三棱针点刺出血,每穴出血3~5滴。阿是穴刺络拔罐法,即先用梅花针叩刺出血,或用较粗的毫针点刺出血,然后拔罐。少海、郄门、小海针刺捻转泻法,针少海时针尖斜刺至阿是穴。

(5)方义:本病的病变位置在手少阴经和手太阳经,遵照"经脉所过,主治所及"的原则,故取二经穴位为主进行治疗。本证是由于外伤导致瘀血阻滞经脉,故曲泽、阿是穴点刺出血,以排除局部瘀血的闭阻,取少冲、少泽点刺出血进一步祛除经脉中的瘀血,因为手少阴经根于少冲,手太阳经根于少泽,有较强的调节经络气血的作用。郄门是手厥阴经的郄穴,功善治疗血分性疼痛。

2.劳伤气血,筋脉失荣

(1)主症:肘部酸痛,时重时轻,提物乏力,按之酸楚,可触及阳性结节喜按喜揉。舌质淡,苔薄白,脉沉细。

(2)治则:益气补血,养血荣筋。

(3)处方:少海、小海、阿是穴、支正、神门、腕骨、百劳、心俞。

(4)操作法:阿是穴的刺法见肱骨外上髁炎劳伤气血筋骨失养证。针少海时针尖斜向肱骨内上髁,针小海直刺并有麻感向周围和手指部扩散,行龙虎交战手法。针百劳时针尖斜向椎间孔,进针1寸左右,并使针感传向患肢。其余诸穴均用捻转补法。

(5)方义:本病位于肱骨内上髁,属于手太阳、少阴经,因为手太阳经"循臂骨下廉,出肘内侧两筋之间",手太阳经筋"结于肘内锐骨之后";手少阴经"行手太阴、心主之后,下肘中",手少阴经筋"结于肘内廉"。根据"经脉所过,主治所及"的治疗原则,故选取手少阴经、手太阳经为主。本证虚中夹实,故在病变部位行龙虎交战手法补泻兼施,祛邪通络,并且有很好的止痛效果。补心俞养血柔筋,补手少阴经原穴神门、太阳经原穴腕骨益元气养筋骨。支正是手太阳经的络穴,与神门原络配合,加强手少阴经与手太阳经的调理和疏通作用。百劳通调督脉,扶正祛邪。诸穴配合共达补益气血、荣养筋骨、疏解筋结的作用。

3.风寒阻络

(1)主症:肘部酸痛麻木,屈伸不利,遇寒加重,得温痛缓,舌苔薄白或白滑,脉弦紧或浮紧。

(2)治则:祛风散寒,温经通络。

(3)处方:大椎、少海、小海、阿是穴、后溪、灵道。

(4)操作法:针大椎直刺 0.8 寸左右,使针感向患肢传导。阿是穴的针刺方法同肱骨外上髁炎,针刺后加用灸法。少海刺向肱骨内上髁,得气后行龙虎交战手法。小海直刺,并有麻感扩散。后溪、灵道直刺,行龙虎交战法。

(5)方义:本症是由于劳伤气血,卫外不固,风寒邪气乘虚入侵经脉,气血闭阻所致,故取大椎祛邪通经;取后溪散风祛寒通经止痛,因为后溪是手太阳经的"输穴",配五行属于木,功在散风祛邪,通经止痛。灵道穴处有尺侧腕屈肌,旋前方肌和尺神经通过,又是手少阴经的"经"穴,配五行属于金,功在散风祛寒,通经止痛,正如《肘后歌》说:"骨寒髓冷火来烧,灵道妙穴分明记。"以上诸穴再配以少海、小海局部穴位,可达祛风散寒温经通络的作用。

4.同经相应取穴法

(1)取穴:病变侧少泽、少冲,健侧相应穴(半腱肌肌腱外侧,平阴谷穴,腘横纹上)。

(2)操作法:首先在患侧的少泽、少冲用三棱针或较粗的毫针点刺出血,出血 5~7 滴。然后在健侧的相应穴用0.30 mm×25 mm 的毫针刺入 0.5~10 mm(0.2~0.5 寸),行雀啄术,与此同时令患者活动患肢。通常 3 分钟后,疼痛会迅速缓解。留针 30 分钟,留针期间,每隔 5 分钟行针 1 次。

五、尺骨鹰嘴滑囊炎

尺骨鹰嘴滑囊炎是指肱三头肌腱附着于鹰嘴突处的两个滑液囊,因外伤、劳损而引起充血、水肿、渗出、囊内积液为特征肘。

本病位于肘后,是手太阳经、少阳经循行和分布的范围,手太阳经"循臂骨下廉,出肘内侧两筋之间,上循臑后廉",手太阳经筋"上循臂内廉,结于肘内锐骨之后,弹之应小手指之上";手少阳经"上贯肘,循臑外上肩",手少阳经筋"上循臂,结于肘,上绕臑外廉"。所以本病的病位在手少阳经与手太阳经。

本病属中医的"肘部伤筋""筋痹"的范畴。

(一)诊断要点

(1)肘后外伤史或劳损史。

(2)肘关节后方可触及囊样肿物,边界清楚,质软,有移动感、波动感,直径多为 2～4 cm,并有轻度压痛。

(3)穿刺可抽出无色透明的黏液或血性液体。

(二)病因、病机

尺骨鹰嘴为肱三头肌附着处,其周围有两个滑囊,一个位于肱三头肌腱与肘后韧带及鹰嘴之间,一个位于肱三头肌腱鹰嘴附着部与皮肤之间,起润滑及防止摩擦作用。当受到各种急慢性损伤均可引起充血、水肿和渗出,囊内积液是主要特点。

1.外伤血脉,瘀血阻滞

尺骨鹰嘴滑囊的急性损伤,多为肘尖部受撞击而发生经脉损伤,血溢脉外,滑膜囊出现充血、肿胀、疼痛、渗出液增多,滑囊内多为血性液体。

2.劳伤气血,痰瘀闭阻

多因肘部长期摩擦或碰撞,耗伤气血,瘀血停滞;或因急性创伤未彻底痊愈,瘀血滞留,而引起两个滑液囊渗液等变化,瘀血与痰浊互结,导致肿胀、疼痛。

(三)辨证治疗

1.气滞血瘀证

(1)主症:肘部外伤,血溢脉外,导致肘关节外后方及尺骨鹰嘴上方出现囊性肿物,质软,边界清楚,有波动感,肘关节被动活动疼痛。脉弦数,舌质偏红,舌苔薄白。

(2)治则:活血化瘀,通经止痛。

(3)处方:阿是穴、天井、小海、三阳络、后溪、少泽、关冲。

(4)操作法:阿是穴用刺络拔罐法,少泽、关冲用三棱针或较粗的毫针点刺出血,天井、小海、三阳络及后溪用捻转补泻法。

(5)方义:肘部外伤,血溢脉外,形成囊肿,遵照《素问·阴阳应象大论》"血实宜决之"的治疗原则,故取阿是穴刺络拔罐,取手太阳、少阳经的井穴点刺出血,清除瘀血消除囊肿。选天井、小海属于局部取穴,除瘀消肿。三阳络为手三阳经络脉交会沟通之处,可通达手三阳经,活血消肿。配后溪助以上诸穴通经消肿。

2.痰瘀互结

(1)主症:病程较久,肘关节外后方及尺骨鹰嘴上方有肿胀,质稍硬,无波动,肘关节屈伸运动障碍及疼痛。脉弦细,舌质淡,苔薄白。

(2)治则:益气活血,化痰通络。

(3)处方:臑会、天井、阿是穴、支沟、后溪、中渚、足三里。

(4)操作法:针阿是穴用扬刺法,起针时用拇指按压肿大的囊肿,使痰及瘀血疏散,之后加用艾条灸法。足三里针刺补法,其他穴位用针刺平补平泻法。

(5)方义:阿是穴属于局部取穴,采用扬刺法、灸法和局部按压法,可加快局部瘀血、痰浊的消散。肘后囊肿是痰瘀互结滞留肘后所致,臑俞、天井具有行气活血、祛痰化浊的功效,善治瘿瘤瘰疬,《医宗金鉴》天井"主治瘰疬、隐疹。"《外台秘要》臑会"主项瘿、气瘤,臂痛。"瘰疬、瘿瘤皆因于痰浊气滞,所以天井、臑会是治疗肘后滑囊肿的重要穴位。支沟行气化痰,后溪、中渚散风化浊、通经化浊,足三里调理后天,补益气血,清化痰浊。诸穴配合,可达益气活血,化痰通络的作用。

六、旋前圆肌综合征

旋前圆肌综合征是指正中神经和骨间掌侧前神经在前臂近侧受压后,产生的该神经所支配的肌肉运动功能障碍为主的综合征。

旋前圆肌位于前臂的肘下浅层,在起始部有两个头:一个是浅层的肱骨头,起于肱骨内上髁;一个是深层的尺头,起于尺骨冠突内侧,汇合后止于桡骨中部外侧面。正中神经在经过肘窝时,首先通过肱二头肌腱膜的深面,接着经旋前圆肌的肱骨头(浅头)和尺骨头(深头)之间,再穿过指浅屈肌腱弓,最后在指浅屈肌和指深屈肌之间下行。研究证明,正中神经在即将穿过旋前圆肌两头之间至指浅屈肌至指浅屈肌起始处深面这一段,前面有旋前圆肌纤维桥,指浅屈肌联合腱弓或纤维弓,后面有旋前圆肌尺骨头前面增厚的筋膜,外侧有旋前圆肌肱骨头和尺骨头汇合处的筋膜。正中神经实际上是在一个腱性"隧道"内通过。在生理情况下,当肘关节屈曲时,此"隧道"有利于正中神经的适当移动。然而,任何一种能够使"隧道"变窄的因素都易导致正中神经受压。

本病多见于慢性损伤,慢性损伤是指工作中长期用力屈肘及前臂经常用力旋前的操作,使得前臂屈肌及旋前圆肌造成慢性损伤。屈肌损伤,可使筋膜腔压力增高,刺激正中神经诱发本病;旋前圆肌粘连变性,亦会刺激或压迫正中神经而发生本病。也可见于急性损伤,急性损伤多为前臂的前侧面直接受到外力的损伤,如跌倒时,手掌撑地而前臂处于旋前位。

(一)诊断要点

(1)前臂肌肉酸痛、麻木、不适、沉重和易疲劳感。

(2)前臂反复做旋前或旋后运动并握拳时疼痛加重,如长期锤击、擦碟子、用勺子舀食物等。拇、示指远侧指间关节屈曲力量减弱。

(3)压痛点:旋前圆肌近侧两侧头之间有明显的压痛(在前臂肘窝下 2～4 指处),并有条索感。

(4)Tinel 征阳性(即叩击正中神经的分布而在其远端出现麻刺感,又称蚁走感征)。

(5)肌电图检查:示神经传导阻滞,伴有相关肌纤维震颤。

(二)病因、病机

1.劳伤筋肉,气血瘀滞

长期操劳,前臂及旋前圆肌反复屈伸旋转,产生积累性劳损,耗伤气血,筋肉失养而挛急,久而久之而成筋结,气血瘀滞,经脉闭阻,发为疼痛、麻木、乏力等症。

2.跌打损伤,瘀血阻滞

外力损伤经脉,血溢经外,导致前臂瘀血阻滞,发为本病。根据旋前圆肌综合征的症状和病变部位应归属于手厥阴经,《灵枢·经脉》:"心主手厥阴心包之脉……行太阴少阴之间,入肘中,下臂行两筋之间,入掌中,循中指出其端。其支者,循小指次指出其端。"有云:"是动则病……臂肘挛急。"所以说旋前圆肌综合征的病变部位主要在手厥阴经。

(三)辨证治疗

1.筋骨失养,气血瘀滞

(1)主症:前臂酸痛、麻木,伴有疲劳感或沉重感,前臂反复作旋前或旋后运动并握拳时症状加重,桡侧 3 个半手指感觉异常。舌质淡,脉沉细。

(2)治则:调血养筋,疏通经络。

(3)处方:曲泽、尺泽、阿是穴、内关、列缺、三阴交。

(4)操作法:在前臂肘窝下 2～4 手指处寻找压痛点确定阿是穴,然后对阿是穴用扬刺法,行捻转泻法。曲泽、尺泽、内关直刺平补平泻法,使针感达到手指。列缺用 0.25 mm×25 mm 的(1 寸)毫针沿经向上斜刺,使针感上达肘部。三阴交直刺补法。

(5)方义:旋前圆肌综合征是指正中神经和骨间掌侧前神经在前臂近侧受压后,产生的该神经支配的肌肉运动功能障碍为主的综合征。卡压神经的点就是阿是穴,也是瘀血阻滞的筋结点,按之疼痛并有条索感,在此点行扬刺法,可消散瘀血,疏通经络,解除筋结,是治疗本病的主穴。曲泽、内关属于心包经,心主血和血脉,尺泽、列缺属于肺经,肺主气,四穴相配可调理气血濡养筋肉,缓解挛缩,正如《肘后歌》云"尺泽能舒筋骨疼痛";且尺泽、曲泽位于旋前圆肌处,刺之又可缓解肌肉的痉挛而止痛。三阴交补益后天,以益气血生化之源。

2.跌打损伤,瘀血阻滞

(1)主症:因跌打损伤,前臂疼痛急性发作,肿胀,旋前圆肌近侧部有明显的压痛,手掌麻木刺痛。舌质黯红,脉弦。

(2)治则:活血祛瘀,通络止痛。

(3)处方:尺泽、曲泽、阿是穴、孔最、郄门、少商、商阳、中冲。

(4)操作法:在尺泽、曲泽处寻找暴怒的静脉,用三棱针点刺出血,出血量掌握在出血的颜色由黯红转为鲜红为止。少商、商阳、中冲用三棱针或较粗的毫针点刺出血,每穴出血 3～5 滴。阿是穴、孔最、郄门用 0.30 mm×40 mm(1.5 寸)的毫针直刺泻法。

(5)方义:本症是由于外伤经脉瘀血阻滞手厥阴、太阴经脉所致,所以治取曲泽、尺泽、少商、中冲及商阳点刺出血,祛瘀血通经络以消肿止痛。据报道,在尺泽等穴刺络放血治疗关节痛有明显效果,1 次痊愈率达 52%,每次出血 2～5 mL。另外,尺泽、曲泽位于旋前圆肌的起始部,孔最位于旋前圆肌的终止部,3 个穴位对于缓解旋前圆肌的痉挛、肿痛有重要作用。孔最是手太阴经的郄穴,郄门是手厥阴经的郄穴,郄穴功于活血止痛,尤其对于瘀血阻滞经脉的急性疼痛有很好的效果。

七、旋后肌综合征

旋后肌综合征又称桡管综合征,是桡神经深支在旋后肌腱弓附近被挤压,使前臂伸肌的功能障碍,以肘痛为主症的一种综合征。

旋后肌起于肱骨外上髁和尺骨上端后方桡侧,分为深浅两层,肌束向外下,止于桡骨中部外侧面。其功能是使前臂旋后。桡神经至肱骨外上髁分为深支和浅支,深支穿桡管、旋后肌腱弓,进入旋后肌两层之间,从旋后肌下缘穿出,改名为骨间后神经。其中桡管、旋后肌腱弓、旋后肌下缘为狭窄部位,易引起桡神经深支卡压,出现前臂伸肌功能障碍为主要表现的综合征。主要支配前臂伸肌群的运动。

旋后肌是前臂的旋转肌,前臂旋后力大于旋前,因此,生活工作中,手工业工人、操盘手、某些运动员等,过度使用伸肌,导致旋后肌慢性损伤,充血、肿胀、粘连,使神经通过的间隙狭窄,桡神经受压而发生功能障碍。

(一)诊断要点

(1)本病主要表现为掌指关节不能完全伸直,拇指外展无力,伸腕时偏向桡侧等运动障碍,没有感觉障碍。

(2)肘部外侧及前臂近端伸肌群疼痛和放射痛,前臂旋转活动可使疼痛加重,休息时疼痛加重,夜间常痛醒。

(3)检查:①拇指外展、伸直障碍,指掌关节不能主动伸直。②伸指试验阳性:检查时令肘腕指关节伸直,抗阻力伸直掌指关节,若肘部疼痛加剧为阳性(桡侧腕短伸肌起点内侧缘疼痛)。③疼痛点及压痛点:在肱骨外上髁远端 5～10 cm 处常可触及压痛点及痛性结节,前臂旋后时明显。④旋后肌加重试验:患者患侧肘关节屈曲 90°,检查者一手拇指用力压在桡骨小头颈部的前内侧(相当于骨间背神经如旋后肌腱弓处),另一手把持患肘的上臂,使患者快速最大限度地旋转前臂 15～20 次。如自觉伸指力更弱,且伸直角度比试验前减少为阳性。

(二)病因、病机

本病的主要症状是肘外侧疼痛、拇指外展及掌指关节伸直障碍,所以本病的病变部位主要在手阳明经、太阴经、三焦经。本病的主要症状在劳累后加重、休息后缓解,夜间加重,其病机主要为劳伤气血、瘀血阻滞及寒邪闭阻。

1.气血瘀滞

肘部骨折、脱位损伤经脉,血溢脉外形成血肿,阻滞脉道;或局部有囊性肿物(如腱鞘囊肿、脂肪瘤、纤维瘤等)压迫脉道,气血不通,筋肉失养,引起前臂乏力、疼痛等。

2.劳伤气血

手工业工人、键盘操作者以及某些运动员前臂长期用力旋前旋后,耗损气血,劳伤筋肉,气血不足于荣养筋肉而挛急,形成筋结,压迫经脉,气血不通,发为前臂无力和疼痛。

3.风寒阻滞

前臂长期过度旋转,耗伤气血,卫外不固,风寒湿邪侵袭经脉,气血闭阻引起前臂疼痛和乏力。

(三)辨证与治疗

1.气血瘀滞

(1)主症:急性损伤后,肘外侧及前臂近端伸肌群处疼痛,局部肿胀,活动后疼痛加重,脉弦滑或弦细,舌苔薄白。

(2)治则:活血除瘀,消肿止痛。

(3)处方:曲池、阿是穴、手三里、温溜、外关、合谷、商阳、列缺。

(4)操作法:阿是穴用刺络拔火罐法,商阳用三棱针点刺出血。曲池用 0.30 mm×40 mm(1.5 寸)长的毫针向肱骨外上髁下方斜刺 25 mm(1.0 寸)左右,捻转泻法。手三里直刺 12~20 mm(0.5~0.8 寸),捻转泻法。温溜、列缺用 0.25 mm×25 mm(1.0 寸)的毫针,沿经向上斜刺 12 mm(0.5 寸)左右,捻转泻法。外关、合谷直刺捻转泻法。

(5)方义:本病的病变部位主要在手阳明经,所以治疗时以阳明经穴为主,本证的病机是瘀血阻滞的实证,《灵枢·九针十二原》曰:"满则泄之,菀陈则除之,邪胜则虚之。"所以用针刺泻法以祛邪通经止痛,刺阿是穴、少商出血以活血祛瘀通络止痛。曲池、手三里属于局部取穴,功在消散瘀血。温溜是手阳明经的郄穴,是气血深聚的部位,可加强瘀血的消散,功善止痛。

2.筋脉失养

(1)主症:肘部外侧疼痛,并可触及阳性结节,前臂旋转后疼痛加重,掌指关节不能伸直,拇指外展、伸直无力,舌质淡,脉沉细。

(2)治则:益气养血,濡养筋肉。

(3)处方:曲池、阿是穴、手三里、下廉、列缺、外关、合谷、足三里。

(4)操作法:曲池用 0.30 mm×40 mm(1.5 寸)的毫针,向肱骨外上髁斜刺 20 mm(1.0 寸)左右,手三里、阿是穴均采用龙虎交战手法。刺下廉、列缺、外关平补平泻法。合谷、足三里针刺补法。

(5)方义:本证的病机是气血不足筋脉失养形成筋结,故取病变部位的穴位补泻兼施补益气血解除筋结。下廉、列缺、外关疏通手阳明、太阴、少阳经脉,调理气血濡养筋脉。针补合谷、足三里益气生血,加强对筋脉的濡养。诸穴配合共达舒筋解结,益气养血濡养筋脉的作用。

3.风寒阻滞

(1)主症:肘部外侧疼痛,并可触及阳性结节,疼痛并向肩、腕部放散,前臂旋转后疼痛加重,喜热恶寒,遇冷疼痛加重,掌指关节不能伸直,拇指不能外展。舌质淡,脉细紧。

(2)治则:温散风寒,益气养血。

(3)处方:天柱、曲池、手三里、阿是穴、列缺、合谷、外关、足三里。

(4)操作法:天柱直刺泻法,并使针感沿经传导,术后加用灸法。其他穴位的针刺法同筋脉失养证,不同的是在手三里、阿是穴施以艾条灸,每穴艾灸3分钟。

(5)方义:本证是由于劳伤气血,卫外不固,风寒邪气乘虚入侵经脉,气血闭阻所致,治疗时分为两个方面,一是祛风散寒,取天柱、列缺、外关,散风祛邪通络,在病变的部位即风寒邪气与气血互结的部位取阿是穴、手三里施以龙虎交战手法,并重用灸法,温散风寒,通经止痛;二是取合谷、足三里,针刺补法,益气养血,濡养筋脉,缓解筋肉的挛急以止痛。

八、肘部骨化性肌炎

临床上骨组织以外如肌腱、韧带腱膜及骨骼肌发生的骨化称异位骨化,把继发于创伤或并发于手术的异位骨化,叫创伤性骨性肌炎,或局限性骨化肌炎。严重的异位骨化可限制关节活动,甚至造成关节强直,使关节丧失活动功能。

关节或关节附近骨折、脱位,固定不良,或反复粗暴的整复手法,或过早地进行被动的强力活动,或手术创伤,导致局部出血、渗出及炎性细胞浸润,在各类活性细胞和骨生长因子的共同参与下,通过软骨内化骨或骨膜内化骨的诱导,血肿逐渐转变为骨组织,影响肌肉收缩功能,导致关节僵硬、畸形。

本病属于中医跌打损伤或痹证范畴,外伤导致瘀血停滞、血气凝结,瘀血蕴结肌肉组织,日久成为包块硬结,痹阻经脉,筋骨失养发为本病。

本病多见于青少年。

(一)诊断要点

(1)有明显的外伤或手术史。

(2)肘关节肿胀疼痛,关节僵硬、挛缩、畸形和功能障碍。

(3)检查。①X线检查:软组织内有不规则的骨化影,最初呈云雾状环形钙化或棉絮样模糊阴影,以后病灶逐渐呈典型的三带分布,即中心为出血区,中间带为萎缩肌纤维区,外层为骨化层,与邻近组织有一透亮分界线。②CT检查:病灶主要特点是呈纤维状、斑块状和团块状钙化,离心分布,边缘为高密度钙化组织,中心为低密度区。③MRI检查:可见病灶呈环形低信号带。④核素扫描:在病后1周检查可发现病变软组织凝聚明显增高。本检查具有早期诊断价值。

(二)病因、病机

本病是进展性疾病,开始于外伤,病成于瘀血,加重于瘀血成块,终于包块硬结,导致关节功能障碍和肌肉萎缩。

(1)外伤脉络,血溢脉外,瘀血阻滞,气血不通,不通则痛。

(2)瘀血阻滞经脉,气血瘀阻,郁而化热,消灼阴血,瘀血凝聚成块,闭阻经脉,关节肌肉肿痛,活动受限。

(3)瘀血肿块日久不散,与筋骨融合凝结,质地僵硬,经气不通,筋骨、肌肉失于气血濡养,筋骨失养而挛缩,则关节活动艰难;肌肉失于濡养则萎缩,进一步使病情加重。

(三)辨证治疗

1.外伤瘀血停滞(早期)

(1)主症:受伤后大约1个月,局部软组织肿胀疼痛,疼痛拒按,弥漫性肿胀,局部有瘀斑,肘关节活动受限。脉弦数,舌质黯,苔薄黄。

(2)治则:活血化瘀,消肿止痛。

(3)处方:曲池、曲泽、阿是穴、郄门、四渎、外关、合谷、井穴。

(4)操作法:曲池、郄门、四渎、外关、合谷针刺捻转泻法。曲泽用三棱针点刺出血,出血量较多,出血颜色由黯红转为鲜红为止。阿是穴选择较粗的毫针在病变部位散刺属针,5～7 mm(0.2～0.3 寸)深,术后拔火罐,并使其出血。针井穴用三棱针点刺,每穴出血3～5滴。

(5)方义:本证是由于外伤经脉,血溢脉外,弥散络脉之中,阻碍经脉气血的通行,而见局部肿痛。《素问·阴阳应象大论》曰:"血实者决之。"《素问·针解》又说:"菀陈则除之者,出恶血也。"即对于瘀血阻滞的实证,治当除恶血以祛瘀通络,故取瘀血集中的阿是穴,刺血拔罐,出瘀血散瘀结;曲泽是心包经穴,心主血脉,刺之出血可祛瘀通脉;井穴是指手三阳经和手三阴经的井穴,临床可根据瘀血的部位选择适当的井穴点刺出血,可祛除弥散于络脉中的瘀血。郄门是心包经的郄穴,功在止血、活血、止痛,有消除肿痛和疏通经络的作用。曲池、合谷属于阳明经,多气多血,可活血通经消肿止痛。四渎、外关属于三焦经,三焦主气,刺之可行气消肿止痛。

2.瘀血凝聚成块(中期)

(1)主症:瘀血形成肿块,并逐渐增大,局部皮温升高、发热、压痛,肌肉僵硬,关节疼痛不明显,关节功能活动障碍。舌红,脉数。

（2）治则：化瘀通络，消散肿块。

（3）处方：大椎、曲池、尺泽、曲泽、阿是穴、郄门、四渎、少海、内关、合谷。

（4）操作法：曲泽、尺泽用三棱针点刺出血，用手压迫穴位的上方，待经脉充分暴露并消毒后，用三棱针刺之，使血缓缓流出，直至血色由黯变红为止。阿是穴用扬刺法，即在阿是穴的中心刺1针，在周边斜刺4针，针尖到达阿是穴的中心。其他穴位均直刺泻法。

（5）方义：本证的病机是由于瘀血郁久化热，故取大椎、曲池通经清热，取曲泽、尺泽放血，既可祛除恶血，又可清热。合谷、四渎行气通经，散瘀通络。郄门、内关、少海分别属于心包经和心经，心主血脉，对三穴针刺泻法，有行瘀通脉的作用。另外，曲池、尺泽、曲泽、少海均属于五输穴中的合穴，是经络气血汇合之处，经气隆盛，有较强的疏通经络气血的作用，有利于瘀血的消散。

3.瘀血与筋骨凝结（后期）

（1）主症：关节强直，肌肉僵硬、萎缩。舌质淡红，脉弦细。

（2）治则：益气养血，濡养筋骨。

（3）处方：大杼、心俞、膈俞、曲池、手三里、尺泽、曲泽、少海、泽前、阿是穴、神门、大陵、太渊、足三里、阳陵泉。

（4）操作法：大杼、心俞、膈俞补法，用25 mm（1寸）长的毫针斜刺8～12 mm（0.3～0.5寸）。曲池、手三里、尺泽、尺前、曲泽、少海直刺平补平泻。神门、大陵、太渊、足三里、阳陵泉直刺补法。阿是穴用扬刺法。

（5）方义：本证的特点是瘀血日久耗伤气血，筋骨失养，取心的背俞穴心俞、心的原穴神门、心包的原穴大陵、血的会穴膈俞补血柔筋。取肺的原穴太渊、胃经的合穴足三里益气养筋。曲池、手三里、尺泽、曲泽、少海、尺前平补平泻疏通经气濡养筋骨和疏散郁结。阿是穴扬刺法祛瘀软坚散结。尺前位于尺泽前2寸，在尺泽与太渊的连线上，是在一位经络敏感人身上发现的，早期用于呼吸和心脑血管病变的治疗，有良好的疏通气血、活血通脉的作用，有利于软坚散结。

九、前臂缺血性肌痉挛

前臂缺血性肌挛缩主要是由于血液供给不足，引起前臂肌群缺血性变性、坏死，机化后形成瘢痕组织，逐渐形成特有的"爪形手"畸形。它是创伤后发生的严重并发症之一。

引起本病的主要病机是前臂骨筋膜室压力增高导致前臂供血不足。前臂骨筋膜室是由骨、骨间膜、肌腱膜和深筋膜形成的一个相对封闭的骨筋膜间区，室内有肌肉、前臂动静脉和前臂神经。造成前臂骨筋膜室压力增高的原因有很多，但大多数由外伤引起。主要是肘部骨折或关节脱位后，固定不当，包扎过紧，或肘部外伤后出血流入骨筋膜室内形成血肿，或肘部软组织损伤后大量液体渗出形成水肿等原因，造成骨筋膜室容量减少，压力增高，导致前臂肌肉、神经的血供障碍。因掌侧骨筋膜室内屈肌数量较多，肌肉血供要求高，又有尺、桡动静脉通过，因此骨筋膜室内压力增高明显，所以掌侧缺血性肌挛缩较常见，故缺血后发生病变的部位主要在前臂屈肌群，特别是指深屈肌和拇长屈肌。

本病属于中医中"伤筋""筋挛""筋强"的范畴，主要认为外伤经脉，瘀血阻滞，经络不通，不通则发为肿痛；日久气血不足，筋脉肌肉失于濡养，则筋脉挛缩，屈伸不利。由于本病的病变部位主要在前臂屈肌群，所以本病以手三阴经为主。

(一)诊断要点

(1)有外伤史或肘部、前臂受压史；早期可伴有全身症状。

(2)早期出现前臂持续性疼痛伴进行性加重，被动伸直时疼痛加剧。手指发凉、麻木、苍白、无力。手指呈屈曲状，桡动脉搏动明显减弱或消失。

(3)晚期伤肢可出现典型的 Volkmanns 畸形，即爪形手，即腕背伸时手指屈曲，腕下垂时手指伸直。桡动脉搏动消失。

(4)筋膜间室内压测定，压力明显增高。

(二)病因、病机

(1)肘部损伤或骨折后，使用绷带、石膏、夹板固定，包扎过紧，或肿胀的肘关节过度屈曲，造成骨筋膜室容量减少，压力升高，造成离经之血，淤积不散，阻滞脉络，气血不通，则为肿为痛，肤色青紫。

(2)因损伤日久，一则耗损气血，二则瘀血不除，妨碍气血的生成，气血亏损，筋肉失于荣养则拘挛。

(三)辨证治疗

1.瘀阻脉络

(1)主症：手部显著肿胀，疼痛剧烈，被动活动时疼痛加重，压痛明显，肢端麻木，发凉苍白，屈伸无力。脉微，舌紫。

(2)治则：活血化瘀，疏通经络。

(3)处方：大椎、曲池、尺泽、曲泽、内关、十二井穴、合谷、阿是穴。

(4)操作法：取患侧尺泽、曲泽、十二井穴用三棱针点刺放血，其余穴位取双侧，针刺泻法。在前臂肘部寻找肿胀的阿是穴，刺络拔罐。

（5）方义：本症是由于损伤脉络，血溢脉外，而成瘀血，闭阻经脉发为肿胀疼痛，取尺泽、曲泽及十二井穴出血，祛除瘀血通经止痛。阿是穴是瘀血停滞的枢纽，刺络拔罐，以加强除瘀血通经络的作用。另外，本病的病变部位主要在前臂的掌侧，所以针灸治疗要以阴经穴位为主。内关是心包经络穴通于三焦经，心主血脉，三焦主气，可调理气血行气通脉，有通经止痛的作用。合谷、曲池同属多气多血的阳明经，有较强的通经止痛、通经消肿的作用。

2.筋肉失养

（1）主症：筋脉拘挛，前臂及手部肌肉僵硬，腕关节屈曲，指间关节屈曲挛缩，麻木不仁，活动不利，功能障碍，手呈典型的"爪形手"畸形。脉搏难以触及，舌淡少苔。

（2）治则：补气补血，舒筋通络。

（3）处方：尺泽、曲泽、少海、曲池、手三里、八邪、阿是穴、内关、大陵、太渊、神门、足三里、阳陵泉。

（4）操作法：太渊、大陵、神门、足三里、阳陵泉取双侧，针刺补法。阿是穴针刺泻法。其余穴位均用浅刺补法。

（5）方义：清·沈金鳌《杂病源流犀烛》曰："跌扑闪挫，卒然身受，由外及内，气血俱伤病也。"故对久伤不愈者，治应益气补血。太渊是手太阴经的原穴，又是八会穴中的脉之会穴，正当桡动脉搏动处，神门是心经的原穴，大陵是心包经的原穴，心主血，肺主气，三穴同用可益气养血，益气通脉。曲泽是心包经合穴，少海是心经的合穴，合穴是本经气血会合的部位。心主血和"心主身之血脉"，是说心气能推动和调控气血的运行，使脉道通利，输送气血。合穴气血旺盛，能加强对脉道的疏通和气血的输送，经脉通畅气血得以运行，筋肉得到气血的濡养则挛缩可解，故是治疗本病的主穴。阿是穴处是瘀血停滞的部位，针刺泻之可铲除恶血，以利经脉的通畅。阳陵泉是筋之会穴，有舒筋解痉的作用。足三里补益脾胃以益气血生化之源。诸穴相配舒筋通脉、补益气血、濡养筋肉，可达疏解挛缩的作用。

十、桡侧腕伸肌腱周围炎

桡侧腕伸肌腱周围炎是指因腕关节频繁屈伸，致使肌腱劳损，导致桡侧腕伸肌腱周围组织充血、渗出，引起前臂肿胀疼痛的一种无菌性炎症。

前臂桡侧伸肌群主要有桡侧腕长伸肌、桡侧腕短伸肌、拇长展肌和拇短伸肌。在前臂背侧中、下 1/3 处拇长展肌和拇短伸肌从桡侧腕长伸肌、桡侧腕短伸肌之上斜行相交,该处没有腱鞘,仅有一层疏松的腱膜覆盖。由于腕伸肌活动频繁又无腱鞘保护,使肌腱间相互摩擦,易造成肌腱周围组织的损伤。

《素问·长刺节论》:"病在筋,筋挛节痛,名曰筋痹。"故桡侧腕伸肌腱周围炎应属于筋痹的范畴。又根据本病位和症状应属于手阳明经筋范围,《灵枢·经筋》手阳明之筋"结于腕,上循臂,结于肘外……"(其所属肌肉主要有固有伸示指肌、桡侧伸腕长肌、桡侧伸腕短肌、拇长展肌和拇短伸肌等)。又《灵枢·经筋》说:"其病当所过者支痛及转筋"。所以本病属于手阳明经筋病。

(一)诊断要点

(1)有劳伤史,腕部及前臂有频繁活动史。

(2)前臂背侧下 1/3 处肿胀、疼痛,屈伸腕关节及旋转前臂时疼痛加重。

(3)检查。①压痛:前臂下 1/3 的桡背侧有明显的压痛。②捻发音:腕关节或拇指活动时,在前臂下 1/3 处可听到捻发音,或检查者紧握患者前臂的远端,以掌心贴紧前臂的背侧,嘱患者屈伸腕关节或做握拳动作,可以触到捻发音。

(二)病因、病机

1.气血瘀滞

前臂及腕关节活动频繁、急剧的屈伸活动,损伤经脉,气血瘀滞,经脉气血运行受阻,发为肿胀疼痛。

2.外邪阻滞

包装工、木工以及某些运动员等长期做前臂和腕关节活动,耗伤气血,局部卫外不固,风寒湿邪乘虚入侵经脉,经气不通引起前臂疼痛、肿胀。

(三)辨证与治疗

1.气血瘀滞

(1)主症:前臂中下段背桡侧疼痛肿胀急性发作,灼热,压痛,前臂及腕关节活动时疼痛加重。舌红苔薄黄,脉弦数。

(2)治则:活血祛瘀,消肿止痛。

(3)处方:曲池、温溜、偏历、阿是穴、外关、列缺、合谷、商阳。

(4)操作法:曲池、外关、合谷直刺泻法。温溜、偏历沿经向手部斜刺 25 mm(1 寸)左右,捻转泻法。列缺沿经向上斜刺 12～20 mm(0.5～0.8 寸),捻转泻法。刺阿是穴先细心检查确定准确的位置,然后用关刺法,从肌腱的两侧刺在四条肌腱(桡侧腕长伸肌、桡侧腕短伸肌、拇长展肌及拇短伸肌)的交叉点,捻转泻法。刺商阳用三棱针点刺出血。

(5)方义:因本病属于手阳明经筋病,故针灸治疗以阳明经穴为主。本病的病机是劳伤筋脉,瘀血阻滞,故在阿是穴、商阳点刺出血,祛瘀血通经络,消肿止痛。瘀血滞而生热,故取曲池、偏历、外关、合谷用泻法,既可清热,又可行气活血通经止痛。本病属于筋病,故用关刺法,刺在筋结的部位,以解结止痛。但不可在筋结的部位出血,以免伤筋。温溜是手阳明经的郄穴,功善治疗血分病,又有良好的止痛效应,还位于桡侧腕伸肌腱和拇长展肌之间,属于局部取穴范畴。诸穴相配,可达活血祛瘀、疏通经络、止痛消肿的作用。

2.外邪阻滞

(1)主症:前臂中下段背部桡侧轻度肿胀、疼痛,反复发作,劳累后疼痛加重,休息后好转,得热后痛减。舌苔薄白,脉沉细。

(2)治则:温经祛邪,通经止痛。

(3)处方:曲池、温溜、偏历、阿是穴、合谷、外关、足三里。

(4)操作法:温溜、偏历用 25 mm(1 寸)长毫针,沿经斜刺,得气后行龙虎交战手法。阿是穴用关刺法,并艾条灸法。合谷、外关直刺泻法。曲池、足三里取双侧,直刺捻转补法。

(5)方义:曲池、足三里属于阳明经,气血隆盛,针刺补之,调补气血,养筋通脉,扶正祛邪。温溜、偏历位于病变部位,用龙虎交战手法,补泻兼施,通调经脉,行气活血,通经止痛而不伤正。阿是穴用关刺法乃治筋病的方法,阿是穴的部位又是风寒邪气凝聚之处,针后加灸以温经散寒祛邪,通经止痛。合谷是手阳明经的原穴,外关通于阳维脉,阳维脉主表,二穴相配可祛风散寒通经止痛。

第三节　肩关节周围炎

肩关节周围炎是肩部关节囊和周围软组织的一种退行性、炎症性疾病。中医称漏肩风,漏,即"露"的意思。漏肩当风,感受风寒之邪,引起肩部酸痛,运动功能障碍等症。常发生于单侧肩部,发病年龄以 50 岁左右为多,故又称"五十肩""冻结肩"等。

一、临床表现

初病时肩部酸楚疼痛,并可向颈部和整个上肢放射,日轻夜重,活动不利,有僵硬感,患肢畏风寒,手指麻胀。肩关节呈不同程度僵直,手臂上举,外旋后伸等活动均受限。起病缓慢,病程长,偶有疼痛急发。一般可分3期:初期为组织炎变期,又叫疼痛期。肩部冷痛,牵引颈臂,夜间尤甚,肩周肌紧张,压痛明显,活动受限。中期为组织粘连期,又叫功能障碍期。功能障碍明显,酸痛依然,肌肉板滞消瘦,甚至生活难以自理。后期为组织松解康复期。关节酸痛逐渐减轻,肌肉僵硬逐渐松解。倘若延误治疗,则关节僵硬、肌肉萎缩,夜间痛甚,短时难以康复。

中医辨证:一般早期以疼痛为主,后期以功能障碍为主。本病以肩前中府穴部疼痛为主,后伸疼痛加重者,证属手太阴经证;以肩外侧,肩髎、肩髃穴处疼痛为主,三角肌压痛,外展疼痛加重,证属少阳、阳明经证;以肩后侧疼痛为主,肩内收时疼痛加剧者,证属足太阳经证。中医属痹证范畴,风胜者多伤于筋,肩痛可牵涉项背手指;寒盛者多伤于骨,肩痛较剧,深按乃得,得热则舒;湿盛者多伤于肉,肩痛固定不移,局部肿胀拒按。

二、针灸治疗

(一)治疗原则

温经散寒,祛风除湿,通经活络,活血化瘀,强壮筋骨。

(二)治疗方法

以手三阳经穴为主,针刺并用。可用火针。

(三)针灸处方

肩髃、肩髎、肩贞、臂臑、曲池、合谷、条口。

(四)处方加减

风胜者加风池、外关;寒胜用温针灸或隔姜灸;湿盛加阴陵泉、足三里。证属太阴者加尺泽,阴陵泉;证属阳明、少阳者加阳陵泉;证属太阳经者加后溪,条口透承山。

(五)治疗操作

先用毫针刺,肩部穴以艾炷灸5～10壮,或艾条温和灸或回旋灸20分钟,每天1～2次。或以火针刺痛点、条口、膏肓,每周2次。或以三棱针点刺阿是穴出血。或在肩髃、肩髎、肩井穴处拔罐,留罐20分钟,每天1次。或取耳穴,肩、锁骨、肾上腺、压痛点,针刺或压豆法。或毫针刺条口透承山,阳陵泉透阴陵泉,针刺同时活动肩关节。或取肩髃、压痛点,通以脉冲电流,其强度以患者能耐受为度,每天1次,每次20分钟。或穴位注射当归注射液或维生素类,隔天1次。或皮肤针叩刺阿是穴处微出血,也可加拔罐,隔天1次。

(六)处方释义

肩关节周围炎,肩外部广泛性疼痛,活动受限,不能外展、外旋,病在三阳经,故取三阳经经穴,局部近端与循经远端相结合配穴法,以加强疏通患处气血。

三、按语

关节部位是气血聚汇之处,阴阳气血出入之要道,邪气易侵,外邪侵袭则阴阳失调,经络失畅,气血壅滞,则关节要道阻塞。属于中医"痹证"范畴,多由于年老体虚,气血不足,筋脉失养,卫外不固,或汗出当风,睡卧露肩,风寒湿邪侵袭肩部经络,致使筋脉收引、拘急,气血运行不畅而成,或因外伤,慢性劳损,经脉滞涩,未做彻底治疗等因素所致。针灸治疗肩周炎有较好的疗效,如能配合运动,疗效会更好。

第四节　类风湿关节炎

类风湿关节炎,是一种以关节滑膜炎为病理基础的慢性全身性自身免疫性疾病。属中医的"痹证""历节风""鹤膝风"等范畴。以关节晨僵,对称性关节肿痛、屈伸不利,甚至畸形等为主要临床特征。发病年龄大多在20~45岁,以青壮年为多,女性多于男性。寒冷、潮湿、疲劳、营养不良、创伤、精神因素等,常为诱发病因。本病持久反复发作,易导致关节骨质破坏,功能障碍,其预后与年龄(30岁以下发病者预后不良)、病变典型与否、持续发病时间等因素有关。

一、临床表现

起病缓慢,发病初期患者多先有疲倦乏力,体重减轻,胃纳不佳,低热,肌肉酸软无力,或手足麻木刺痛等前驱症状,随后发生关节疼痛,外观可无异常。渐渐关节肿大明显,周围皮肤温热,潮红,自动或被动运动都引起疼痛,由1~2个关节发展为对称性多个关节受累,常呈游走性。受累关节始为四肢远端小关节,再累及其他大关节,近侧指间关节最常受累,呈梭形肿大,其次为掌、指、跖、趾、腕、膝、踝、肘、肩和髋关节等,脊柱受累常限于颈椎。因关节内已有纤维组织增生,关节周围组织也变得强硬,随病情发展,病变关节最后僵硬而畸形。膝、肘、手指、腕部都固定在屈位,手指常在掌指关节处或外侧成半脱臼,形成特征性的尺侧偏向畸形,从而使日常活动困难。此时关节周围的皮肤光华发亮,并有萎缩,皮下结节常出现在关节的隆突部位,如上肢的鹰嘴突,以及腕和踝部等,也可见于滑囊和腱鞘部位。小结节直径可由数毫米至数厘米,质硬如橡皮,略有压痛可长期存在。关节腔滑膜炎症、渗液、细胞增殖、肉芽肿形成,软骨及骨组织破坏,最后关节强直及功能障碍。临床上分为以下两种。

(一)周围型

常从四肢远端小关节开始,向心发展。晚期发生肌肉萎缩,关节强硬,畸形,固定性半屈位,手指呈梭形。

(二)中枢型

病变先从骶髂关节发病,渐渐发展至整个脊柱,晚期脊柱完全强直,出现侧弯或徐缓后凸的驼背,若胸椎强直时,患者常感到呼吸不畅。

关节症状:晨僵,关节的第一个症状,常在关节疼痛前出现。关节僵硬,开始活动时疼痛不适,关节活动增多则晨僵减轻或消失。关节晨僵早晨明显,午后减轻。关节肿痛:多呈对称性,常侵及掌指关节、腕关节、肩关节、趾间关节、踝关节及膝关节。关节红、肿、热、痛、活动障碍。

关节外表现:是类风湿关节炎全身表现的一部分或是其并发症。如类风湿结节,类风湿血管炎,类风湿心脏病、肺病,角膜炎,干燥综合征。

中医辨证。《素问》说:"病在骨,故重不可举,骨髓酸痛,寒气至,名曰骨痹。"主要原因是素体虚弱,腠理不固,感受风寒湿邪,客于骨节之间,痹阻经脉,气血不通而致,久则风寒湿之邪深入筋骨,瘀阻络脉,湿聚成痰,痰瘀痹阻筋骨关节;或损耗肝肾精血,筋骨失于充养,拘挛不舒,渐成畸形,活动困难。故本病乃本虚标实之证。《景岳全书》说:"阴寒之气客于肌肉筋骨之间,则凝结不散,阳气不行,故痛不可当。""寒则血凝涩,凝则脉不通,不通则痛矣。"

二、针灸治疗

(一)治疗原则

清热利湿,祛风散寒,舒筋活血通络。

(二)治疗方法

循经取穴与局部取穴相结合,取任脉,督脉,肝、肾、脾经穴,温针灸,温和灸,烟熏法。

(三)针灸处方

关元、气海、合谷、太冲、大椎、阴陵泉、阳陵泉、阿是穴。

(四)治疗操作

重用灸法,艾条温和灸或雀啄灸每次 4～6 个穴,每穴灸 10～20 分钟,每天 1 次。或艾炷隔姜灸,每穴灸 3～5 壮,以局部穴为主,或艾炷瘢痕灸 3～5 壮。或温针灸 1～3 壮,每天 1 次。少针刺,多在针刺后 5 天内疼痛加重,而后缓解。可用蜂疗,有两种方法。一种是离体蜂针疗法,穴位消毒后取工蜂一只取下蜂尾的蜇刺器官,对准穴位,自动刺入,几分钟后拔下蜂针即可。另一种是取工蜂一只,用镊子夹住蜂体,将蜂尾对准穴位,或结节,借助蜂体的蠕动进行"针刺""温灸""穴位注射",观察蠕动停止后,慢慢取下工蜂即可,每次 2～4 穴,每周治疗 1 次。蜂疗后,局部出现轻度红肿疼痛现象,因为注入了蜂毒,有毒素的刺激。注意对蜂毒过敏者禁用,在治疗前要求做蜂毒脱敏实验。或热熨法。

(五)处方释义

关元是任脉穴,是肾中原气发动之处,为阴中之阳穴,灸之可助阳通脉散寒,温通气血,配灸气海可增加气血运行的原动力。合谷、太冲为四关穴,位于四肢腕踝掌指关节最重要之处,针之可开四关,舒筋活络滑利关节;大椎为阳脉之会,通调督脉;阴陵泉脾之合穴,健脾利湿,消肿止痛;阳陵泉胆经合穴,又是筋之会,有强壮筋骨作用;阿是穴可疏通局部经脉气血,解痉止痛。主穴和配穴可参照风湿性关节炎章节,根据病情灵活选用。

三、按语

临床上体会到针灸治疗早期痹证一般可获满意效果,后期则较差。注意捕捉每个患者的疾病变化规律,抓住病机要点施治,补虚泻实,调和气血,疏通经脉,决凝开滞方可奏效;以火针、温针灸治疗病变部位的局部,有感应传导者效果较好。温和灸法对慢性病程患者较为适合,无痛苦,无不良反应,患者及家属可自行操作。早期可单纯应用针灸,晚期宜针灸药综合治疗。慢性病期可辅导患者进行适当锻炼,教会他们自灸自疗,鼓励他们树立信心,提高他们的生活质量,不仅可以提高疗效,且可改善不良心理状态,有利于整体康复。对卧床患者肢体关节肿胀,活动不利者,注意翻身,擦洗,保持肢体皮肤干燥,并用 20% 红花油按摩关节处,作主动及被动肢体活动锻炼,避免关节强直僵硬。

第五章
妇、儿科常见病针灸治疗

第一节 经　闭

一、概述

女子年逾 18 岁，月经尚未来潮，或月经周期建立后停经 3 个月以上（已排除早孕）均称为经闭。前者为原发性经闭，后者为继发性经闭。生理性停经，多见青春期前、妊娠、哺乳及绝经后期，以及少见的居经、避年及暗经等，均不属经闭范畴。有关闭经的论述最早见于《黄帝内经》，称其为"女子不月""月事不来"等，并记载了第一首妇科处方"四乌贼骨一蔍茹丸"以治"血枯"经闭。《金匮要略》称"经水断绝"，《诸病源候论》称为"月水不通"。闭经的发生，《黄帝内经》认为与脾胃功能和情志有关，如《素问·阴阳别论》说："二阳之病发心脾，有不得隐曲，女子不月。"历代医著对闭经的论述颇多，《金匮要略·妇人杂病脉证并治》认为"因虚、积冷、结气"是闭经的重要因素；《备急千金要方》有"血脉瘀滞"之说；《诸病源候论》则较全面地提出闭经的病因病机有"由劳损血气，风冷邪气客于胞内……血气不成"，或"醉以入房，劳伤过度，血气枯竭"，或"先经唾血及吐血下血……使血枯月事不来也"。到宋金时代对闭经的认识日臻完善，把闭经之病因分为寒、热、虚、实四大类。

这里主要讨论功能失调所致的经闭，经药物调理，能收到治疗效果者。凡属先天性无子宫、无阴道等器质性病变所致的经闭，均不在此论述。

二、诊察

（一）一般诊察

首先经闭是病名，一定要和闭经区别开。中医通过望闻问切对疾病做出初步诊断,经闭患者排除妊娠、哺乳期等生理性闭经外,已经超过十八周岁,仍不见月经来潮,或曾来过月经,但又连续闭止三个月以上为经闭,经闭患者一般诊查表现为面色无华,形体消瘦。

(二)经穴诊察

耳穴诊断、视诊,子宫、卵巢、缘中穴凹陷色白,电测呈阳性反应。

三、辨证

闭经的发生,《黄帝内经》认为与脾胃功能和情志有关,如《素问·阴阳别论》说:"二阳之病发心脾,有不得隐曲,女子不月。"历代医著对闭经的论述颇多,《金匮要略·妇人杂病脉证并治》认为"因虚、积冷、结气"是闭经的重要因素;《备急千金要方》有"血脉瘀滞"之说;《诸病源候论》则较全面地提出闭经的病因病机有"由劳损血气,风冷邪气客于胞内……血气不成",或"醉以入房,劳伤过度,血气枯竭",或"先经唾血及吐血下血……使血枯月事不来也"。到宋金时代对闭经的认识日臻完善,把闭经之病因分有寒、热、虚、实四大类。

(一)常用辨证

肾气亏损:月经超龄未至,或初期较迟,量少,色红或褐,渐至经闭。一般无白带,腹无胀痛。腰背酸痛,四肢不温,头晕耳鸣,面色黯淡或有褐斑。舌质正常或稍淡,脉沉细无力。

气血虚弱:月经大多后期而至白,头晕心悸;或纳少便溏,面浮肢肿无力。但亦有少数患者,除经闭主症外,量少而渐至停闭,小腹无胀痛;或面色萎黄淡白,神疲乏力。舌质正常或淡,脉象细弱,或细数无力,并不伴有其他兼症。

气滞血瘀:月经闭止,胸胁胀满,少腹胀痛拒按,精神抑郁,舌质紫黯,边有瘀点,苔薄,脉沉涩或沉弦。

痰湿阻滞:月经延后,量少,色淡质黏,渐至月经停闭,形体肥胖,神疲嗜睡,头晕目眩,胸闷泛恶,纳少痰多,白带量多,苔白腻,脉濡或滑。

(二)经络辨证

从经络辨证的角度看,经闭与肾、肝、脾、胃、任脉、冲脉等经脉有一定的联系。《傅青主女科》:"经水出诸肾……经水早断,似乎肾水衰涸……肾水本虚,何能盈满而化经水外泄。"《兰室秘藏》:"妇人脾胃久虚,或行赢气血俱衰而致经水断绝不行。"

四、治疗

(一)刺法灸法

主穴:关元、肾俞、三阴交、合谷、归来。

配穴:气血虚弱加脾俞、足三里、膈俞;肾气亏损加太溪、气海、肾俞;气滞血瘀加中极、太冲、血海、地机;痰湿阻滞加脾俞、阴陵泉、丰隆。

操作:关元用毫针补法,可用灸;肾俞用 1.5 寸毫针向脊柱方向斜刺行捻转补泻的方法,用补法;三阴交用毫针补法,合谷用毫针泻法,归来用 1.5 寸毫针直刺或斜刺向子宫方向,补法。气血虚弱和肾气亏损诸穴用补法;气滞血瘀诸穴针用泻法;痰湿阻滞诸穴均用补法或平补平泻,可加灸。

方义:方中关元属任脉,通于胞宫,与足三阴经交会,可调补冲任、行气活血;三阴交为足三阴经的交会穴,能调理肝、脾、肾三脏;肾为先天之本、元气之根,取肾俞,可补肾气、益精血而调经;归来位于下腹部,可活血通经,使月水归来;合谷配三阴交能通经活血,促使经血来潮。配脾俞、足三里、膈俞以健脾养胃,化生气血;太溪、气海、肾俞以补肾气,调冲任;中极、太冲、血海、地机以疏肝理气、行气活血;脾俞、阴陵泉、丰隆以祛湿化痰、活血通经。

(二)针方精选

1.现代针方

处方 1:三阴交、足三里、关元、中极、血海、太冲、命门、肾俞、脾俞、膈俞、神门、子宫。每次取 3~4 穴针刺,并要依病机不同而采用补泻手法,或配用艾灸。

处方 2:①血枯经闭,治法取任脉经穴及背俞穴为主。毫针刺用补法,并灸。处方为脾俞、肾俞、气海、足三里。②血滞经闭,治法取任脉和足太阴经穴为主。毫针刺用泻法,一般不灸。处方为中极、合谷、血海、三阴交、行间。

处方 3:①血枯经闭治则,调理肝脾,补益肝肾。穴位:脾俞、肾俞、气海、足三里。针法:平补平泻针法或补法。②血滞经闭治则,疏肝解郁,通调血脉。穴位:中极、血海、太冲。针法:平补平泻针法。

处方 4:①经闭之实闭,三阴交、曲泉、行间、地机、气冲、合谷。②经闭之虚闭,脾俞、膈俞、肝俞、关元、血海。

处方 5:经闭选间使、气海、天枢、三阴交、曲泉、血海。

2.经典针方

(1)《针灸甲乙经》:女子血不通,会阴主之……月水不通,阴交主之。

(2)《针灸甲乙经》第十二:妇人余病第十女子血不通,会阴主之。女子不下月水,照海主之。月水不通,奔豚泄气,上下引腰脊陷,气穴主之。

(3)《针灸资生经》卷七:关元,治月脉断绝。阴交疗不月水。太冲疗月水不通。

(4)《杨敬斋针灸全书》:妇人闭经:阴交、中极、肾俞、三阴交、太冲;经水断绝不行:关元、中极、合谷、阴交、隐白、水泉。

(5)《针灸大成》卷九:月水断绝,中极、肾俞、合谷、三阴交。

(三)其他疗法

1.耳穴

子宫、内分泌、卵巢、皮质下、神门、交感、肝、脾、肾、脑。每次取2～3穴针刺,或用埋针法治疗。

2.穴位注射

取肝俞、脾俞、肾俞、关元、归来、足三里、三阴交。每次选用2～3穴,选当归、红花、黄芪注射液,每穴注入1～2 mL。

3.皮肤针

叩刺腰骶部相应背俞穴和夹脊穴,下腹部相关经穴。

第二节 崩 漏

一、概述

崩漏是以经血非时暴下或淋漓不尽为主要表现的一种月经周期、经期、经量严重失常的月经病证。其中经血暴下者称"崩",也称"崩中",经血淋漓不尽者称为"漏",也称"漏下"。崩与漏出血情况虽然不同,但两者常相互转化,且其病机基本一致,故概称"崩漏",诚如《济生方》所云:"崩漏之疾,本乎一症,轻者谓之漏下,甚者谓之崩中。"

西医学中的功能失调性子宫出血病(简称功血),归属本病范畴进行论治,同时生殖器炎症和某些生殖器肿瘤,可参照本节辨证论治。

二、诊察

(一)一般诊察

中医通过望闻问切可对本病做出初步诊察,崩漏患者一般会出现非行经期间阴道出血,面色苍白、唇色淡白、头晕目眩、精神倦怠、气短无力、心悸怔忡、失眠多梦、脉象细弱等表现,辅助检查:常规妇科。产科检查应作为必备诊断。血常规、血液生化检查,必要时可做脊髓液、细胞培养等检查。腹部 X 线摄片、B 超、CT 扫描等,能帮助确定病位和明确诊断。

(二)经穴诊察

耳穴诊断,视诊:三角窝呈片状色白肿胀。触诊:用探笔从盆腔划向子宫穴时,可见线形压痕,色白,深压痕反应恢复慢,压痕周围水肿,并且可见水纹波动感遍及整个三角窝。

三、辨证

有关崩漏的记载,最早见于《素问》,其"阴阳别论"说:"阴虚阳搏谓之崩",明确指出崩漏是以阴虚阳亢为发病机制。隋·巢元方等《诸病源候论》指出崩中、漏下属非时经血,明确了崩漏的概念,并概括其病机为"是伤损冲任之脉……冲任气虚,不能制约经血"。同时指出:"崩而内有瘀血,故时崩时止,淋漓不断,名曰崩中漏下。"说明崩、漏可互相转化。李东垣在《兰室秘藏》认为"肾水阴虚,不能镇守胞络相火,故血走而崩也"。至明代,医家对崩漏有了更充分的认识,如《景岳全书·妇人规》对崩漏的论述尤为精辟,指出:"崩淋之病,有暴崩者,有久崩者。暴崩者其来骤,其治亦易。久崩者其患深,其治亦难。且凡血因崩去,势必渐少,少而不止,病则为淋。此等证候,未有不由忧思郁怒,先损脾胃,次及冲任而然者。"《张氏医通》又认为:"血崩之病……或因肝经有火,血热妄行,或因怒动肝火,血热沸腾。"提出血热致崩的观点。《妇科玉尺》则较全面地概括崩漏的病因"究其源则有六大端,一由火热、二由虚寒、三由劳伤、四由气陷、五由血瘀、六由虚弱"。

(一)常用辨证

血热内扰:经来无期,量多如崩,或淋漓不净,色深红或紫红,质黏稠,面赤头晕,烦躁易怒,口干喜饮,便秘尿赤,舌质红,苔黄,脉弦数或滑数。

气不摄血:经血非时暴下不止,或淋漓不净,量多色淡质稀,神疲懒言,面色萎黄,动则气促,头晕心悸,纳呆便溏,舌质淡胖边有齿痕,苔薄润,脉细无力。

瘀滞胞宫:经乱无期,淋漓漏下,或骤然暴中,色黯有块,小腹疼痛,块下痛减,舌质紫黯或边有瘀斑,脉涩。

肾阴亏虚:经乱无期,经血时多时少,淋漓不净,或停闭数月又暴下不止,色鲜红,头晕耳鸣,五心烦热,夜寐不安,舌质红或有裂纹,苔少或无苔,脉细数。

肾阳不足:经乱无期,出血量多,或淋漓不净,色淡质稀,精神不振,面色晦黯,肢冷畏寒,腰膝酸软,小便清长,舌质淡,苔薄润,脉沉细。

(二)经络辨证

从经络辨证的角度看,崩漏与肾、肝、脾、冲脉、任脉等经脉有一定的联系。《诸病源候论》首列"漏下候""崩中候",指出"伤损冲任之脉……冲任气虚,不能制约经血"。《兰室秘藏》中指出:"肾水阴虚,不能镇守胞络相火,故血走而崩也。"

四、治疗

(一)刺法灸法

主穴:关元、三阴交、血海、膈俞、隐白。

配穴:血热内扰加大敦、行间、太冲;气不摄血加脾俞、气海、足三里;瘀滞胞宫加地机、太冲、合谷;肾阳不足加百会、气海、命门、肾俞;肾阴亏虚加肾俞、太溪、阴谷。

操作:关元用毫针补法;三阴交、血海用 1.5 寸毫针平补平泻;膈俞用 1.5 寸毫针斜刺向脊柱方向,平补平泻;隐白用艾灸皮肤微红为度。血热内扰针用泻法;气不摄血和肾阳不足、肾阴亏虚针用补法,加灸法;瘀滞胞宫,针用泻法。

方义:方中关元为任脉经穴,又是足三阴经之会,可调冲任、理经血;三阴交为足三阴经交会穴,可调补三阴而益气固冲;膈俞为八会穴中的血会,血海为治血之要穴,共奏调经养血止血之功;艾灸隐白可止血治崩,为治疗崩漏的效穴。配大敦、行间、太冲以清泄血热,固冲止血;脾俞、气海、足三里以健脾益气,固冲止血;百会、气海、命门、肾俞以温肾壮阳,收摄经血;肾俞、太溪、阴谷以滋肾益阴,宁冲止血;地机、太冲、合谷以理气化瘀止血。

(二)针方精选

1.现代针方

处方 1:三阴交、足三里、关元、中极、血海、太冲、命门、肾俞、脾俞、膈俞、神门、子宫。每次取 3~4 穴针刺,并要依病机不同而采用补泻手法,或配用艾灸。

处方 2:①实证方,气海、三阴交、隐白。血热者加血海、水泉;湿热者加中极、阴陵泉;气郁者加太冲、支沟、大敦;血瘀者加地机、气冲、冲门。②虚证方,关元、三阴交、肾俞、交信。气虚加气海、脾俞、足三里、膏肓俞;阳虚加气海、命门、复溜;阴虚加然谷、阴谷。

处方 3:①针刺处方,肾俞、关元、归来、三阴交。②配穴,肝肾不足加肝俞、大赫;气血不足加气海、足三里、脾俞、胃俞;气滞血瘀加合谷、太冲、地机;寒湿凝滞加中脘、丰隆、腰阳关。

处方4:①针灸主穴,关元、三阴交、隐白。②配穴,血热或湿热加大敦、血海、水泉;气滞血瘀加太冲、合谷、气冲、地机;脾肾气虚加百会、气海、足三里、脾俞;肾阴虚加太溪、复溜。操作:隐白可用点刺法或艾灸法,或用艾条施灸5~7壮。大敦用点刺法,也可用灯芯草蘸油点之。百会可用针刺法,也可用艾条悬灸15~20分钟。

处方5:出血期治疗。①血热:处方大敦、隐白、血海、中极;②瘀血:处方太冲、三阴交、关元、气冲;③气虚:处方隐白、足三里、气海、百会。

出血后治疗。①肾阴虚:处方太溪、三阴交、阴交、肾俞;②肾阳虚:处方关元、气海、神阙、命门、肾俞;③气血两虚:处方气海、关元、三阴交、足三里、脾俞、胃俞、神门。

2.经典针方

(1)《针灸甲乙经》:妇人漏下,若血闭不通、逆胀,血海主之……女子漏血,太冲主之。妇人漏血、腹胀满不得息,阴谷主之。

(2)《诸病源候论·妇人杂病诸候》:漏下之病,由劳伤血气,冲任之脉虚损之故也。冲脉任脉为经脉之海,起于胞内。手太阳小肠之经也,手少阴心之经也,此二经之血,主上为乳汁,下为月水。冲任之脉虚损,不能制约其经血,故血非时而下,淋漓成漏也。

(3)《千金翼方》卷二十六:石门:崩中断绪。产难,月水不禁,横生胎动,皆针三阴交。崩中,下痢。

(4)《备急千金要方》卷四:治月经不断方:灸内踝下白肉际青脉上,随年壮。卷三十:交信主泄痢赤白,漏血。合阳、中郄主磈疝,崩中,腹上下痛。水泉、照海主不字,阴暴出。淋漏,月水不来而多闷。

(5)《针灸大成》:妇人漏下不止,太冲、三阴交;血崩,气海、大敦、阴谷、太冲、三阴交、中极。

(三)其他疗法

1.耳穴

子宫、内分泌、卵巢、皮质下、神门、交感、肝、脾、肾、脑。每次取2~3穴针刺,或用埋针法治疗。

2.耳穴

内生殖器、皮质下、内分泌、肾、肝、脾、神门。每次选用毫针刺用中等手法,留针20分钟,间歇行针;也可用埋丸或埋针法,左右两耳交替轮换。

3.灸法

经漏：肾俞、关元、气海、百会、命门等各灸 7 壮。助治当归 1 份、熟地半份，浸酒，每天 1～2 次服之；或当归、益母草煎服。血崩：三阴交、隐白、大敦各灸十数壮。百会灸 5 壮，关元、中极各灸 30～50 壮。

4.皮肤针

取腰骶部督脉、足太阳经，下腹部任脉、足少阴经、足阳明经、足太阴经，下肢部足三阴经。由上向下反复叩刺 3 遍至局部微出血。

5.三棱针

取腰骶部督脉或足太阳经上反应点。每次选用 2～4 个点，挑断皮下白色纤维数根。每月 1 次，连续挑刺 3 次。

第三节 惊 风

一、概述

小儿惊风，又有急、慢之分。急惊，又称"急惊风"，或名"惊厥"，俗名"抽风"。是小儿常见的一种抽搐症状，且常伴有神志不清。慢惊，又称"慢惊风"，是以抽搐无力、抽动缓慢或小抽动为特征。

"惊风"始见于隋·巢元方等《诸病源候论》，此后，《小儿药证直诀》分急惊、慢惊二症，急惊多属阳热实证，慢惊多属虚证或虚实兼见，并有急惊转为慢惊之说。

急惊症状有抽、搦、掣、颤、反、引、窜、视，称之为"惊风八候"。抽，即肘臂伸缩；搦，即十指开合；掣，即肩头相扑；颤，即手足动摇；反，即身向后仰；引，即手若开弓；窜，即两目上翻；视，即直视目不转睛。这是前人对惊风症状的概括。

慢惊多发于大吐大泻或热病之后，因津液受伤，脾胃虚损，土虚木旺，肝失所养，虚风内动而致。若久吐久泻，脾胃大伤，中土虚弱，进而导致脾肾阳衰，成为危重之慢脾风证。本症病变主要在脾、肾、肝三脏。

二、诊察

(一)一般诊察

1.急惊风

(1)多见于 3 岁以下婴幼儿，5 岁以上则逐渐减少。

(2)以四肢抽搐,颈项强直,角弓反张,神志昏迷为主要临床表现。

(3)有接触疫疠之邪,或暴受惊恐史。

(4)有明显的原发疾病,如感冒、肺炎咳嗽、疫毒痢、流行性腮腺炎、流行性乙型脑炎等。中枢神经系统感染者,神经系统检查病理反射阳性。

(5)必要时可做大便常规、大便细菌培养、血培养、脑脊液等检查协助诊断。

2.慢惊风

(1)具有反复呕吐、长期泄泻、急惊风、解颅、佝偻病、初生不啼等病史。

(2)多起病缓慢,病程较长。症见面色苍白,嗜睡无神,抽搐无力,时作时止,或两手颤动,筋惕肉𫟉,脉细无力。

(3)根据患儿的临床表现,结合血液生化、脑电图、脑脊液、头颅 CT 等检查,以明确诊断原发病。

(二)经穴诊察

耳诊见肝、肾、心、皮质下、内分泌、神门等穴有丘疹,或皮屑。电测呈弱阳性反应。小儿示指风关紫红或者淡红而浮于表。

三、辨证要点

急惊风的病因主要包括外感时邪、饮食内伤、暴受惊恐等。小儿脏腑娇嫩,元气未充,神气怯弱,加之寒暖不能自调,饮食不知自节,一旦调护失宜,则外易为邪气所侵,内易为情志、饮食所伤。若感受外邪,入里化热,或饮食不洁,毒盛体内,邪从火化,均可内陷心肝,发生本病。暴受惊恐者,可因气机逆乱而发为惊风。

慢惊风多发于大吐大泻或热病之后,因津液受伤,脾胃虚损,土虚木旺,肝失所养,虚风内动而致。若久吐久泻,脾胃大伤,中土虚弱,进而导致脾肾阳衰,成为危重之慢脾风证。本症病变主要在脾、肾、肝三脏。

(一)常用辨证

1.急惊风

(1)外感:惊厥抽搐,身热无汗,头痛咳嗽,流涕咽红,烦躁不安,舌苔薄白,脉浮数。

(2)暑热:昏迷抽搐,壮热头痛,口渴自汗,呕吐项强,舌红绛,苔薄黄腻,脉弦数。

(3)痰热:突然惊厥,身热面赤,烦躁口渴,气粗痰鸣,牙关紧急,二便秘涩,舌质红,苔黄而厚,脉弦滑数。

(4)食滞:面青惊厥,纳呆呕吐,腹胀作痛,便闭或便下酸臭,面黄神呆,或喉间痰鸣,舌苔垢厚而黄,脉滑大而数。

(5)惊恐:多不发热或发低热,面青手足不温,时时惊惕,睡眠不安,或昏睡不醒,醒时惊啼,手足抽搐,舌苔薄白,指纹青。

2.慢惊风

(1)肝肾阴虚:抽搦无力,时抽时止,或手足颤动,身有低热,形体消瘦,面色潮红,或虚烦不眠,手足心热,舌红少苔,唇干舌燥,脉弦细数。

(2)脾胃阳虚:时作抽搐,或目睛上视,嗜睡露睛,或昏睡不醒,面色萎黄,四肢不温,大便溏薄,舌淡苔白,脉象沉弱。

(3)脾肾阳虚:摇动瘛疭,手足蠕动,精神萎弱,昏睡不醒,面色晦黄,囟陷冷汗,四肢厥冷,大便清稀,呼吸微弱,舌淡苔白,脉沉微弱。

(二)经络辨证

从经络辨证的角度看,惊风与肾、脾、心、肝等经脉有一定的联系。

四、治疗

(一)刺法灸法

1.急惊风

主穴:太冲、合谷、劳宫、十宣。

配穴:外感加外关、曲池;暑热加水沟、印堂;痰热加阳陵泉、丰隆;食滞加中脘、足三里;惊恐加百会、神门。

方义:太冲抑木息风,配合谷为四关穴,开四关可以疏通气血;取劳宫清泻心包之火;十宣点刺出血,能通泄诸经邪热,诸穴配合,以达清热、泻火、息风之目的。大椎为手足三阳与督脉之会,属纯阳而主表,配外关能疏散表邪,同时配合谷、曲池疏散阳明之热,以发挥其清散作用;刺水沟、印堂苏神志清脑开窍,泄阳经郁火以解暑热;筋会阳陵泉,配祛痰要穴丰隆,能达到祛痰解热的目的;中脘、足三里健脾消食,补虚止痉;百会、神门镇静安神,祛风止痉。

操作:合谷、太冲采用毫针刺法,针用泻法;劳宫用毫针刺法,针用泻法;十宣用 1 寸毫针浅刺,针用泻法。以上诸穴,每天针 1 次,每次留针 30 分钟,10 次为 1 个疗程。

灸法:急惊风以泻热为主,因此不适用灸法。

2.慢惊风

主穴:气海、中脘、足三里、太冲。

配穴:肝肾阴虚加肝俞、肾俞、太溪;脾胃阳虚加脾俞、胃俞、命门;脾肾阳虚加命门、关元。

方义:灸气海补元气,取胃募中脘,下合穴足三里以补脾胃益气,培补后天之本,太冲能平肝息风。诸穴合用有温补脾肾,平肝息风之作用。肝俞、肾俞、太溪相配滋阴柔肝,益肾补虚;脾俞、胃俞、命门健脾强胃,助阳祛风;命门、关元相配先天与后天同补,健脾补肾,助阳止痉。

操作:以上诸穴均用毫针刺法,针用补法,每天1次,每次留针30分钟。

灸法:气海、肾俞采用针上加灸法,灸20分钟。

(二)针方精选

1.现代针方

处方1:急惊风治法为清热豁痰,镇惊息风,开窍醒神。以督脉、手阳明、足厥阴经穴位为主。毫针刺用泻法,或点刺出血。处方配穴为水沟、印堂、太冲、十宣、合谷。壮热配大椎、耳尖;痰多配加丰隆;口噤配颊车。方义提要为督脉"入属于脑",水沟属督脉,可开窍醒神;印堂为镇惊安神要穴;太冲为肝经原穴,有清肝息风之功,配大肠经原穴合谷为四关穴,擅治小儿惊风;十宣放血泻热,诸穴合功,可达热退神复,惊平痛止之效。大椎为诸阳之会,耳尖为泻热效穴,故壮热可刺之出血以泻热;痰多配丰隆运中州以化痰;口噤不开配颊车以缓急开噤。

处方2:小儿急惊风瘛疭,两目上窜,手足摇战,舌舞,浑身烧热,纹色紫赤,透达气关,病势危急,即针百会、人中、承浆、手三里、少商、中脘、气海,立刻奏效。急患惊风,手足瘛疭,牙关磨磋,濒于昏聩,口噤不省人事,刺哑门、百会,随手作声而苏,复刺十指井穴皆出血,灸百会五壮,中冲各五壮。

处方3:十宣刺血,水沟针,合谷针,中脘针,涌泉针,大椎针。备用穴:百会、风府、印堂、承山、曲池、委中、太冲。

2.经典针方

(1)《丹溪治法心要》卷八:治急慢惊风垂死者,亦可教灸法,男左女右,于大指上,半肉半甲如箸头大艾灸三壮。

(2)《医学入门》卷一·附杂病穴法:小儿惊风少商穴,人中涌泉泻莫深。小儿急慢惊风皆效。

(3)《杨敬斋针灸全书》下卷:小儿惊风,百会、印堂、人中、颊车、鸠尾、中管、神阙、尾闾。

(4)《类经图翼》十一卷·诸证灸法要穴:小儿急慢惊风,百会五七壮、囟会、上星、率谷三壮、水沟、尺泽(慢惊)、间使、合谷、太冲五壮。

(5)《针灸易学》上卷·小儿科:惊风,腕骨。

(三)其他疗法

1.刺血疗法

第一复合经穴:少商、大椎。第二复合经穴:曲池、中冲、百会。发作时先刺少商压出血,再点刺水沟,然后用中度刺激术刺大椎,留针 3 分钟,不用灸治。

2.耳针

取耳穴轮 6 用 2% 的碘酊消毒,然后用 75% 酒精脱碘,再用 0.5 寸不锈钢毫针刺入耳穴轮 6 并以左手捏住耳和针尖,右手强捻转针柄数次后出针,挤出血2～3 滴。病程重者加捏屏尖和脑干穴区。每次针刺一只耳(重症者双耳),每天1～2 次。

第四节 夜 啼

一、概述

小儿啼哭,简称儿啼,是指新生儿或婴儿因多种原因引起的啼哭过频而言,多见于半岁以下的乳婴儿。若小儿入夜啼哭不安,或每夜定时啼哭,甚则通宵达旦,但白天如常者,称为"夜啼"。两者病因病机相类,故一并讨论。

本症包括《诸病源候论》的"躯啼""夜啼",《颅囟经》的"夜啼",《小儿药证直诀》的"胃啼",《幼幼集成》的"拗哭"等。

由于啼哭是新生儿的一种本能反应,新生儿或婴儿常以啼哭表达要求或痛苦,故应排除因喂养不当、护理不善而引起的啼哭。此类啼哭主要表现为哺乳饮水或更换潮湿尿布、衣着后,抱起亲吻或恢复原有习惯后,啼哭即停,哭时声调一致,并经详细诊查,而无异常者,不属本病讨论范围。

二、诊察

(一)一般诊察

婴儿难以查明原因的入夜啼哭不安,时哭时止,或每夜定时啼哭,甚至通宵达旦,而白天如常。临证必须详细询问病史,仔细检查身体,必要时辅以有关实验室检查,排除外感发热、口疮、肠套叠、寒疝等疾病引起的啼哭。

（二）经穴诊察

耳穴电测神门、脾、胃、内分泌、肾上腺等穴呈阳性反应。小儿示指风关、气关推按之后见指纹紫红或淡红而浮于表。

三、辨证要点

本病主要因脾寒、心热、惊恐所致。脾寒腹痛是导致夜啼的常见原因。常由孕母素体虚寒、恣食生冷，胎禀不足，脾寒内生。或因护理不当，腹部中寒，或用冷乳哺食，中阳不振，以致寒邪内侵，凝滞气机，不通则痛，因痛而啼。若孕母脾气急躁，或平素恣食香燥炙烤之物，或过服温热药物，蕴蓄之热遗于胎儿。出生后将养过温，受火热之气熏灼，心火上炎，积热上扰，则心神不安而啼哭不止。彻夜啼哭之后，阳气耗损，无力抗争，故白天入寐；正气未复，入夜又啼。周而复始，循环不已。小儿神气怯弱，若见异常之物，或闻特异声响，而致惊恐。惊则伤神，恐则伤志，致使心神不宁，神志不安，因惊而啼。总之，寒则痛而啼，热则烦而啼，惊则神不安而啼，是以寒、热、惊为本病之主要病因病机。

（一）常用辨证

脾经虚寒：夜间啼哭不歇，或屈腰而啼，啼而无泪，哭声时高时低，声长不扬，喜俯卧，面青手腹俱冷，食少便溏，唇舌淡白，脉象沉细，指纹淡红沉滞。

心经积热：夜间啼哭，哭声有力，喜仰卧，见灯光则啼哭愈甚，烦躁，小便短赤，大便秘结，面赤唇红，舌尖红，苔薄，脉数有力，指纹色紫。

心虚禀弱：夜间啼哭，哭声无力，低沉而细，伴虚烦惊惕不安，消瘦，低热，唇舌淡红或见樱红，舌尖红少苔或无苔，脉虚数，指纹淡红。

受惊恐惧：夜间啼哭，多泪，睡中惊惕易醒，振动不宁，忽而啼叫，口出白沫，唇与面色乍青乍白，紧偎母怀，大便青绿色，舌苔多无明显异常，脉象夜间可现弦急而数，指纹青紫。

伤食积滞：哭声嘹亮，时哭时止，腹痛拒按，呕吐乳片，不欲吮乳，大便或秘，或泻下酸臭不化之乳食，舌质淡红，苔白厚，指纹紫滞。

（二）经络辨证

从经络辨证的角度看，小儿夜啼与肾、脾、心等经脉有一定的联系。

脾经虚寒啼哭与心经炽热啼哭：两者虽均为夜啼，但寒热虚实各异。脾经虚寒啼哭多因护理不当，腹部中寒，寒邪内侵，脾寒乃生，故屈腰而啼；阴盛于夜，至夜则阴极发躁，寒邪凝滞，气机不通，故入夜则腹痛而啼，常伴有面色青白，手冷，食少便溏,唇舌淡白,脉象沉细,指纹沉伏色淡滞等症。心经积热啼哭每因乳母或乳儿平日恣食辛香燥热动火之食物,或多服温热之药物,火伏热郁,积热上炎。心主火属阳,至夜则阴盛而阳衰,阳衰则无力与邪热相搏,正不胜邪,邪热乘心,心神不宁而致夜间啼哭,常伴有烦躁不宁,见灯火则啼哭愈甚,面赤唇红,身热,尿赤,大便秘结,舌尖红,苔薄,脉数有力,指纹紫滞之症。脾经虚寒者多取脾俞、关元以温脾阳。心经炽热者多取心经、心包经腧穴。

心经积热啼哭与心虚禀弱啼哭:病位虽同在心,心藏神,神安则脏和,故小儿昼得精神安而夜能稳睡,若心气不和,或心失所养,皆可因精神不得安宁而啼哭。然心经积热啼哭为实热扰心,而心虚禀弱啼哭属血少心神失养之故,常见于病后体弱及禀赋不足之儿,伴虚烦不寐,惊惕不安,面白少华,唇舌淡白,少苔或无苔。若兼有虚火者,则见唇樱红,舌尖红,脉虚数等。心虚者多取心包经、胆经腧穴。

心虚禀弱啼哭与受惊恐惧啼哭:两者虽均有心悸脉数之症,但受惊恐惧啼哭,因醒时恐怖,寝则惊惕,振动不宁,忽而惊叫,惊悸尤著,且啼哭多泪,一有音响,即欲紧偎母怀,或作惊跳,面色乍青乍白,脉时数时不数,而唇舌多无异常。受惊恐者多取胆经、心包经腧穴。

伤乳积滞啼哭:乃乳食壅积,损伤脾胃,导致脾胃不和,气机不利而腹痛,因痛而啼哭。故哭声响亮,时缓时剧,时止时作,白天亦然,兼见乳积之症。治疗多取胃经腧穴和既是腑会又是胃之募穴的中脘。

四、治疗

(一)刺法灸法

主穴:百会、印堂、神门、足三里。

配穴:脾经虚寒者加关元、脾俞;心经积热者加少府、通里;受惊胆怯者加内关、阳陵泉;伤食积滞者加中脘、天枢。

方义:百会、印堂镇静安神、醒神益智;神门为心之原穴,足三里为胃经之合穴,两穴相配宁心安神、补脾益胃,脾胃和则卧之安,共奏养心和胃,镇惊宁神止啼之功。关元、脾俞补健益气,温里散寒;少府、通里清心除烦,泻热镇静;内关、阳陵泉疏肝理气、镇静安神;中脘、天枢健脾导滞,清热除烦。

操作:各穴根据虚补、实泻原则操作。虚证者亦可采用灸法治疗。

灸法:可对神门、印堂、足三里等穴位进行温和灸,以穴位皮肤有温热感而无灼痛为度,一般每处灸10~15分钟,至皮肤出现红晕为度。百会穴在头顶部,故不适宜用灸法。

(二)针方精选

1.现代针方

处方 1:小儿夜啼,针间使,灸百会。

处方 2:夜啼为夜间突然惊醒哭叫,兼有恐怖情况。次日起床问之,则不复记忆。取穴:间使、隐白、照海、劳宫、涌泉。小儿夜啼,刺隐白 1 次即愈。否则针间使、照海,甚或加针劳宫、涌泉亦愈。

处方 3:针刺印堂穴 1～2 次即愈,最多针 4～5 次。操作方法:针刺用平补平泻的捻转手法,不留针。

2.经典针方

(1)《太平圣惠方》卷一百:小儿夜啼,上灯啼,鸡鸣止者,灸中指甲后中冲穴一壮,炷如小麦大。

(2)《证治准绳》卷九·幼科:夜啼,灸幼宫三壮。

(3)《痧惊合璧》卷三:今有小儿日间安然,夜间啼哭……印堂中间灸一火,人中灸一火。

(4)《针灸易学》上卷·小儿科:夜啼,灸百会三壮。

(5)《类经图翼》十一卷·诸证灸法要穴:夜啼,心气不足,中冲三壮。

(三)其他疗法

1.灸法

小儿夜啼:小儿夜啼灸脾俞,百会风池暨身柱,手足三里命门上,更加中脘与天枢。本病宜用灸治,对四肢穴道可轻针浅刺。

2.灸法

小儿夜啼灸法:肝俞、命门,用半粒米大艾炷,各灸三壮。小儿夜啼因热者:大椎针、合谷针、内关针、内庭针、身柱灸。因惊者:针神门、少商、曲池、委中。因滞者:中脘针、足三里针、天枢针、内庭灸。

3.灸法

高应兰治疗产肠风引起的夜啼,治疗患儿腹胀、肠鸣、腹筋显露青紫,拒哺,夜啼。属脾胃虚寒,肠风内窜。治则为温经散风,健脾温胃。艾灸"肚脐梅花穴",即神阙、滑肉门(双)、外陵(双)及足三里(双),每穴 3 壮。每天 1 次。

第六章

内科常见病推拿治疗

第一节 头 痛

头痛是临床常见的症状,通常局限于头颅上半部,包括眉弓、耳轮上缘和枕外隆突连线以上部位的疼痛。头痛病因繁多,神经痛、颅内感染、颅内占位病变、脑血管疾病、颅外头面部疾病,以及全身疾病如急性感染、中毒等均可导致头痛。发病年龄常见于青年、中年和老年。

一、诊断要点

(1)以头痛为主症,或前额、额颞、巅顶、顶枕部或全头部疼痛;头痛性质多为跳痛、刺痛、胀痛、昏痛、隐痛等。有突然而作,其痛如破而无休止者;也有反复发作,久治不愈,时痛时止者。头痛每次发作可持续数分钟、数小时、数天或数周不等。

(2)因外感、内伤等因素,突然发病或有反复发作的病史。

(3)应查血常规、测血压,必要时做脑脊液、脑电图检查,有条件时做经颅多普勒、颅脑 CT 或 MRI 检查,有助于排除器质性疾病,明确诊断。

二、证候分型

(一)外感头痛

1.风寒型

头痛起病较急,其痛如破,连及项背,恶风畏寒,遇风尤剧,口不渴,苔薄白,脉多浮紧。

2.风热型

头痛而胀,甚则头痛如裂,发热或恶风,口渴欲饮,面红目赤,便秘溲黄,舌红苔黄,脉浮数。

3.风湿型

头痛如裹,肢体困重,胸闷纳呆,小便不利,大便或溏,苔白腻,脉濡滑。

(二)内伤头痛

1.肝阳型

头胀痛而眩,心烦易怒,胁痛,夜眠不宁,口苦,舌红苔薄黄,脉沉弦有力。

2.肾虚型

头痛而空,每兼眩晕,腰痛酸软,神疲乏力,遗精,带下,耳鸣,少寐,舌红少苔,脉沉细无力。

3.气血虚型

头痛而晕,心悸不宁,遇劳则重,自汗,气短,畏风,神疲乏力,面色㿠白,舌淡苔薄白,脉沉细而弱。

4.痰浊型

头痛昏蒙,胸脘满闷,呕恶痰涎,舌胖大有齿痕,苔白腻,脉沉弦或沉滑。

5.瘀血型

头痛经久不愈,其痛如刺,固定不移,或头部有外伤史,舌紫或有瘀斑、瘀点,苔薄白,脉动沉细或细涩。

三、推拿治疗

(一)治则

开窍醒脑,通络止痛。

(二)手法

一指禅推法、按法、揉法、拿法、抹法、平推法。

(三)取穴

风池、脑空、百会、印堂、太阳、头维、角孙、鱼腰、心俞、肝俞、脾俞、肾俞、膻中、缺盆等穴。

(四)操作方法

(1)患者坐位,术者位于其背后,先用五指拿法施于头顶部,自前发际开始沿头五经拿至后发际,往返操作7～10遍。继之改用三指拿法由脑空穴拿至颈项两侧,上下往返7～10遍。再提拿风池、肩井穴1～2分钟,均以有酸胀感为度。最后按揉百会,扫散头维穴至角孙,反复治疗,直至头部发热为佳。

(2)体位承上,术者先用一指禅推法施于前额部,自印堂穴开始沿前额发际推至头维、太阳,走眉弓经鱼腰至攒竹又回到印堂穴,再按上法推另一侧前额部,如此反复操作7~10遍。然后用按揉法施于太阳、头维、耳门、睛明诸穴,反复治疗2~3分钟,均以有酸胀为度。最后用抹法,自印堂向上眼前发际抹至太阳穴,往返操作5~7遍。

(3)承上势,术者先用掌平推法施于背部先上下,后左右两侧,往返操作7~10遍,继之用拇指点揉心俞、脾俞、肝俞、肾俞诸穴3~5分钟,均以有酸胀感为度。再用三指直推膻中穴1分钟,用中指揉膻中穴1分钟,操作1~2遍。

(五)随证加减

(1)肝阳上亢者,加扫散角孙,指推桥弓,平推两胁肋部,点期门、章门、太冲诸穴。

(2)痰浊上扰者,加平推脘腹,重按中脘、建里、天枢、脾俞、胃俞、三焦俞诸穴,按揉足三里、三阴交、丰隆、内关诸穴。

(3)痰阻脑络者,加掌振百会、阿是穴,梳理巅顶,平推上肢,点极泉、肩髃、曲池、太冲、血海诸穴。

(4)气血亏虚者,加平推脘腹,以左侧重,掌振气海、关元穴,擦脾俞、胃俞、膈俞,按揉足三里、三阴交穴。

(5)肝肾阴虚者,加摩关元,擦肾俞、命门,按揉太溪、血海、三阴交,擦涌泉诸穴。

(六)注意事项

(1)凡头痛剧烈应卧床休息,环境宜清静。光线不能过强,空气保持新鲜对流。

(2)饮食宜清淡,忌食肥甘厚味和辛辣之品。肝阳上亢者禁食公鸡、猪头肉、虾、螃蟹等食品,以免动风使病情加重。

(3)适当参加文体活动,保持心情舒畅,避免精神刺激。

(4)坚持自我保健推拿,可以巩固疗效,防治头痛复发。

四、自我保健推拿

(一)保健推拿取穴、手法及操作方法

包括:①揉印堂;②按揉太阳;③分推前额;④按揉风池、天柱;⑤掐揉列缺;⑥按揉百会;⑦拿内关、外关;⑧拿按合谷;⑨掐揉神门;⑩按揉痛点;⑪双手五指梳头五经;⑫两手五指并拢叩击头五经。

(二)随证加减

(1)痛处不定,遇风受凉加重,得热可减者,加按揉风门,擦大椎,拿按手三里。

（2）头痛剧烈，甚则筋脉暴起，目赤，心烦，口渴喜饮，受热加重者，加点按胃俞，拿曲池，拿按手三里，掐揉太冲。

（3）头顶晕而痛，烦怒加重，耳鸣、眼花者，加揉按三阴交和太溪，点按太冲，按擦涌泉。

（4）头部空痛，疲劳痛甚，头昏、心慌、面色萎黄者，加按揉脾俞、肾俞，揉气海，按揉足三里和三阴交。

（5）头痛如针刺，经久不愈，痛有定处，反复加剧者，加拿曲池，揉按血海、三阴交，掐揉太冲，揉按头痛点。

第二节　眩　　晕

眩晕是因机体对空间定位障碍而产生的一种动性或位置性错觉，是目眩和头晕的总称，以眼花、视物不清和昏暗发黑为眩；以视物旋转，或如天旋地转不能站立为晕，因两者常同时并见，故称眩晕。

一、诊断要点

（1）头晕目眩，视物旋转，轻者闭目即止，重者如坐车船，甚则仆倒。

（2）可伴恶心呕吐，眼球震颤，耳鸣耳聋，汗出，面色苍白等。

（3）慢性起病逐渐加重，或急性起病，或反复发作。

（4）测血压，查血红蛋白、红细胞计数及心电图，电测听，脑干诱发电位，眼震电图及颈椎 X 线摄片，经颅多普勒等有助于明确诊断。有条件做 CT、MRI 检查。

（5）应注意除外肿瘤、严重血液病等。

二、证候分型

（一）风阳上扰型

眩晕耳鸣，头痛且胀，易怒，失眠多梦，或面红目赤，口苦。舌红，苔黄，脉弦滑。

（二）痰浊上蒙型

头重如裹，视物旋转，胸闷作恶，呕吐痰涎。苔白腻，脉弦滑。

（三）气血亏虚型

头晕目眩，面色淡白，神倦乏力，心悸少寐。舌淡，苔薄白，脉弱。

(四)肝肾阴虚型

眩晕久发不已,视力减退,少寐健忘,心烦口干,耳鸣,神倦乏力,腰酸膝软。舌红,苔薄,脉弦细。

三、推拿治疗

(一)治则

化痰祛湿,调和气血,清利头目。

(二)手法

一指禅推法、拿法、按法、揉法、平推法、扫散法等。

(三)取穴

以足太阴脾经、足阳明胃经、足厥阴肝经、足少阴肾经及其募穴为主。取太阳、百会、上星、角孙、脑空、风池、风府、风门、肩井、大椎、内关、神门、膻中、心俞、肝俞、足三里、三阴交等穴。

(四)操作方法

(1)患者坐位,术者位于其背后,先用五指拿法施于头部,自前发际沿头五经拿至头后脑空穴后转为三指拿颈项两侧,反复操作1~2分钟,以有酸胀感为佳。

(2)承上势,术者用拇指扫散法施于头部两侧,自头维至角孙,到头后枕侧,往返操作7~10遍,先左侧后右侧。继之用拇指按揉百会、上星、太阳、印堂诸穴2~3分钟。再用双手拇指自印堂、攒竹沿眉弓分推至两太阳穴,反复操作5~7次。手法以轻快柔和为准。

(3)患者仰卧位,术者位于某一侧,先用一指禅推法施于背脊部,自大椎穴向下推至肾俞穴,上下往返治疗5~7遍。继之用掌平推法施于上背部及两侧膀胱经路线,左右及上下反复平推2~3分钟。再用拇指按揉心俞、肝俞、脾俞、肾俞诸穴,反复操作2~3分钟,均以有酸胀感为宜。

(4)患者坐位,术者用三指直推膻中穴,反复操作1~2分钟,继用拿揉法施于内关、神门、合谷、足三里、三阴交诸穴1~2分钟,拿肩井穴片刻,最后搓拍肩背部,治疗片刻,手法结束。

(五)随证加减

(1)风阳上扰者,加重扫散角孙,直推桥弓,点按缺盆,平推两胁肋部,以右侧为主,点期门、章门、太冲、行间、大敦诸穴。

(2)痰浊上蒙者,加平推脘腹部,以左侧为主,按揉中脘、建里、水道、梁门、丰隆、太白、公孙诸穴。

(3)气血亏虚者,加顺时针掌摩腹,掌擦气海穴,擦脾俞、胃俞穴,按揉血海、阴陵泉穴。

(4)肝肾阴虚者,加平推腰骶部和少腹部,掌振关元穴,按揉肾俞、志室、命门、太溪、水泉、阴谷诸穴。

(六)注意事项

(1)眩晕是临床上一种常见的症状,可见于现代医学的多种疾病。治疗前必须借助现代检查手段明确诊断,防止误诊。

(2)发病期间,特别是症状严重者,一定要卧床休息及有人陪护或者住院对症治疗,以免发生意外。

(3)患者保持心情舒畅,注意劳逸结合。

(4)饮食尽可能定时定量,注意营养调配,忌暴饮暴食和饥饿。

(5)坚持自我推拿治疗,可以加强疗效,防止复发。

四、自我保健推拿

(一)保健推拿取穴、手法及操作方法

包括:①揉睛明;②摩眼眶;③揉印堂;④按揉太阳;⑤分推前额;⑥上推听宫和翳风;⑦按揉风池、天柱;⑧搓擦颈项;⑨按揉百会;⑩拿揉内关、外关、合谷,按揉足三里、三阴交,拿揉肩井。

(二)随证加减

(1)头晕眼花,动则加剧,心悸失眠,气短自汗,面色苍白者,加擦大椎,揉关元,按揉脾俞,揉擦肾俞。

(2)眩晕脑空,午后加重,耳鸣,失眠,腰酸遗精,五心烦热者,加按揉肾俞、志室,揉气海,擦涌泉。

(3)眩晕,耳鸣,头胀痛,面红口苦,急躁易怒,四肢麻木者,加揉按肾俞,擦腰骶,拿太溪,掐揉太冲,揉按涌泉。

(4)眩晕头重,胸闷欲吐,食少好困,四肢沉重者,加摩中脘,按揉丰隆、解溪。

第三节 失 眠

失眠是指无法入睡或无法保持睡眠状态,导致睡眠不足;又称入睡和维持睡眠障碍,为各种原因引起入睡困难、睡眠深度或频度过短、早醒及睡眠时间不足或质量差等,是一种常见病。中医称为"不寐",是指脏腑功能紊乱,气血亏虚,阴阳失调,导致不能获得正常睡眠。

一、诊断要点

(1)轻者入寐困难或寐而易醒,醒后不寐,重者彻夜难眠。

(2)常伴有头痛、头昏、心悸、健忘、多梦等。

(3)经各系统和实验室检查未发现异常。

二、证候分型

(一)肝郁化火型

心烦不能入睡,烦躁易怒,胸闷胁痛,头痛面红,目赤,口苦,便秘尿黄。舌红,苔黄,脉弦数。

(二)痰热内扰型

睡眠不安,心烦懊恼,胸闷脘痞,口苦痰多,头晕目眩。舌红,苔黄腻,脉滑或滑数。

(三)阴虚火旺型

心烦不寐,或时寐时醒,手足心热,头晕耳鸣,心悸,健忘,颧红潮热,口干少津。舌红,苔少,脉细数。

(四)心脾两虚型

多梦易醒,或朦胧不实,心悸,健忘,头晕目眩,神疲乏力,面色不华。舌淡,苔薄,脉细弱。

(五)心虚胆怯型

夜寐多梦易惊,心悸胆怯。舌淡,苔薄,脉弦细。

三、推拿治疗

(一)治则

扶正祛邪,安神宁心。

(二)手法

一指禅推法、按法、揉法、拿法、扫散法、抹法、平推法等。

(三)取穴

以足厥阴肝经、足少阳胆经、足阳明胃经、足少阴肾经、手少阴心经、足太阴脾经及其募穴为主。取太阳、印堂、睛明、攒竹、角孙、风池、脑空、肩井、心俞、厥阴俞、膻中、中脘、关元等穴。

(四)操作方法

(1)患者坐位,术者位于前侧方,先用一指禅推法施于前额部,从印堂开始向上推至神庭,往返操作数次;再从印堂沿眉弓向两侧推至太阳穴,往返操作数次;再沿两侧向下经迎香穴沿颧骨推至耳门,反复操作数次。继之用双手拇指向上推揉印堂1分钟许,再分抹两眉弓3~5次。最后以拿五经施于头顶,由头前发际至头后枕部,反复操作3~5遍,转为三指拿脑空及颈项两侧,上下往返操作3~5遍,均以有酸胀感为度。

(2)体位承上,术者位于其一侧,先用掌平推法施于背脊部,先左侧后右侧,自大椎开始依序逐次向下推至肾俞穴,往返操作3~5遍。继之用拇指点揉心俞、厥阴俞穴1~3分钟,再用三指直推法施于膻中穴1~3分钟,最后提拿肩井穴5~7次,搓拍肩背部1~2分钟,以调和气血,放松经脉。

(3)患者仰卧位,术者位于一侧,用掌揉法施于中脘、关元、气海,反复治疗3~5分钟;按揉内关、神门、合谷、足三里、三阴交、太冲、行间诸穴,反复治疗3~5分钟,均以有酸胀感为佳。

(4)重复(1)的手法治疗操作。

(五)随证加减

(1)肝郁化火者,加扫散角孙,重推两胁肋部,点期门、章门,按揉阳陵泉、太冲、行间、曲池、外关诸穴。

(2)痰热内扰者,加按大椎、风门、肝俞、胆俞、丰隆、太冲、足三里,平推腹部,点按梁门、建里、天枢诸穴。

(3)胃气不和者,加逆时针摩中脘,点建里、下脘,按揉足三里、内庭诸穴。

(4)阴虚火旺者,加推桥弓,点缺盆、极泉,平推腰骶,擦命门、志室、涌泉,拿内关、神门诸穴。

(5)心脾两虚者,加顺时针摩中脘,掌振气海、关元,按揉心俞、脾俞、胃俞、足三里、太溪诸穴。

(6)心虚胆怯者,加擦心俞、厥阴俞、脾俞、肾俞,按揉内关、神门、血海、三阴交、行间诸穴。

(六)注意事项

(1)适当参加有益身心健康的文体活动,保持心情舒畅,避免精神紧张和生闷气。

(2)生活要有规律和节奏感,注意劳逸结合,避免过度疲劳。

(3)注意饮食搭配和营养,避免暴饮暴食和饥饿。禁食辛辣刺激食品,如咖啡、浓茶等。

(4)可辨证使用中成药,配合治疗,增强疗效。

(5)坚持自我推拿治疗,能巩固疗效,防止复发。

四、自我保健推拿

(一)保健推拿取穴、手法及操作方法

包括:①揉按翳明、安眠;②掐揉神门;③拿揉内关;④按揉足三里;⑤揉按三阴交;⑥擦涌泉;⑦摩中脘;⑧揉气海;⑨做深呼吸运动20～30次,全身放松,意守丹田,即能入睡。

(二)随证加减

(1)多梦易醒,心悸健忘,面色苍白,肢倦神疲者,加按揉脾俞,揉按百会。

(2)心烦不寐,头晕,耳鸣,腰酸梦遗,五心烦热者,加揉按肾俞、志室,拿按太溪,擦涌泉。

(3)急躁易怒,目赤口苦,小便黄赤,大便秘结者,加按揉脾俞,拿阴陵泉、阳陵泉,揉按太溪,点按太冲,拿揉合谷。

(4)头重,多痰,胸闷,恶食嗳气,心烦口苦者,加按揉脾俞、胃俞,拿揉合谷,按揉丰隆。

第四节 胁　　痛

胁痛泛指一侧或两侧胁肋部疼痛为主要症状的一种病证,是临床常见的一种自觉症状。胁痛主要与肝胆疾病有关,多由肝气郁结、瘀血或痰火等引起。

一、诊断要点

(1)以一侧或两侧胁肋部疼痛为表现者,胁痛性质可分为刺痛、胀痛、灼痛、隐痛、钝痛等。

(2)部分患者可伴见胸闷、腹胀、嗳气、呃逆,急躁易怒,口苦纳呆,厌食恶心等。

(3)常有饮食不节,情志内伤,感受外湿,跌仆闪挫或劳欲久病等病史。

二、证候分型

(一)肝郁气滞型

胁肋胀痛,走窜不定,甚则引及胸背肩臂,疼痛每因情志变化而增减,胸闷腹胀,嗳气频作,得嗳气而胀痛稍舒,纳少口苦。舌苔薄白,脉弦。

(二)肝胆湿热型

胁肋胀痛或刺痛,口苦口黏,胸闷纳呆,恶心呕吐,小便黄赤,大便不爽,或兼有身热恶寒,身目发黄,舌红苔黄腻,脉弦滑数。

(三)瘀血阻络型

胁肋刺痛,痛有定处,痛处拒按,入夜痛甚,胁肋下或见有痞块,舌质紫黯,脉象沉涩。

(四)肝络失养型

胁肋隐痛,悠悠不休,遇劳加重,口干咽燥,心中烦热,头晕目眩,舌红少苔,脉细弦而数。

三、推拿治疗

(一)治则

疏肝理气,通络止痛。

(二)手法

平推法、揉法、按法、点法、擦法等。

(三)取穴

以足厥阴经、手厥阴经、足少阴经、足太阴经、足少阳经及任脉腧穴为主,取膻中、中府、云门、期门、章门、日月、带脉、肝俞、胆俞、阳陵泉、太冲等穴。

(四)操作方法

(1)患者坐位,术者位于其背后一侧,先用拿法施于头部拿五经,自前发际拿至后发际,反复拿5～10遍。转身改为位于身前,用扫散法施于头部两侧,自太阳扫散至角孙、枕后侧方,反复扫散7～10遍,先一侧,后另一侧。治疗以有酸胀感为佳。

(2)承上体位,术者先用掌平推法施于前胸部,自锁骨下缘由内向外,从上至下逐次推至章门穴,反复操作7～10遍。然后转身换手平推另一侧胁肋,反复操作7～10遍,以患侧治疗为重点。同时用拇指点按中府、云门1～2分钟,继之用三指推法施于膻中穴向下反复直推2～3分钟。再用双掌平推法施于两侧胁肋部,自膻中下开始,沿肋骨走行,逐次平推至章门穴,上下往返操作7～10遍,以痛侧为主,并用中指点按期门、章门、日月、阿是穴、带脉诸穴,反复点按2～3分钟,点按穴位均以酸胀感为度。

(3)接上势,术者位于背后一侧,先掌平推法施于背后两侧,自肩胛骨上方开始,由内向外,自上而下逐次平推到胃俞穴,往返操作3～5遍。继之转身换手平推另一侧背部,上下往返平推3～5遍。再用拇指按揉法施于肝俞、胆俞、阿是穴,每穴1分钟,最后点按太冲,按揉阳陵泉,每穴1分钟。后捏拿肩井穴3～5次,掌拍背脊部,上下拍打3～5遍。最后,以搓法施于肩背和两侧胁肋,反复操作数次,手法结束。

(五)随证加减

(1)肝郁气结者,加推桥弓,分推膻中,按幽门、梁门、石关,拿内关、行间诸穴。

(2)瘀血停滞者,加按揉心俞、膈俞、脾俞,点缺盆,拿极泉、列缺、血海、三阴交诸穴。

(3)肝胆湿热者,加平推脘腹,以左侧为主,按中脘、建里、天枢,拿曲池、支沟、丘虚、丰隆、足三里、太冲等穴。

(六)注意事项

(1)胁痛是常见症状,手法治疗前必须明确诊断,对肝胆癌症、肝脓肿等禁用手法治疗。

(2)患者思想乐观,适当参加有益身心健康的文体活动,保持心情舒畅,避免精神刺激和疲劳过度。

(3)坚持自我保健推拿治疗,可疏肝理气,防治胸胁痛。

四、自我保健推拿

(一)保健推拿取穴、手法及操作方法

包括:①按揉肝俞;②掌擦肾俞;③掌摩中脘;④掌揉神阙;⑤按揉期门、章门;⑥掌搓胁肋;⑦按揉支沟、阳陵泉;⑧掐揉蠡沟;⑨掌下推抹胸胁部;⑩点按阿是穴。

(二)随证加减

(1)胁肋胀痛,走窜不定,因情绪不佳而加重,胸闷不舒,饮食减少者,加掐揉内关、三阴交、行间。

(2)胁痛如刺,固定不移,入夜更剧,季肋处触到痞块者,加拇指按揉痛点,掌摩痛处(痞块),拿按合谷,按揉血海、三阴交。

(3)胁肋持续隐痛,口干,心烦,头晕,视力模糊者,加掐揉神门,点揉丘墟、太溪、太冲,按揉三阴交、照海。

第五节　痹　证

痹证是由于风、寒、湿、热等外邪侵袭人体,闭阻经络,气血运行不畅所导致的以肌肉、筋骨、关节发生酸痛、麻木、重着、屈伸不利,甚或关节肿大灼热为主要临床症状的病证。临床上具有渐进性和反复发作的特点。

一、诊断要点

(1)临床表现为肢体关节、肌肉疼痛、屈伸不利,或疼痛游走不定,甚则关节剧痛、肿大、强硬、变形。

(2)发病及病情的轻重常与劳累以及季节、气候的寒冷、潮湿等天气变化有关。某些与饮食不当有关。

(3)可发于任何年龄,但不同年龄的发病与疾病的类型有一定的关系。

二、证候分型

(一)风寒湿痹

1.行痹

肢体关节、肌肉疼痛酸楚,屈伸不利,可涉及肢体多个关节,疼痛呈游走性。初期可见有恶风、发热等表证。舌苔薄白,脉浮或浮缓。

2.痛痹

肢体关节疼痛,痛势较剧,部位固定,遇寒则痛甚,得热则痛缓,关节屈伸不利,局部皮肤或有寒冷感。舌质淡,舌苔薄白,脉弦紧。

3.着痹

肢体关节、肌肉酸楚、重着、疼痛,肿胀散漫,关节活动不利,肌肤麻木不仁。舌质淡,舌苔白腻,脉濡缓。

(二)风湿热痹

游走性关节疼痛,可涉及1个或多个关节,活动不便,局部灼热红肿,痛不可触,得冷则舒,可有皮下结节或红斑,常伴有发热、恶风、汗出、口渴、烦躁不安等全身症状。舌质红,舌苔黄或黄腻,脉滑数或浮数。

(三)痰瘀痹阻

痹证日久,肌肉关节刺痛,固定不移,或关节肌肤紫黯、肿胀,按之较硬,肢体顽麻或重着,或关节僵硬变形,屈伸不利,有硬结、瘀斑,面色黯黧,眼睑水肿,或胸闷痰多。舌质紫黯或有瘀斑,舌苔白腻,脉弦涩。

(四)肝肾两虚

痹证日久不愈,关节屈伸不利,肌肉瘦削,腰膝酸软,或畏寒肢冷,阳痿,遗精,或骨蒸劳热,心烦口干。舌质淡红,舌苔薄白或少津,脉沉细弱或细数。

三、推拿治疗

(一)治则

宣通闭阻,调和气血,通络止痛。

(二)手法

一指禅推法、滚法、按法、揉法、搓法、抖法、摇法、擦法、捻法等。

(三)取穴

取病痛部位及其周围的穴位为主,结合证型,辨证取穴。取肩髎、肩髃、臑俞、曲池、外关、合谷、尺泽、阳池、水沟、身柱、腰阳关、环跳、居髎、悬钟、秩边、承扶、阴陵泉、犊鼻、梁丘、阳陵泉、申脉、照海、昆仑、丘墟、肩井、肺俞、膏肓俞、肾俞、大肠俞、小肠俞、鹤顶、百会、风池、风府、天应等穴。

(四)操作方法

患者仰卧位,术者位于其患侧,先用一指禅推法或滚法施于病变部位、病变关节周围,反复操作3～5分钟。如病变部位较小者,则用一指禅推法治疗3～5分钟。在治疗的同时配合关节被动功能活动。继之用按揉法施于病变关节周围穴位,反复治疗,每穴片刻,均以酸胀为度。大关节病变者,配合摇关节法治疗,顺、逆时针各摇转 3~5 圈,摇动幅度由小到大,速度由慢到快,动作轻柔缓和。小关节病变者,用捻指法治疗 1 分钟,可配合关节屈伸活动和拔伸理筋治疗 3~5 次。病变部位及关节周围配合掌擦法和鱼际擦法治疗,直至肌肤发热入里为最佳。最后搓抖肢体关节片刻,结束手法治疗。

(五)随证加减

(1)行痹者,加按揉风池、风府,击大椎,点阳陵泉、血海、昆仑诸穴。

(2)痛痹者,加拿风池、天柱,揉风门、膈俞、肝俞、髀关、犊鼻、解溪、太冲诸穴。

(3)着痹者,加摩腹,按中脘、天枢,揉脾俞、肾俞、三焦俞、膀胱俞、足三里、丰隆诸穴。

(4)热痹者,加按揉尺泽、曲池、外关、阴陵泉、太冲、太溪、商丘诸穴。

(5)虚痹者,加摩中脘,揉气海、关元,点揉心俞、脾俞、肝俞、肾俞、足三里、三阴交、太溪,擦命门、志室诸穴。

(六)注意事项

(1)注意防寒保暖,避免受风、寒、湿邪侵袭机体关节,禁食生冷及海鲜,如螃蟹、虾等。

(2)本病急性发作期,配合中西医药综合治疗,防止病情恶化,侵犯内脏。

(3)慢性期适当参与体育锻炼,如太极拳、体操等,以促进关节功能恢复,防止肌肉萎缩。

(4)坚持每天自我保健推拿治疗,可滑利关节,促进病情恢复,防止复发。

四、自我保健推拿

(1)患者坐位,用拇指按揉病变关节局部及周围穴位,然后用双手搓揉关节局部,再用鱼际擦关节周围,至发热为度,最后做该关节的功能活动数次。全部操作为 5~10 分钟。

(2)每晚用热毛巾敷病变关节局部,敷至局部皮肤潮红为度,然后涂上少量的正红花油。

(3)每晚坚持用热水(约 70 ℃)或温经散寒、通络止痛中药煎汁浸泡双足 30 分钟。

第六节　痿　　证

痿证是指肢体筋脉弛缓、软弱无力,日久不能随意运动而致肌肉萎缩的一种病证。由于在临床上以下肢痿弱比较多见,故常称为"痿躄"。本病多见于现代医学的多发性神经炎,急性脊髓炎,进行性肌萎缩,重症肌无力,周期性瘫痪,肌营养不良症,癔症性瘫痪和其他中枢神经系统感染并发轻瘫的后遗症等病。

一、诊断要点

(1)肢体经脉弛缓,软弱无力,活动不利,甚则肌肉萎缩,弛纵瘫痪。

(2)可伴有肢体麻木、疼痛,或拘急痉挛。严重者可见排尿障碍,呼吸困难,吞咽无力等。

(3)常有久居湿地、涉水淋雨史。或有药物史、家族史。

(4)可结合西医相关疾病做相应理化检查,如 CT、MRI 等。

(5)应注意与痹证、风痱、震颤等鉴别。

二、证候分型

(一)肺热津伤型

发热多汗,热退后突然出现肢体软弱无力,皮肤干燥,心烦口渴,呛咳咽燥,便干,尿短黄。舌质红,苔黄,脉细数。

(二)湿热浸淫型

肢体逐渐痿软无力,下肢为重,麻木不仁。或发热,小便赤涩热痛。舌红,苔黄腻,脉濡数。

(三)脾胃虚弱型

起病缓慢,渐见下肢痿软无力,时好时差,甚则肌肉萎缩。神倦,气短自汗,食少便溏,面色少华。舌淡,苔白,脉细缓。

(四)瘀阻脉络型

四肢痿软,麻木不仁,肌肤甲错,时有拘挛疼痛感。舌质紫黯,苔薄白,脉细涩。

(五)肝肾亏虚型

病久肢体痿软不用,肌肉萎缩,形瘦骨立,腰膝酸软,头晕耳鸣,或二便失禁。

舌红绛,少苔,脉细数。

三、推拿治疗

(一)治则

清热利湿,健脾和胃,疏通经络,调和气血。

(二)手法

滚法、一指禅法、按法、揉法、摩法、搓法、抖法、擦法、拿捏法等。

(三)取穴

以手阳明经、足阳明经、足太阴经及任脉腧穴为主,取肺俞、脾俞、肾俞、中脘、建里、水分、中极、环跳、气冲、委中、阳陵泉、承山、足三里、丘墟、解溪、照海、曲池、肩髃、外关、合谷等穴。

(四)操作方法

(1)患者仰卧位,术者位于其一侧,先用掌摩法施于脘腹部,顺时针方向治疗2~3分钟,继做逆时针方向治疗1~2分钟,再用大鱼际揉法施于中脘、建里、水分、中极诸穴,反复操作2~3分钟。然后用滚法于两侧上下、前侧、外侧肌群,自近端向远端反复操作,先上肢后下肢,先一侧后另一侧,持续治疗7~10分钟。继之用拿揉法施于肩髃、极泉、曲池、外关、合谷诸穴,反复治疗1~3分钟,用按揉法施于环跳、气冲、阳陵泉、足三里、丘墟、解溪、照海、委中、承山诸穴,反复操作1~3分钟,均以有酸胀感为佳。

(2)患者俯卧位,术者位于其一侧,先用滚法于背部督脉及足太阳膀胱经,自大椎向下至长强穴,上下往返操作1~3分钟。继之用拇指按揉法施于背部膀胱经,上下往返治疗3~5遍,重点以按揉脾俞、肺俞、肾俞、阿是穴诸穴为主。再用掌擦法施于背部两侧膀胱经,自上而下,从大椎至八髎穴,反复操作,直至肌肤发热入里为度。最后掌拍腰背上下,反复拍打3~5遍,以双手掌搓背片刻,结束治疗。

(3)承上势,术者先用滚法治疗上、下肢后、外侧肌群,自近端向远端往返操作3~5分钟。继拿捏上、下肢肌群,自近端向远端反复拿捏治疗,左右各1~2分钟。然后用按揉法施于环跳、风市、承扶、委中、阳陵泉、承山、肩贞诸穴1~3分钟,均以有酸胀为度。最后搓抖上、下肢,各操作片刻。

(五)随证加减

(1)肺热津伤者,加拿风池、风府,推印堂、太阳、桥弓诸穴,点按缺盆、大椎、大杼、手三里、鱼腰、梁丘,掐少商、少海诸穴。

(2)湿热侵淫者,加延长逆时针摩腹时间,揉膀胱俞、三焦俞、伏兔、丰隆、三阴交、飞扬诸穴,点太冲、风市、肝俞、胆俞等穴。

(3)脾胃虚弱者,延长顺时针摩腹时间,加揉神阙、气海,擦脾俞、胃俞,按内庭、太白穴。

(4)肝肾亏损者,加掌振关元穴,擦肾俞、命门、八髎穴,按揉肝俞、长强、太溪、绝骨。

(5)痰阻脉络者,加直推膻中穴,揉心俞、膈俞、血海、三阴交穴,拿极泉、肩井、手三里、阳溪穴。

(六)注意事项

(1)手法的刺激量应视患者体质强弱而定,忌用粗暴手法,避免造成关节骨折或脱位。

(2)加强营养,忌食辛辣、油炸食品、烟酒,少食肥甘之物。

(3)选择适当强身保健功锻炼,如八段锦、太极拳等。

(4)坚持每天自我推拿治疗,可促进肢体功能恢复。

四、自我保健推拿

(一)推拿取穴、手法及操作方法

包括:①按揉大椎、手三里;②拿按合谷;③按揉脾俞;④揉擦肾俞;⑤捶擦腰骶;⑥点按环跳;⑦拿按髀关;⑧揉按足三里;⑨拿揉阴、阳陵泉;⑩拿三阴交、悬钟。

(二)随证加减

(1)病初发热,热退肢体软弱无力,心烦口干,小便短黄,大便干燥者,加按揉肺俞,揉拿肩井,按揉曲池,揉按尺泽。

(2)肢体困重,疲软无力麻木,胸脘痞闷,小便热痛者,加点按风市,拿按丰隆、承山,按揉丘墟,掐揉内庭、太冲。

(3)肢体软弱无力,食少便溏,面色萎黄水肿者,加摩揉中脘、关元,点按解溪,搓揉下肢。

(4)下肢疲软无力,腰膝酸软,头晕耳鸣,遗精、阳痿或月经不调者,加按揉风池,揉擦志室,揉关元,拿捏太溪、昆仑,点按太冲。

第七章

骨科常见病推拿治疗

第一节 落 枕

　　落枕又名"失枕"，是以晨起时出现颈部酸胀、疼痛、活动不利为主症的颈部软组织损伤疾病。本病多见于青壮年，男多于女，冬春季发病率较高。轻者4～5天可自愈，重者疼痛剧烈，并向头部及上肢部放射，迁延数周不愈。

一、病因病理

　　本病多由睡眠时枕头过高、过低或过硬，以及躺卧姿势不良等因素，使头枕部长时间处于偏歪姿势，导致颈部一侧肌群受到过度伸展牵拉，在过度紧张状态下而发生静力性损伤，临床上以一侧胸锁乳突肌、斜方肌及肩胛提肌痉挛多见。

　　中医认为，本病多因素体亏虚，气血不足，循行不畅，筋肉舒缩活动失调，或夜寐肩部外露，颈肩受风寒侵袭，致使气血凝滞，肌筋不舒，经络痹阻，僵凝疼痛而发病。《伤科汇纂·旋台骨》有"因挫闪及失枕而项强痛者"的记载，因此，颈部突然扭转闪挫损伤，或肩扛重物致局部筋肌扭伤、痉挛也是导致本病的原因之一。

二、诊断

(一)症状

　　(1)晨起后即感一侧颈部疼痛，颈项僵滞，头常歪向患侧，不能自由旋转，转头视物时往往连同身体转动。

　　(2)疼痛可向肩部、项背部放射。

　　(3)颈部活动受限，常受限于某个方位上，主动、被动活动均受牵掣，动则症状加重。

(二)体征

(1)颈部肌肉疼痛痉挛,触之呈条索状。

(2)压痛:在胸锁乳突肌处有肌张力增高感和压痛者,为胸锁乳突肌痉挛;在锁骨外 1/3 处(肩井穴)或肩胛骨内侧缘有肌紧张感和压痛者,为斜方肌痉挛;在上 3 个颈椎棘突旁和同侧肩胛骨内上角处有肌紧张感和压痛者,为肩胛提肌痉挛。

(3)活动障碍:轻者向某一方位转动障碍,严重时各方位活动均受限制。

(三)辅助检查

X 线检查:一般颈椎骨质无明显变化。少数患者可有椎体前缘增生、颈椎生理弧度改变、序列不整、侧弯等。

三、治疗

(一)治疗原则

舒筋活血,温经通络,解痉止痛。

(二)手法

一指禅推法、㨰法、按法、揉法、拿法、拔伸法、擦法等。

(三)取穴与部位

风池、风府、肩井、天宗、肩外俞等穴及受累部位。

(四)操作

1.舒筋活血

患者取坐位,术者立于其身后,用一指禅推法、按揉法沿督脉颈段、两侧颈夹脊穴上下往返操作 3～5 遍。自两侧肩胛带、颈根部、颈夹脊线用㨰法操作,时间 3～5 分钟。

2.疏通经络

用拇指或中指点按风池、风府、天宗、肩井、肩外俞等穴,每穴按压半分钟;用拿法提拿颈椎两侧软组织,以患侧为重点部位,并弹拨紧张的肌肉,使之逐渐放松。

3.解痉止痛

根据压痛点及肌痉挛部位,分别在痉挛肌肉的起止点及肌腹部用按揉法、抹法、弹拨法操作,时间 2～3 分钟。

4.拔伸摇颈

嘱患者自然放松颈项部肌肉,术者左手持续托起下颌,右手扶持后枕部,维持在颈略前屈、下颌内收姿势,双手同时用力向上牵拉拔伸片刻,再缓慢左右摇颈 10～15 次,以活动颈椎小关节。

5.整复错缝

对颈椎后关节有侧偏、压痛者,在颈部微前屈的状态下,以一手拇指按于压痛点处,另一手托住其下颌部,做向患侧的旋转扳法,以整复后关节错缝。手法要稳而快,切忌暴力蛮劲,以防发生意外。在患部沿肌纤维方向做擦法、摩肩、拍打、叩击肩背部数次,结束治疗。

四、注意事项

(1)推拿治疗本病过程中,手法宜轻柔,切忌施用强刺激手法,防止发生意外。

(2)对症状持续 1 周以上不缓解,短期内有两次以上发作者,必须做 X 线检查,以明确诊断。

(3)注意颈项部的保暖,科学用枕,参照颈椎间盘突出症。

五、功能锻炼

(1)患者应有意识放松颈部肌肉,疼痛缓解后,应积极进行颈部功能锻炼,可做颈部前屈后仰、左右侧弯、左右旋转等活动,各做3～5 次,每天 1～2 次。

(2)坚持做颈部保健操,参照颈椎病。

六、疗效评定

(一)治愈

颈项部疼痛、酸胀消失,压痛点消失,颈部功能活动恢复正常。

(二)好转

颈项部疼痛减轻,颈部活动改善。

(三)未愈

症状无改善。

第二节　颈　椎　病

颈椎病是发生在颈段脊柱的慢性退行性疾病,是由于颈椎骨质增生、椎间盘退行性改变以及颈部损伤等原因引起脊柱内、外平衡失调,刺激或压迫颈神经根、椎动脉、脊髓或交感神经而引起的一组综合征,又称颈椎综合征。多见于中老年人群,男性多于女性,近年来有明显低龄化趋势。本病临床表现为头、颈、肩臂麻木疼痛,肢体酸软无力,病变累及椎动脉、交感神经、脊髓时则可出现头晕、心慌、大小便失禁、瘫痪等症状。

一、病因病理

颈椎间盘退变是本病的内因,各种急慢性颈部损伤是导致本病的外因。

(一)内因

在一般情况下颈椎椎间盘从 30 岁以后开始退变,退变从软骨板开始并逐渐骨化,通透性随之降低,髓核中的水分逐渐减少,最终形成纤维化,缩小变硬成为一个纤维软骨性实体,进而导致椎间盘厚度变薄,椎间隙变窄。由于椎间隙变窄,使前、后纵韧带松弛,椎体失稳及继发性炎症,后关节囊松弛,关节腔变窄,关节面长时间磨损而导致增生。椎体后关节、钩椎关节等部位的骨质增生以及椎间孔变窄或椎管前后径变窄是造成脊髓、颈神经根、椎动脉及交感神经受压的主要病理基础。

(二)外因

由于跌仆闪挫或长期从事低头伏案工作,平时姿势不良、枕头和睡姿不当,均可使颈椎间盘、后关节、钩椎关节、椎体周围各韧带及其附近软组织不同程度的损伤,从而破坏了颈椎的稳定性,促使颈椎发生代偿性骨质增生。若增生物刺激或压迫邻近的神经、血管和软组织则引起各种相应的临床症状和体征。

此外,颈项部受寒,肌肉痉挛致使局部组织缺血缺氧,也可引起临床症状。

中医学关于颈椎病的论述多记载于"痹证""痿证""头痛""眩晕""项强""项筋急"和"项肩痛"等病证中。中医认为颈椎病与人的年龄及气血盛衰、筋骨强弱有关。年过四十肾气始衰,年过五十肝气始衰,年过六十筋肌懈惰,骨骸稀疏。年老体弱,肝肾、气血亏虚,筋肌骸节失却滋养;或被风寒湿邪所侵,气血凝滞痹阻;或反复积劳损伤,瘀聚凝结于脊窍,发为本病。

二、诊断

(一)颈型颈椎病

颈型颈椎病由于颈椎过度运动、外伤或长期不良姿势,而造成椎旁软组织劳损、颈椎活动节段轻度错缝,颈椎的稳定性下降,从而导致椎间盘代偿性退变。这种退变尚处于退变的早期阶段,表现为椎间盘纤维环结构的部分破坏、椎间盘组织的轻度膨出及椎骨骨质的轻度增生,这些膨出及增生的结构尚未构成对神经、血管组织的实质性压迫,但可刺激分布于其间的椎窦神经感觉纤维。后者则向中枢发出传入冲动,经脊髓节段反射及近节段反射的途径,导致颈项部和肩胛骨间区肌肉处于持续紧张的状态,出现该区域的刺激症状。

1.症状

(1)表现为患者颈部前屈、旋转幅度明显减小,颈夹肌、半棘肌、斜方肌等出现肌紧张性疼痛。

(2)颈部有僵硬感,易于疲劳。

(3)肩胛肩区有酸痛感和沉重感,劳累后症状加重,休息后症状减轻,经常出现"落枕"样现象。

2.体征

同"落枕"。

3.辅助检查

同"落枕"。

(二)神经根型颈椎病

神经根型颈椎病由于颈椎钩椎关节、关节突骨质增生、颈椎椎骨之间结构异常及软组织损伤、肿胀等原因,造成对神经根的机械压迫和化学刺激而引起典型的神经根症状。

1.症状

(1)颈项部或肩背呈阵发性或持续性的隐痛或剧痛;受刺激或压迫的颈脊神经其循行路经有烧灼样或刀割样疼痛,伴针刺样或过电样麻感;当颈部活动、腹压增高时,上述症状会加重。

(2)颈部活动有不同程度受限或发硬、发僵,或颈呈痛性斜颈畸形。

(3)一侧或两侧上肢有放射性痛、麻,伴有发沉、肢冷、无力、握力减弱或持物坠落。

2.体征

(1)颈椎生理前凸减少或消失,甚至反弓,脊柱侧凸。上肢及手指感觉减退,严重时可有肌肉萎缩。

(2)颈部有局限性条索状或结节状反应物,在病变颈椎节段间隙、棘突、棘突旁及其神经分布区可出现压痛。手指放射性痛、麻常与病变节段相吻合。

(3)患侧肌力减弱,病久可出现肌肉萎缩。

(4)臂丛神经牵拉试验、压头试验、椎间孔挤压试验,均可出现阳性。

（5）腱反射可减弱或消失。

3.辅助检查

（1）X线检查：可显示颈椎生理前凸变直或消失，脊柱、棘突侧弯，椎间隙变窄，椎体前、后缘骨质增生，钩椎关节变锐及椎间孔狭窄等改变。

（2）CT检查：可清楚地显示颈椎椎管和神经根管狭窄、椎间盘突出及脊神经受压情况。

（3）MRI检查：可以从颈椎的矢状面、横断面及冠状面对椎管内结构的改变进行观察，对脊髓、椎间盘组织显示清晰。

（三）脊髓型颈椎病

脊髓型颈椎病是由于突出的颈椎间盘组织、增生的椎体后缘骨赘、向后滑脱的椎体、增厚的黄韧带和椎管内肿胀的软组织等，对脊髓造成压迫；或由于血管因素的参与，导致脊髓缺血、变性等改变，引起颈部以下身体感觉、运动和大小便功能等异常。本病与颈椎间盘突出症有相似之处。

1.症状

（1）表现为上肢症状往往不明显，有时仅表现为沉重无力；下肢症状明显，可出现双下肢僵硬无力、酸胀、烧灼感、麻木感和运动障碍，呈进行性加重的趋势。

（2）步态笨拙，走路不稳或有踩棉花感。手部肌肉无力、发抖、活动不灵活、持物不稳、容易坠落。

（3）甚至四肢瘫痪，排尿、排便障碍，卧床不起。

（4）患者常有头痛、头昏、半边脸发热、面部出汗异常等。

2.体征

（1）颈部活动受限不明显，病变相应节段压痛存在。

（2）上肢动作欠灵活，肌力减弱。

（3）下肢肌张力增高。低头1分钟后症状加重。

（4）肱二、三头肌肌腱及膝腱反射减弱；跟腱反射亢进。

（5）髌阵挛和踝阵挛。

（6）腹壁反射和提睾反射减弱。

（7）霍夫曼征、巴宾斯基征均可出现阳性。

3.辅助检查

（1）X线检查：可见病变椎间隙狭窄、椎体骨质增生、节段不稳定等退行性改变。有时可见椎管狭窄、椎间孔缩小。

（2）脊髓造影：脊髓造影可发现硬膜囊前后压迫情况，如压迫严重可呈现不完全一性或完全性梗阻。

（3）CT检查：可确切地了解颈椎椎管的大小、椎间盘突出程度、有无椎体后骨刺等情况。

（4）MRI检查：可明确有无颈椎间盘变性、突出或脱出及其对脊髓的压迫程度，了解脊髓有无萎缩变性等。

（四）椎动脉型颈椎病

椎动脉型颈椎病是由于椎间盘退变及上位颈椎错位，横突孔骨性非连续管道扭转而引起椎动脉扭曲，或因椎体后外缘、钩椎关节的骨质增生而导致椎动脉受压，造成一侧或双侧的椎动脉供血不足，或因椎动脉交感神经丛受刺激而导致基底动脉痉挛等。近年来对椎动脉形态学的研究表明，该病存在椎动脉入横突孔位置变异（图7-1）、先天性纤细、痉挛（图7-2）、钩椎关节增生压迫（图7-3）、横突孔内纤维束带牵拉扭曲（图7-4）及骨质增生压迫椎动脉等病理改变。

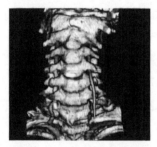

图7-1　入横突孔位置变异

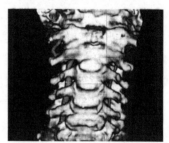

图7-2　先天性纤细痉挛

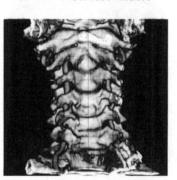

图7-3　骨质增生压迫椎动脉

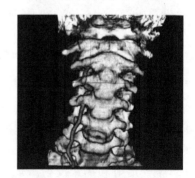

图7-4　纤维束带牵拉扭曲

因此，可以认为，椎动脉形态学改变使椎动脉血流动力学异常，椎动脉供血不足，小脑缺血、缺氧是导致眩晕的主要原因。

《灵枢》有"髓海不足，则脑转耳鸣""上气不足，脑为之不满，耳为之苦鸣，头为之苦倾，目为之眩"及"上虚则眩"等记载。

1.症状

(1)持续性眩晕、恶心、耳鸣、重听、记忆力减退、后枕部麻木、偏头痛等。

(2)可伴有视物模糊、视力减退、精神萎靡、失眠、嗜睡等。

(3)头部过伸或旋转时,可出现位置性眩晕、恶心、呕吐等急性发作症状。

(4)可出现猝然摔倒、持物坠落,但摔倒时神志多清醒。

(5)部分患者可同时伴有颈肩臂痛等神经根型颈椎病的表现,以及交感神经刺激症状。

2.体征

(1)病变节段横突部压痛。

(2)当出现颈源性眩晕等椎动脉供血不足的症状时,可发作性猝倒。

(3)旋颈试验阳性。

3.辅助检查

(1)X线检查:颈椎正位及斜位片,可见颈椎生理弧度减小或消失,可出现侧凸畸形。可见钩椎关节侧方或后关节部骨质增生、椎间孔变小等。

(2)椎动脉造影:可见椎动脉因钩椎关节骨赘压迫而扭曲或狭窄,可作为确切诊断。

(3)经颅多普勒检查:为目前临床常用的检查项目,可发现椎动脉血流速减慢或增快,可供临床参考。

(4)三维螺旋CT血管造影检查:可清晰观察椎动脉及椎-基底动脉全貌,分析椎动脉与椎体、椎间孔及周围软组织的关系,可明确诊断。

(五)交感神经型颈椎病

1.症状

(1)有慢性头痛史,以眼眶周围、眉棱骨等部位明显,疼痛常呈持续性。

(2)可出现头晕、眼花、耳鸣、恶心或呕吐。

(3)可有心动过速或减慢、心前区闷痛、心悸、气促等症状。

2.体征

(1)两侧颈椎横突前压痛点明显。

(2)部分患者出现霍纳征。

(3)有"类冠心病样综合征"征象。

3.辅助检查

(1)X线检查:颈椎生理弧度有不同程度的改变,椎体和钩椎关节骨质增生,横突肥厚等。

(2)心电图检查:无异常或有轻度异常。

(六)混合型颈椎病

兼具上述两种类型或两种以上类型的诊断要点。

三、鉴别诊断

临床上根据患者的病史、症状和体征,并通过相应检查可明确诊断,并注意同下列疾病相鉴别。

(一)神经根型颈椎病

(1)风湿性或慢性劳损性颈肩痛有颈肩、上肢以外多发部位的疼痛史,无放射性疼痛,无反射改变,麻木区不按脊神经根节段分布,该病与天气变化有明显关系,服用抗风湿类药症状可好转。

(2)落枕颈项强痛,活动功能受限,无手指发麻症状,起病突然,以往无颈肩症状。

(3)前斜角肌综合征颈项部疼痛,患肢有放射痛和麻木触电感,以手指胀、麻、凉、皮肤发白或发绀为特征。手下垂时症状加重,上举后症状可缓解。前斜角肌痉挛发硬,艾迪生试验阳性。

(二)脊髓型颈椎病

1.颈脊髓肿瘤

脊髓压迫症状呈进行性加重,先有一侧颈、肩、臂手指疼痛或麻木,逐渐发展到对侧下肢,然后累及对侧上肢。X线平片显示椎间孔增大,椎体或椎弓破坏。CT、MRI、脊髓造影检查可确诊。

2.脊髓粘连性蛛网膜炎

脊髓粘连性蛛网膜炎可有感觉神经和运动神经受累症状,亦可有脊髓的传导损害症状。腰椎穿刺时,脑脊液呈不全或完全梗阻现象。脊髓造影时,造影剂通过蛛网膜下腔困难,并分散为点滴延续的条索状。

3.脊髓空洞症

脊髓空洞症好发于20~30岁的青年人,以痛温觉与触觉分离为特征,尤以温度觉的减退或消失较为明显。脊髓造影通畅,MRI检查可见颈膨大,有空洞形成。

此外,还需与颈椎骨折脱位、颈椎结核相鉴别。

(三)椎动脉型颈椎病

1.梅尼埃病

平素有类似发作症状,常因劳累、睡眠不足、情绪波动而发作。其症状表现为头痛、眩晕、呕吐、恶心、耳鸣、耳聋、眼球震颤等。

2.体位性低血压

发作于患者突然改变体位时,尤其从卧位、蹲位改为立位时,突然头晕,而颈部活动无任何异常表现。

3.内听动脉栓塞

突发耳鸣、耳聋及眩晕,症状严重且持续不减。

(四)交感神经型颈椎病

1.心绞痛

有冠心病史,发作时心前区剧烈疼痛,伴胸闷心悸、出冷汗,心电图有异常表现。含服硝酸甘油片能缓解。

2.自主神经紊乱症

自主神经紊乱症多见于青壮年,表现为头痛、头晕、睡眠障碍、自制能力差等。X线片显示颈椎无明显异常改变,神经根、脊髓无受累征象。服用调节自主神经类药物有效。对此类患者需长期观察,以防误诊。

四、治疗

(一)治疗原则

消除肌痉挛,纠正椎骨错缝,恢复颈椎内外力平衡。颈型以纠正颈椎紊乱,缓解肌紧张为主;神经根型以活血化瘀,疏经通络为主;脊髓型以疏经理气,温通督脉为主;椎动脉型以行气活血,益髓止晕为主;交感神经型以益气活血,平衡阴阳为主。

(二)手法

㨰法、一指禅推法、按法、拿法、拔伸法、扳法、旋转法、按揉法、擦法等。

(三)取穴与部位

1.五线

(1)督脉线自风府穴至大椎穴连线。

(2)颈夹脊线自天柱穴至颈根穴(大椎穴旁开1寸)连线,左右各一线。

(3)颈旁线自风池穴至颈臂穴(缺盆穴内1寸)连线,左右各一线。

2.五区

(1)肩胛区:冈上肌区域,左右各一区。

(2)肩胛背区:冈下肌区域,左右各一区。

(3)肩胛间区:两肩胛骨内侧缘区域。

3.十三穴

风府穴、风池穴(双)、颈根穴(双)、颈臂穴(双)、肩井穴(双)、肩外俞穴(双)、天宗穴(双)。

(四)操作

1.基本操作

(1)督脉线:用一指禅推法、按揉法、擦法,累计2~3分钟。

(2)颈夹脊线:用一指禅推法、按揉法、拿法、擦法,累计3~5分钟。

(3)颈旁线用一指禅推法、按揉法、擦法、抹法,累计2~3分钟。

(4)肩胛区由肩峰端向颈根部施㨰法、拿法、擦法,累计3~5分钟。

(5)肩胛背区用㨰法、按揉法,累计1~2分钟。

(6)肩胛间区用一指禅推法、按揉法、拨揉法,累计2~3分钟。

2.辨证推拿

(1)颈型颈椎病:①有椎间关节紊乱者,用颈椎定位扳法、旋转扳法等,纠正颈椎生理弧度、侧弯和关节紊乱。②根据症状累及部位,选择相应的五区、十三穴,用一指禅推法、按揉法、拨揉法,累计3~5分钟。③有偏头痛者,同侧风池穴按揉,手法作用力向上,时间2~3分钟。④有眩晕者,用一指禅推风池穴(双),用拇指的尺侧偏峰沿寰枕关节向风府方向推,左手推右侧,右手推左侧。每穴2~3分钟。

(2)神经根型颈椎病:①有椎间关节紊乱者,用颈椎定位扳法、旋转扳法等,纠正颈椎生理弧度、侧弯和关节紊乱。②相应神经根节段治疗。放射至拇指根麻木者,取同侧 $C_5 \sim C_6$ 椎间隙,用一指禅推法、按揉法治疗,累计时间3~5分钟;放射至拇、示、中指及环指桡侧半指麻木者,取同侧 $C_{6\sim7}$ 椎间隙,用一指禅推法、按揉法治疗,累计时间3~5分钟;放射至小指及环指尺侧半指者,取同侧 $C_7 \sim T_1$ 椎间隙,用一指禅推法、按揉法治疗,累计时间3~5分钟。③根据症状累及部位,选择相应的五区、十三穴,用一指禅推法、按揉法、拨揉法,累计3~5分钟。

(3)脊髓型颈椎病:①根据症状所累及部位,选用相应的五区、十三穴,用一指禅推法、按揉法、拨揉法,累计3~5分钟。②根据所累及的肢体,选用相应穴位操作,以缓解肢体相应症状。时间3～5分钟。

(4)椎动脉型颈椎病:①一指禅推风池穴(双),用拇指的尺侧偏峰沿寰枕关节向风府方向推,左手推右侧,右手推左侧。每穴3～5分钟。②取颈臂穴(双),用一指禅推法、按揉法,每穴1～2分钟。③有椎间关节紊乱者,用颈椎定位扳法、旋转扳法等,纠正颈椎生理弧度、侧弯和关节紊乱。④用鱼际揉前额,拇指按揉印堂、睛明穴、太阳穴,分抹鱼腰穴;用沿足少阳胆经头颞部循线行扫散法治疗。时间约5分钟。

(5)交感神经型颈椎病:①有椎间关节紊乱者,用颈椎定位扳法、旋转扳法等,纠正颈椎生理弧度、侧弯和关节紊乱。②颞部、前额部、眼眶等部位,用抹法、一指禅推法、按揉法、扫散法等治疗,累计时间3～5分钟。③视物模糊、眼涩、头晕者,一指禅推风池穴(双),用拇指的尺侧偏峰沿寰枕关节向风府方向推,左手推右侧,右手推左侧。每穴3～5分钟。④头痛、偏头痛、头胀、枕部痛者,取同侧风池穴按揉,手法作用力向上,时间约3分钟。⑤耳鸣、耳塞者,取风池穴(同侧),用一指禅推法、按揉法向外上方向操作,累计时间2～3分钟。⑥心前区疼痛,心动过速或过缓者,取颈臂穴(双),用一指禅推法、按揉法操作,累计时间3～5分钟。

(6)混合型颈椎病:按证型症状的轻重缓急,综合对症处理。

五、注意事项

(1)对颈椎病的推拿治疗,尤其在做被动运动时,动作应缓慢,切忌暴力、蛮力和动作过大,以免发生意外。

(2)低头位工作不宜太久,避免不正常的工作体位。

(3)避免头顶、手持重物。

(4)睡眠时枕头要适宜:对颈椎生理弧度变直、消失的,枕头宜垫在颈项部;弧度过大的,宜垫在头后部;侧卧时枕头宜与肩膀等高,使颈椎保持水平位。

(5)治疗后可选用合适的颈围固定颈部,并要注意保暖。

(6)本病可以配合颈椎牵引治疗。重量为3～5 kg,每次20～30分钟。

(7)对脊髓型颈椎病,禁用斜扳法。推拿治疗效果不佳,或有进行性加重趋势,应考虑综合治疗。

六、功能锻炼

(一)颈肌对抗锻炼

(1)双手交握,置于额前(枕后),颈部向前(后)用力与之对抗,每次持续10～

20 秒,每组 8～10 次,每天 1～3 组。

(2)将手掌置于头同侧,颈部用力与之对抗,每次持续 10～20 秒,每组 8～10 次,每天 1～3 组。

(3)左右侧分别进行。

(二)颈部关节活动度锻炼

头向前缓慢、用力屈至极限,停顿 3 秒钟后缓慢、用力抬起,向后伸至极限,停顿 3 秒钟后缓慢回到中立位,每组 8～10 次,每天2～3 组;头向左缓慢、用力屈至极限,停顿 3 秒钟后缓慢、用力向右屈至极限,停顿 3 秒钟后缓慢回到中立位,每组 8～10 次,每天2～3 组。

(三)颈保健操

(1)捏九下:用手掌心放在颈后部,用示、中、环及小指与掌根相对用力,提捏颈部肌肉。左手捏九下,右手捏九下。

(2)摩九下:用手掌放在颈后部,用手指、手掌连同掌根,沿颈项做横向地来回往返摩擦。左手摩九下,右手摩九下。至颈项发热舒适。

(3)扳九下:用示、中、环及小指放在颈后部,做头缓缓向后仰,同时手指向前扳拉。左手扳九下,右手扳九下。使颈后部有被牵拉感。

七、疗效评定

(一)治愈

原有各型症状消失,肌力正常,颈、肢体功能恢复正常,能参加正常劳动和工作。

(二)好转

原有各型症状减轻,颈、肩背疼痛减轻,颈、肢体功能改善。

(三)未愈

症状无改善。

第三节　颈椎间盘突出症

颈椎间盘突出症是指颈椎间盘退行性改变,使纤维环部分或完全破裂,或因外力作用于颈部,使椎间盘纤维环急性破裂,髓核向外膨出或突出,压迫神经根,或刺激脊髓,而出现颈神经支配相应区域的症状和体征的病证。流行病学显示,近年来,由于人们生活方式改变,工作节奏加快,伏案低头工作时间延长,使得颈椎间盘突出症的发病率明显上升,成为颈椎发病的主要病证之一。因此,有必要对该病进行专门论述。

一、病因病理

颈椎间盘突出症多由脊柱急性损伤、慢性积累性劳损,颈椎生理弧度改变或侧弯等因素,在颈椎间盘退变的基础上发生,其病理与腰椎间盘突出基本一致。由于颈部长期负重,椎间盘长时间持续地受挤压,髓核脱水造成椎间盘的变性。纤维环发生变性后,其纤维首先肿胀变粗,继而发生玻璃样变性,弹性降低,纤维环部分、不完全或完全破裂。由于变性纤维环的弹性减退,承受盘内张力的能力下降,当受到头颅的重力作用,椎间盘受力不均匀,或椎周肌肉的牵拉,或突然遭受外力作用时,造成椎间盘纤维环向外膨出,严重时,髓核也可经纤维环裂隙向外突出或脱出,压迫神经根或脊髓,出现相应支配区域的疼痛、麻木症状。由于下段颈椎受力大,活动频繁,因此 $C_6 \sim C_7$ 椎间盘和 C_6 椎间盘最易发病。老年人肝肾亏损,筋失约束;或风寒侵袭,筋脉拘挛,失去了内在的平衡,均可诱发颈椎间盘突出。

影像学上的椎间盘突出症并不一定都会出现症状,只有当突出物压迫或刺激神经根时才会出现症状。临床症状的轻重,则与颈椎间盘突出位置和神经受压的程度有关。根据椎间盘突出的程度,可分为膨出、突出、脱出 3 种类型。

(一)膨出型

椎间盘髓核变性,向后方或侧后方沿纤维环部分破裂的薄弱部膨出,纤维环已超出椎体后缘,但髓核则未超出,硬脊膜囊未受压。

(二)突出型

椎间隙前宽后窄,椎间盘纤维环和髓核向后方或侧后方沿纤维环不完全破裂部突出,超过椎体后缘,但纤维环包膜尚完整,硬脊膜囊受压。

(三)脱出型

椎间隙明显变窄,纤维环包膜完全破裂,髓核向后方或侧后方沿完全破裂的纤维环向椎管内脱出,或呈葫芦状悬挂于椎管内,脊髓明显受压。

常见突出位置有以下 3 种。①外侧型突出:突出部位在后纵韧带的外侧,钩椎关节内侧。该处有颈神经根通过,突出的椎间盘压迫或刺激脊神经根而产生症状。②旁中央型突出:突出部位偏于一侧,介于脊神经和脊髓之间。突出的椎间盘可以压迫或刺激脊神经根和脊髓而产生单侧脊髓和神经根受压症状。③中央型突出:突出部位在椎管中央,脊髓的正前方。突出的椎间盘压迫脊髓腹面的两侧而产生脊髓双侧压迫症状。

椎间盘突出症临床症状往往表现为 3 种情况:一是疼痛明显,而无麻木;二是麻木明显,而无疼痛;三是疼痛与麻木并存。一般认为,疼痛是由于突出或膨出的椎间盘炎症、水肿明显,刺激硬脊膜或神经根所致;麻木是由于突出或脱出的椎间盘压迫脊神经所致;疼痛与麻木并存则有真性压迫和假性压迫之分,假性压迫由于突出物炎症水肿相当明显,既刺激又压迫脊神经,当炎症、水肿消退后,麻木也随之消失;真性压迫的,当炎症、水肿消退后,压迫依然存在,麻木也难以消失。

本病属中医“节伤”范畴。颈为脊之上枢,督脉之要道,藏髓之骨节,上通髓海,下连腰脊,融汇诸脉。颈脊闪挫、劳损,致使脊窍错移,气血瘀滞,筋肌挛急而痛。窍骸受损,突出于窍,碍于脊髓,诸脉络受阻,经气不通,则筋肌失荣,痿弛麻木,发为本病。

二、诊断

(一)症状

(1)多见于 30 岁以上青壮年。

(2)男性发病多于女性。

(3)本病多发生于 $C_6 \sim C_7$ 椎间盘和 $C_5 \sim C_6$ 椎间盘。

(4)有外伤者,起病较急;无明显外伤者,起病缓慢。

(5)患者常有颈部疼痛,上肢有放射性疼痛和麻木,卧床休息症状可有缓解,活动后症状加重。由于椎间盘突出部位和压迫组织的不同,临床表现也不一致。

(二)体征

1.外侧型突出

(1)主要症状为颈项部及受累神经根的上肢支配区域疼痛与麻木。咳嗽、打喷嚏时疼痛加重。

(2)疼痛仅放射到一侧肩部和上肢,很少发生于两侧上肢。

(3)颈僵硬,颈后肌痉挛,活动受限,当颈部后伸,再将下颌转向健侧时可加重上肢放射性疼痛,做颈前屈或中立位牵引时疼痛可缓解。

(4)由于颈椎间盘突出的间隙不同,检查时可发现不同受累神经节段支配区域的运动、感觉及反射的改变。

（5）颈椎拔伸试验阳性。部分病变节段成角严重的患者可反应为上肢放射性神经痛加重,称反阳性。

（6）椎间孔挤压试验阳性。

（7）病程日久者,可出现相关肌肉肌力减退和肌肉萎缩等。

颈椎不同间隙椎间盘突出神经根受压的症状与体征见表 7-1。

表 7-1　颈椎间盘突出神经根受压的临床定位

颈椎间隙	$C_4 \sim C_5$	$C_5 \sim C_6$	$C_6 \sim C_7$	$C_7 \sim T_1$
受压神经	C_5 神经	C_6 神经	C_7 神经	C_8 神经
疼痛区域	颈根、肩部和上臂	肩、肩胛内缘	肩胛内侧中部和胸大肌区	肩胛内缘下部、上臂和前臂内侧至手内侧
感觉异常	肩外侧	前臂桡侧、拇指	手背示指和中指	前臂内侧至环指、小指
肌肉萎缩和肌力减退	三角肌,或肱二头肌	肱二头肌	肱三头肌	大小鱼际肌,手握力减退
腱反射减退	肱二头肌腱	肱二头肌腱	肱三头肌腱	腱反射正常

2.旁中央型突出

旁中央型突出患者除有椎间盘外侧型突出的症状、体征外,还有一侧脊髓受压的症状和体征,可出现同侧下肢软弱无力,肌肉张力增加。严重时可出现腱反射亢进,巴宾斯基征、霍夫曼征阳性。

3.中央型突出

中央型突出主要表现为脊髓受压,最常见的症状为皮质脊髓束受累,由于病变程度不一,可出现下肢无力,平衡明显障碍,肌张力增高,腱反射亢进;踝阵挛、髌阵挛及病理反射。重症者可出现两下肢不完全性或完全性瘫痪,大小便功能障碍,胸乳头以下感觉障碍。

（三）辅助检查

1.X 线检查

正位片显示颈椎侧弯畸形,侧位片上可显示颈椎生理弧度改变、椎间隙变窄及增生性改变。斜位片上可显示椎间孔的大小及关节突情况。颈椎 X 线不能显示是否有椎间盘突出,但可排除颈椎结核、肿瘤、先天性畸形。

2.CT 及 MRI 检查

CT 检查可显示颈椎椎管的大小及突出物与受累神经根的关系。MRI 检查可显示突出的椎间盘对脊髓压迫的程度,了解脊髓有无萎缩变性等。

3.肌电图和神经诱发电位检查

肌电图和神经诱发电位检查可确定受累神经根以及损害程度,客观评价受损程度和评定治疗效果。

三、治疗

(一)治疗原则

舒筋通络,活血祛瘀,解痉止痛,扩大椎间隙,减轻或解除神经根和脊髓受压症状。

(二)手法

滚法、按法、揉法、拿法、拔伸法、旋转复位法等。

(三)取穴与部位

风池、风府、肩井、秉风、天宗、曲池、手三里、小海、合谷等穴及颈根、颈臂等经验穴,突出节段相应椎旁、颈肩背及患侧上肢部。

(四)操作

1.舒筋通络

患者取坐位,术者立于其身后,用一指禅推法、按揉法沿督脉颈段、两侧颈夹脊穴上下往返操作3～5遍。自两侧肩胛带、颈根部、颈夹脊线用滚法操作,时间约5分钟。

2.解痉止痛

在上述操作的同时,在风池、风府、肩井、秉风、天宗穴及颈根、颈臂穴做一指禅推法或按揉法操作,时间约5分钟。

3.活血祛瘀

根据神经根受累的相应节段定位,在椎间盘突出间隙同侧,用一指禅推法、按揉法重点治疗,并对上肢相应穴位用按法、揉法操作,时间约5分钟。

4.扩大椎间隙

采用颈椎拔伸法操作,可配合颈椎摇法。时间为2～3分钟。

5.颈椎整复

采用颈椎旋转复位法,减轻或解除神经根和脊髓受压症状。患者取坐位,术者立于其身后,以一手屈曲之肘部托住患者下颌,手指托住枕部,另一手拇指顶推偏凸之颈椎棘突;令患者逐渐屈颈,至拇指感觉偏凸棘突有动感时,即维持该屈颈姿势;然后术者将患者头部向上牵拉片刻,以消除颈肌反射性收缩,在逐渐将颈部向棘突偏凸侧旋转至弹性限制位,在拇指用力顶推患椎棘突下做一瞬间有控制的扳动,使颈椎复位。旋转幅度控制在 $3°\sim5°$。此法只用于患侧。对患者因心理紧张或老年人,可采用在仰卧位牵引拔伸状态下进行旋转整复。

6.理筋放松

重复舒筋通络手法操作,并拿肩擦颈项,搓、抖上肢,结束治疗。

四、注意事项

(1)科学用枕,对颈椎生理弧度变直、消失的,枕头宜垫在颈部;弧度过大的,宜垫在枕后部;侧卧时枕头宜与肩膀等高,使颈椎保持水平位。

(2)避免长时间连续低头位工作或看书,提倡做工间颈椎活动。

(3)注意颈部保暖,适当休息,避免劳累。

(4)乘机动车应戴颈托保护,以防紧急制动时引起颈椎挥鞭性损伤,甚至高位截瘫。

五、功能锻炼

(1)采用"与项争力"的功法以提高颈伸肌肌力和颈椎平衡代偿能力。

(2)坚持做颈保健操,同颈椎病。

第四节　肩关节周围炎

肩关节周围炎又称肩周炎,俗称"凝肩""五十肩",是由于肩部受到损伤、劳损或风、寒、湿邪侵袭之后,使肩关节囊及周围的肌肉、肌腱、腱鞘、滑膜囊等组织发生退行性变和慢性非特异性炎症反应,以肩部疼痛酸楚、肩关节运动障碍,或伴有肩部肌肉萎缩为主要症状的一种病证。

一、诊断要点

(1)慢性劳损,外伤筋骨,气血不足,复感受风、寒、湿邪所致。

(2)好发年龄在 50 岁左右,女性发病率高于男性,右肩多于左肩,多见于体力劳动者,多为慢性发病。

(3)肩周疼痛,以夜间为甚,常因天气变化及劳累而诱发,肩关节活动功能障碍。

(4)肩部肌肉萎缩,肩前、后、外侧均有压痛,外展功能受限明显,出现典型的"扛肩"现象。

(5)X线检查多为阴性,病程久者可见骨质疏松。

二、证候分型

(一)风寒湿型

肩部串痛,遇风寒痛增,得温痛缓,畏风恶寒,或肩部有沉重感。舌质淡,苔薄白或腻,脉弦滑或弦紧。

(二)瘀滞型

肩部肿胀,疼痛拒按,以夜间为甚。舌质黯或有瘀斑,舌苔白或薄黄,脉弦或细涩。

(三)气血虚型

肩部酸痛,劳累后疼痛加重,伴头晕目眩,气短懒言,心悸失眠,四肢乏力。舌质淡,苔少或白,脉细弱或沉。

三、推拿治疗

(一)治则

舒筋通络,活血止痛,滑利关节。

(二)手法

一指禅推法、滚法、揉法、按法、点法、弹拨法、理筋法、拿法、摇法、扳法、搓法、抖法等。

(三)取穴

云门、中府、附分、天宗、肩井、肩髃、肩贞、阿是穴、手三里、合谷等。

(四)操作方法

(1)患者取坐位,术者站于患侧,一手托住患肘,使患肩外展位,先以一指禅推法、按揉法、弹拨法施于三角肌前束及结节间沟处,反复操作3~7分钟,然后用拇指点按云门、中府、附分、天宗、肩井、肩髃、肩贞、手三里、合谷诸穴1~3分钟,均以有酸胀感为宜。

(2)接上势,术者用滚法施于患肩背部三角肌、冈上肌、冈下肌、大圆肌、小圆肌,反复操作3~5分钟,同时配合患肩部向上抬举、内收、外展被动活动,反复操作1~3次。继以拿法施于肩井穴1分钟。

（3）体位同上，术者站于其患侧，用一手托握其肘部，以另一手挟住其肩部，做顺、逆时针方向摇法，速度由慢到快，幅度由小到大，反复操作5～10次。

（4）肩关节扳法。①肩关节内收扳法：患者坐位，术者站于其背后，用一手握住患臂手腕部，置于其胸前，并用力向健侧扳拉，以另一手挟住患肩部或托握肘部以助力其肩臂内收，此时两手协同用力做内收扳肩动作，反复操作1～3次。②肩关节后伸扳法：患者坐位，术者站于其患侧方，用一手握住患臂手腕置于其背后，用力向健肩部扳牵，以另一手挟住患肩部，并助力使其肩部后伸，此时两手同时用力使肩关节做后伸扳动，反复操作1～3次。③肩关节前上举扳法：患者坐位，术者站于其背后患侧方，用一手扶住患肩部以固定之，用另一手扶住患手臂，并用力徐徐前上举抬高至最大限度时，突发用力做扳肩动作，此时两手用力协同一致，反复操作1～3次。④肩关节上抬扳法：患者坐位，术者站于其背后患侧方，以一手协助患肩部，用另一手前臂插入患肩腋下用力逐渐上抬患肩部，达到最大限度时，突发用力向上扳动肩关节，此时两手扳按用力要协调一致，反复操作1～3次。上述4种肩关节扳法，在临证中根据肩关节运动障碍方向不同，而选择应用。

（5）肩关节大摇法（又称运法）：患者取坐位，术者位于其面前患侧方，用双手握住患肢腕部，向上抬举至极限做外展、外旋、向下、向内、向上画圆圈。与此同时，用一手掌沿其上肢外侧手三阳循行路线向上推抹至肩部，再沿其上肢内侧三阴经循行路线向下推抹至手腕部，此时手式还原，如此反复操作3～5次。此法摇一圈是360°，为正面大摇法。背面大摇法，术者位于与其背后患侧，操作方法同正面。此法操作时术者要以弓箭步姿势为准。本法适用于肩周炎患者慢性粘连期，具有舒经活络、松解粘连、滑利关节之功效。

（6）扛肩扳法：术者取坐位，术者位于患肩侧方，取马步半蹲势，用双手十指交叉抱按固定肩部，以一侧肩膀伸入患肩上臂下方，用力向上扛起患肩臂，与此同时做蹲下站起扳肩动作，此时向下按肩之力与向上抗肩之力要协调一致，使肩关节产生开合活动，反复操作3～5次。此法适用于肩周炎的慢性粘连期和冻结期患者。

（五）随证加减

（1）急性期肩峰下三角肌滑囊肿胀疼痛呈方肩，活动痛甚者，加一指禅推揉法施于肩部肩髃、阿是穴，反复操作3～5分钟，手法宜轻，继弹拨三角肌腱及肿胀滑囊，再以理筋、按压法，反复操作1～3分钟。

（2）因风、寒、湿邪客于筋脉，筋骨失养，筋脉拘急而疼痛者，加拿按风池、风府，擦大椎、上臂外侧三阳经，以皮肤发热为宜，按揉曲池、手三里、外关诸穴，反复操作3～5分钟。

（3）年老体质虚弱，气血亏虚，病证较重，处于慢性粘连期或冻结期患者，加嘱患者仰卧位，先以一指禅推法、滚法于患侧肩前及上臂内侧，往返操作，同时配合患肢外展、外旋被动活动，然后以拿按法于肩内俞、极泉、阿是穴诸穴，反复操作3～5分钟。再嘱患者取健侧卧位，仍以一指禅推法、滚法于肩外侧及肩后腋部往返操作，同时配合患肢上举及内收被动活动，继以拿按法施于肩井、肩髃、肩贞诸穴，反复操作3～5分钟。然后用双手掌搓揉肩部，拿按曲池、手三里、内关、外关、合谷诸穴，最后捻勒手指，牵抖上肢，结束操作。

（六）注意事项

（1）冻结期用扳法、扛肩法、摇法时，忌用力粗暴过猛，以防造成脱位或骨折。

（2）在治疗期间，必须配合肩部适当功能锻炼，以加强疗效。

（3）局部保暖，防止风寒湿邪侵袭。

（4）急性疼痛期，治疗手法，宜轻柔缓和，不施重刺激，可配合理疗，中药湿热敷，减轻无菌炎症疼痛。

四、自我保健推拿

包括：①按擦大椎；②按揉颈臂；③揉拿肩井；④拿按肩髃；⑤揉按痛点；⑥按揉曲池；⑦拿揉内关、外关；⑧拿揉合谷；⑨五指抓揉肩部诸穴；⑩擦上肢内、外侧。

第五节　急性腰扭伤

急性腰扭伤是指腰骶、骶髂及腰背两侧的肌肉、筋膜、韧带、关节囊及滑膜等软组织的急性损伤，从而引起腰部疼痛及活动功能障碍的一种病证。本病多发于青壮年体力劳动者，以及长期从事弯腰工作和平时缺乏锻炼、肌肉不发达者。

一、诊断要点

（1）有腰部扭伤史，多见于青壮年。

（2）腰部一侧或两侧剧烈疼痛，活动受限，不能翻身、坐立和行走，常保持一定强迫姿势,以减少疼痛。

(3)腰肌和臀肌痉挛,或可触及条索状硬物,损伤部位有明显压痛点,脊柱生理弧度改变。

二、证候分型

(一)气滞血瘀型

闪挫及强力负重后,腰部剧烈疼痛,腰肌痉挛,腰部不能挺直,俯仰屈伸转侧困难。舌黯红或有瘀点,苔薄,脉弦紧。

(二)湿热内蕴型

劳动时姿势不当或扭闪后腰部板滞疼痛,有灼热感,可伴腹部胀痛,大便秘结,尿黄赤。舌苔黄腻,脉濡数。

三、推拿治疗

(一)治则

舒筋通络,活血止痛。

(二)手法

一指禅推法、滚法、按法、揉法、拿法、点法、摇法、推扳法、擦法等。

(三)取穴

以足太阳膀胱经和足少阳胆经为主,取肾俞、大肠俞、环跳、肩髎、委中、阿是穴等。

(四)操作方法

(1)患者俯卧,术者位于患侧,先用一指禅推法或滚法施于腰部疼痛处及其周围,手法的压力由轻到重,往返操作治疗。若病变部位疼痛剧烈者,可先用拿法、揉法施于肾俞、大肠俞持续操作,待气血运行,肌痉松解,疼痛缓解后,继施以一指禅推法或滚法,反复操作3～5分钟,然后再施以按揉法于肾俞、大肠俞、阿是穴,手法宜轻柔、缓和深透。继以重按居髎、环跳、委中诸穴,反复治疗片刻。重点治疗部位是腰部。

(2)嘱患者仰卧位,术者位于患侧下肢侧方,以一手扶持膝部,另一手握住小腿足踝部,屈膝屈髋,用摇法做顺、逆时针方向摇动髋关节,反复操作各3～5次,继用拿法施于委中穴片刻。

(3)嘱患者坐低凳上,术者位于其背后患侧方,用一手扶按患者肩部做被动性的弯腰伸腰动作,用另一手施滚法于腰部病变处及其周围,反复操作治疗3～5分钟,然后用掌擦法施于腰骶部沿足太阳膀胱经循行路线,往返操作直至皮肤色红、热透入里为度。

(五)随证加减

(1)急性腰扭伤时,伴棘突上韧带损伤有明显钝厚压痛,做腰后伸动作症状加重者,加用揉法治疗片刻,待痛减,继施以弹拨理筋法沿棘上韧带纵轴方向进行弹拨理筋平复治疗,使痉解劲松、气血通畅,则痛止矣。

(2)急性腰扭伤时,伴有棘间韧带损伤,在腰前屈时痉痛加重者,加点按法于患椎棘突间隙及其病变周围反复操作治疗,配合腰后伸扳法、掌拍法、擦法诸法,共同激发督脉阳气,起健腰通络、活血祛瘀止痛之功效。

(3)腰部疼痛为甚,出现臀部及下肢牵涉性、腰肌痉挛、活动受限者,加腰椎推扳法治疗,以矫正腰椎异常生理曲线的恢复,再点按居髎、环跳、风市、阳陵泉、承扶,拿揉委中诸穴,反复操作治疗3～5分钟,可达舒筋活血止痛之功效。

(六)注意事项

(1)发病后要及时治疗,注意卧板床休息。

(2)在日常工作、生活中,要注意正确姿势。搬抬重物时要注意防止扭闪腰部。

(3)平时坚持适当的腰背肌锻炼和自我推拿治疗。

(4)注意保暖,避免风、寒、湿邪侵袭。

四、自我保健推拿

(1)患者可做单杠悬垂吊臂动作,前后及左右摆动各3～5次。

(2)取俯卧位,双手握拳,用示指指端按揉肾俞、大肠俞、关元、阿是穴,反复操作20～30次,然后用空拳轻击痛点及其周围15～20次,继用双手掌擦腰骶部,以透热为宜。

第六节　腰椎间盘突出症

腰椎间盘突出症,又名“腰椎间盘纤维环破裂症”,亦可称为髓核突出(或脱出),中医属腰腿疼范畴。是临床上较为常见的腰部疾病之一。主要是因为腰椎间盘各部分(髓核、纤维环及软骨板尤其是髓核)不同程度的退行性改变后,在外界因素的作用下,被挤压突出于外,出现的腰腿等症状。临床上以 L_4、L_5 和 L_5、S_1 之间的椎间盘最易发生病变。

一、临床表现

腰部疼痛,多数患者有数周或数月的腰痛史,或有反复发作史,腰痛程度轻重不一,严重者可影响翻身和坐立。一般在休息后可使症状减轻,咳嗽、打喷嚏或大便时用力,均可使疼痛加剧。站立行走时腰以下坠痛,沉重,甚至不能行走,患肢温度下降等。腰部活动障碍,腰部活动在各方面均受影响,尤以后伸障碍为明显,少数患者在前屈时明显受限。多数患者有不同程度的腰脊柱侧弯,多数凸向病侧,少数突向健侧。腰椎生理前凸往往减少或消失,侧凸的方向表明突出物的位置和与神经根的关系。主观有麻木感,下肢放射痛,凡 L_4、L_5 或 L_5、S_1 椎间盘突出者,一侧下肢坐骨神经区域放射痛,为本病的主要症状,常在腰痛消失或减轻时出现,疼痛由臀部开始,逐渐放射至大腿后侧、小腿后外侧,有的可发展到足背外侧、足跟或足掌,影响站立和走路。如果突出位于中部或在椎管内能移动时,放射痛可能为双侧性或交替性。病程较久者,常有主观麻木感。多局限于小腿后外侧、足背、足跟或足掌。中央型髓核突出可发生鞍区麻痹。患肢温度下降,不少患者患肢感觉发凉。

二、针灸治疗

(一)治疗原则

降低椎间盘内压力,增加盘外压力,促使突出物回纳,为纤维环的修复,创造有利条件。改变突出物的位置,松解粘连,解除或减轻对神经根的压迫。加强局部气血,促使受压迫的神经根恢复正常功能。

(二)治疗方法

倒背法、温针灸、拔火罐,穴位注射综合治疗方法。

(三)针灸处方

腰阳关、腰部阿是穴、殷门、委中、阳陵泉、绝骨、昆仑。

(四)治疗操作

倒背法:医者与患者背靠背而立,用双肘弯部挽住患者肘弯部,并弯腰屈膝挺臀,将患者反背起,使其双脚离地,然后医者嘱其全身放松的情况下,通过膝关节连续的屈伸活动,并在伸膝时运用臀部着力颤动患者的腰部。①弯腰屈膝挺臀左右摇摆;②伸膝臀部前后颤颤抖动,使患者的腰部脊柱得以牵伸。复位后,多数患者都有明显的症状改善,然后再做局部软组织的修复治疗,如针灸,按摩、拔罐、穴位注射等。然后俯卧于床,在腰部施艾炷灸 5～10 壮;或隔药灸;或艾条温和灸 20 分钟;或温针灸每穴 2 壮;或先针后拔罐。下肢穴用毫针刺施泻法,每天 1 次。治疗后卧床 24 小时。

(五)处方释义

先回纳复位脱出之椎间盘,旨在救急止痛,疼痛等症状往往很快缓解,既治标又治本,无缓解说明复位失败。然后针灸康复局部软组织损伤,以疏通经络。腰部有督脉、膀胱经、胆经 3 条经脉通过,故取腰阳关及阿是穴疏通脊椎中心内外督脉之气血,取殷门、委中、昆仑疏通脊椎旁足太阳经气血;阳陵泉、绝骨均属少阳经穴,均为八会穴,阳陵泉是筋之会,绝骨为骨之会,针刺之可舒筋解痉,强筋壮骨。针刺主要是疏通腰部下肢太阳、少阳经经络,不通则痛,通则痛解。对突出物压迫神经根症状有明显缓急止痛作用。或在腰部针后拔火罐,以活血化瘀,促进局部血液循环以止痛。腰部用艾炷灸、隔药灸、温针灸或艾条温和灸等各种灸法,借助火力和药力的渗透作用,重在温经散寒,解肌通阳,对缓解腰部肌肉韧带痉挛,僵硬等症状有非常明显恢复作用。

(六)注意事项

在施术时双方均不得擅自松手。医者微蹲,以臀部抵住患者腰骶部,并弯腰屈膝将患者背起。嘱患者仰躺在医者身上,头一定要后仰。医者以臀部着力颠动或左右摇摆患者腰部。无论用哪种方法治疗,无论使用多少方法,都应遵循柔中有刚,刚中有柔的刚柔相济原则。治疗前先进行全面检查,明确诊断,定位、定性,心中有数,治疗时先柔后刚,刚后再柔,做到安全有效,切勿莽撞行事、盲目使用暴力,以免出现不良后果。

三、按语

临床所见腰椎间盘病变发病率很高,并无特效治疗。中医保守治疗应掌握适应证,必要时考虑手术治疗。人体脊柱内椎间盘的作用一方面能帮助脊柱向各个方向活动,起到"关节"的作用,另一方面使脊柱向弹簧一样能吸收震荡,起到弹性垫作用。再者椎间盘本身缺乏血液的供给,修复能力较弱,在日常生活和劳动(特别是体力劳动)中,由于负重和脊柱运动,椎间盘经常受到来自各方面的挤压、牵拉和扭转,因此容易发生萎缩、弹性减弱等退行性变化,外伤受寒也是本病发生的诱发因素。椎间盘脱出的正确治疗应该是先拉宽椎间隙,解除被挤压的神经等组织,回纳脱出的椎间盘,复位后再针灸以消肿止痛,疏通经络进行软组织的康复治疗。应用倒背法拉宽椎间隙治疗椎间盘脱出,考虑到这种方法接近生理曲度,安全性大,危险性小,又能达到治疗目的,再配合针灸拔罐等辅助治疗疗效会更好,符合急则治其标,缓则治其本的原则。治疗了 10 余例效果满意。或卧床放松腰部肌肉后再用拔伸法,也可拉宽椎间隙,尽快解除腰部疼痛、行走困难等对神经根等的压迫症状,然后俯卧,在大肠俞、腰阳关、肾俞,命门、气海俞、关元俞等穴位上针刺,温针灸,每穴 1～2 壮,针灸后再拔罐,术后硬板床卧床休息 48 小时至 1 周,以修复软组织。实践证明用倒背法后,大多数患者都能立即见效,疼痛缓解,能站立行走,但只是暂时的,因为椎间隙拉宽,压迫解除,而软组织损伤却没有得到完全修复,极易复发,因为本身椎间盘纤维环破裂,患者并没有因此静止休息,仍继续活动,硬组织对软组织的摩擦压迫,软组织的水肿胀大,痉挛等病理变化对脊神经、血管的压迫等影响不会在短时间恢复正常,甚至造成不同程度的粘连。其次拉宽椎间隙的背法,拔伸等治疗,本身就有损伤,治疗的及时与否,治疗正确与否,得当与否,术后的康复保养,功能训练,以及年龄大小、体质的强弱、病程的长短、有无其他慢性病等诸多因素都对本病的疗效有直接影响。

第八章

妇、儿科常见病推拿治疗

第一节 痛　经

妇女正值经期或行经前后,出现周期性小腹疼痛及腰部疼痛,甚至剧痛难忍,常伴有面色苍白、恶心呕吐、冷汗淋漓、手足厥冷者,称为痛经。本病为妇科常见病之一,尤以青年妇女较为多见。

一、诊断要点

(1)经期或经行前后小腹疼痛,痛及腰骶,甚则昏厥。呈周期性发作。

(2)好发于青年未婚女子。

(3)排除盆腔器质性疾病所致腹痛。

二、证候分型

(一)气血瘀滞型

经前或经期小腹胀痛拒按,或伴乳胁胀痛。经行量少不畅,色紫黑有块,块下痛减。舌质紫黯或有瘀点,脉沉弦或涩。

(二)寒湿凝滞型

经行小腹冷痛,得热则舒,经量少,色紫黯有块。伴形寒肢冷,小便清长。苔白,脉细或沉紧。

(三)肝郁湿热型

经前或经期小腹疼痛,或痛及腰骶,或感腹内灼热。经行量多质稠,色鲜或紫,有小血块。时伴乳胁胀痛,大便干结,小便短赤,平素带下黄稠。舌质红,苔黄腻,脉弦数。

(四)气血亏虚型

经期或经后小腹隐痛喜按,经行量少质稀,形寒肢疲,头晕目花,心悸气短。舌质淡,苔薄,脉细弦。

(五)肝肾亏损型

经期或经后小腹绵绵作痛,经行量少,色红无块。腰膝酸软,头晕耳鸣。舌淡红,苔薄,脉细弦。

三、推拿治疗

(一)治则

调补肝肾,温通血脉,祛瘀止痛。气血瘀滞型治以理气活血,逐瘀止痛;寒湿凝滞型治以温经化瘀,散寒利湿;气血亏虚型治以益气养血。

(二)手法

一指禅推法、摩法、揉法、擦法、掖法等。

(三)取穴

以任脉、督脉、足厥阴经、足阳明经腧穴为主,取气海、关元、三阴交、血海、肝俞、八髎等穴。

(四)操作方法

(1)患者仰卧位,术者位于其右侧,先施一指禅推法于脘腹部,沿任脉自膻中穴推至中极穴,上下往返操作1~3分钟,其治疗重点为气海、关元。继之用掌摩法施于小腹部,按顺时针方向摩腹治疗1~3分钟,再用点揉法施于血海、三阴交穴,反复治疗1~2分钟。

(2)患者俯卧位,术者位于其背一侧,先用一指禅推法施于背脊部膀胱经第1条侧线,上下往返操作3~5遍,继之用拇指按揉肝俞、脾俞诸穴,重点治疗1~3分钟。然后用掌擦法施于背脊两侧膀胱经与督脉,自大椎、大杼向下擦至八髎穴,上下往返操作直至热透入里为度,其治疗重点为腰骶部及八髎穴部位。最后用掌拍法施于背腰,上下反复拍打3~5遍,结束手法治疗。

(五)随证加减

(1)气滞血瘀者,加揉按期门、章门,掐揉太冲诸穴。

(2)寒湿凝滞者,加拿风池,按揉曲池、丰隆诸穴。

(3)气血不足者,加摩中脘、下脘,按揉足三里、血海、三阴交诸穴。

(六)注意事项

(1)注意经期卫生,忌食刺激性或生冷食物。

(2)避免忧郁、恼怒,保持情绪舒畅。

(3)冬季注意保暖,夏季不宜贪凉。

(4)生活要有规律性,注意劳逸结合。

四、自我保健推拿

(一)推拿取穴、手法及操作方法

包括:①按揉脾俞;②揉擦肾俞;③按擦腰骶;④摩揉关元;⑤擦小腹;⑥拿按合谷;⑦按揉足三里;⑧按揉三阴交;⑨掌揉少腹。

(二)随证取穴

(1)经前期,小腹胀痛,拒按,经量少而不畅,色紫有血块,伴有胸胁胀痛者,加按揉三焦俞,擦章门,拿揉血海,掐揉太冲。

(2)经前期,小腹痛或冷痛,经量少紫黯,手足不温者,加擦大椎,摩中脘,揉擦章门,摩揉神阙。

(3)经后期,小腹绵绵作痛,喜按,经色淡,量少质清,神疲,面色苍白者,加擦大椎,摩中脘,揉按血海。

(4)行经后,小腹作痛,头昏耳鸣,眼花目涩,腰膝酸软者,加揉擦志室、章门、大赫,揉按太溪。

第二节 月经不调

月经不调是指月经的周期、经期、经色、经质等发生异常并伴有其他症状的一种疾病,又称经血不调。临床上包括月经先期、月经后期、月经先后不定期、月经过多、月经过少等。

一、诊断要点

临床表现为月经周期或出血量的紊乱有以下几种情况。

(一)不规则子宫出血

具体包括月经过多或持续时间过长或淋漓出血。常见于子宫肌瘤、子宫内膜息肉、子宫内膜异位症等疾病。

(二)功能失调性子宫出血

其指内、外生殖器无明显器质性病变,而由内分泌调节系统失调所引起的子宫异常出血;是月经失调中最常见的一种,常见于青春期及更年期,分为排卵性和无排卵性两类。约85%病例属无排卵性功能失调性子宫出血。

(三)闭经

其可由各种不同原因引起,通常分为原发性和继发性两种。凡年过18岁仍未行经者,称为原发性闭经;在月经初潮以后,正常绝经以前的任何时间内(妊娠或哺乳期除外),月经闭止超过6个月者,称为继发性闭经。

(四)绝经

其指月经停止12个月以上。但围绝经期常有月经周期和月经量的改变,表现为月经周期缩短,以滤泡期缩短为主,无排卵和月经量增多。

二、证候分型

(一)脾肾气虚型

月经周期紊乱,或先期而至,或后期未来,或先后无定,经期延长,经量多,经色淡,质稀薄,面色㿠白,神疲乏力,气短懒言,腰膝酸软,头晕耳鸣,小腹冷坠,纳呆便溏,夜尿多。舌质淡胖有齿印,苔白,脉细无力,尺脉弱。

(二)肝肾阴虚型

月经周期多提前,或先后无定,经期延长,经色鲜红,量或多或少,两颧潮红,手足心热,咽干口燥,失眠多梦,小便黄少,大便干结。舌质红,苔少,脉细数。

(三)气血虚弱型

月经周期多延后,经量少,色淡,质稀,头晕眼花,心悸怔忡,面色萎黄,小腹空坠,舌质淡,苔薄白,脉细。

(四)肝郁气滞型

月经周期紊乱,或先期而至,或后期未来,或先后无定,经量或多或少,经行不畅,经色紫红,夹血块,胸胁、乳房、少腹胀痛,脘闷不舒,时叹息,嗳气食少,舌质淡红,苔薄白,脉弦。

(五)血寒型

月经周期延后,量少,色黯,夹血块,小腹冷痛,得热痛减,畏寒肢冷。舌质淡黯，苔白，脉沉迟。

(六)血瘀型

月经周期多延后，经量或多或少，经期延长或缩短，经色紫黑，有血块，小腹疼痛拒按，血块排出后疼痛减轻。舌质紫黯，有瘀点、瘀斑，苔薄白，脉细涩或弦涩。

(七)痰湿型

月经周期延后，量少，色淡红，质黏腻如痰，形体肥胖，胸闷呕恶，带下量多，色白，质黏腻。舌质淡胖有齿印，苔白腻，脉滑。

(八)湿热型

月经周期多提前，或先后无定，经期延长，经色黯红，量或多或少，质黏腻，可有臭秽，平时带下量多，色黄白，小腹疼痛，胸闷呕恶，口腻纳呆，小便黄短，大便烂，舌质红，苔黄腻，脉濡数。

三、推拿治疗

(一)治则

经行先期治以清热凉血，调理冲脉；经行后期治以祛湿温经，散寒调经；经行先后不定期治以补肾调经。

(二)手法

摩法、按法、揉法、振法、擦法等。

(三)取穴

以任脉、督脉、足厥阴经、足太阴经、足阳明经、足太阳经腧穴为主，取关元、气海、脾俞、肝俞、三阴交、血海、归来等穴。

(四)操作方法

(1)患者仰卧位，术者位于其一侧，先施以掌摩法于脘腹部中脘穴，沿顺时针方向操作，反复治疗 3～5 分钟。继之用掌揉法施于脘腹部，反复操作 3～5 分钟，然后用中指按摩气海、关元、中极诸穴，反复治疗，再以掌振法施于腹部气海、中极，持续治疗 3～5 分钟，以有温热感为佳。

(2)患者俯卧位，术者位于其一侧，先用一指禅推法施于背脊部两侧膀胱经路线，自上而下往返操作 3～5 分钟。继之用拇指按揉法施于背部脾俞、胃俞、肝俞、肾俞诸穴，反复操作治疗 3～5 分钟，再用双手拇指分推背脊部，自大椎开始逐次依序分推至腰骶部八髎穴，反复操作治疗 3～5 遍。最后，掌拍背部，上下反复拍打 3～5 遍,结束手法。

(3)承(1)势,术者用拇指按揉法施于两腿足三里、三阴交、血海诸穴,反复揉按治疗 2～3 分钟,均以有酸胀感为度。

(五)随证加减

(1)经行先期者,加揉按大冲、太溪 2～3 分钟。

(2)经行后期者,加擦两侧八髎 1～3 分钟,以透热为度。

(3)经行先后不定期者,加用指掌直推法施于督脉及两侧膀胱经,由上而下反复操作治疗 2～3 分钟,以透热为度。再用斜擦法施于腰骶部八髎穴及少腹两侧,以有温热感为宜。

(六)注意事项

(1)注意经期卫生,避免房事。

(2)避免刺激,保持心情舒畅。

(3)经期避免下冷水或饮食生冷食物。

四、自我保健推拿

(一)推拿取穴、手法及操作方法

包括:①摩中脘;②揉气海、关元;③擦小腹;④按揉足三里、三阴交;⑤按揉脾俞;⑥揉擦肾俞;⑦搓擦腰骶部;⑧摩揉小腹部。

(二)随证加减

(1)烦热,口干渴,喜冷饮者,加点揉太冲,按揉太溪。

(2)经色黯淡,胃寒喜热者,加擦推大椎,擦八髎,平推小腹部。

(3)经色紫或淡,体虚面黄者,加按揉脾俞,揉按肾俞,擦腰骶,按揉足三里。

第三节　更年期综合征

更年期综合征属中医"绝经前后诸症",指妇女从生育年龄向老年过渡过程中,因卵巢功能减退、雌激素水平下降引起的以自主神经紊乱和代谢障碍为主的一系列综合征。中医认为,绝经前后诸症是肾气渐衰,天癸将竭,阴阳失衡而致妇女在绝经前后出现月经紊乱、烘热汗出、潮热面红、情志异常等多种症状。

一、诊断要点

(1)发病年龄一般在45～55周岁绝经前后。

(2)见月经紊乱,潮热面红,烘热汗出,情绪激动,情志异常,皮肤感觉异常等。

二、证候分型

(一)肝肾阴虚型

经行先期,量多色红或淋漓不绝,烘热汗出,五心烦热,口干便艰,腰膝酸软,头晕耳鸣,舌红少苔,脉细数。兼肝旺者多见烦躁易怒;心火旺者可见心悸失眠。

(二)肾阳亏虚型

月经后愆或闭阻不行,行则量多,色淡质稀或淋漓不止。神萎肢冷,面色晦暗,头目晕眩,腰酸尿频。舌淡,苔薄,脉沉细无力。兼脾阳虚者可见纳少便溏,面浮肢肿;兼心脾两虚者,可见心悸善忘,少寐多梦。

三、推拿治疗

(一)治则

滋补肝肾,健脾益气。

(二)手法

按法、揉法、摩法、拿法、一指禅法、推法、搓法、抖法等。

(三)取穴

心俞、肝俞、胃俞、肾俞、脾俞、八髎、肓俞、中脘、气海、关元、子宫、足三里、三阴交、太冲、涌泉穴等。

(四)操作方法

(1)患者仰卧位,术者位于其一侧,先用掌摩法施于脘腹部,做顺时针方向摩腹治疗,反复操作3～5分钟。继之按揉神阙、中脘、肓俞、气海、关元、子宫诸穴,反复治疗2～3分钟,以治疗部位有温热感为度。然后用一指禅推法沿任脉自天突至中极,反复治疗3～5分钟。

(2)患者俯卧位,术者位于其一侧,先施㨰法于脊柱,沿两侧膀胱经,自大杼至八髎穴,上下反复操作5～7遍;继之用双手拇指分别按揉心俞、肝俞、胃俞、肾俞、脾俞、八髎穴,反复治疗3～5分钟;然后用掌擦腰骶部命门、肾俞及八髎穴,反复擦,直至局部皮肤发热透入深层为度;最后,掌拍腰骶部,反复拍打3～5遍。

(3)患者坐位,术者位于其前面侧方,先用一指禅推法于前额印堂穴向上推至前发际,两侧太阳穴再沿眉弓回到印堂,反复操作 3～5 遍。继之用双手拇指于前额自印堂两侧分抹,反复操作 3～5 遍。再用拇指按揉印堂、太阳、头维、前庭、百会、角孙、迎香、听会、耳门诸穴,反复操作 2～3 分钟。然后拿按肩井,搓揉大椎,按揉风池、内关、手三里、合谷、神门诸穴,反复操作 2～3 分钟。均以有酸胀感为度。最后,以搓抖上肢结束治疗。

(五)随证加减

(1)月经量多,经期延长者,加横擦八髎,以透热为度;按揉志室、照海 1～2 分钟;擦涌泉穴,以透热为度;按揉三阴交 1 分钟。

(2)烦躁不安者,加按揉太冲、肝俞、风池 1～2 分钟。

(3)头目晕眩者,加按揉攒竹、印堂、头维、百会、神门 1～2 分钟。

(六)注意事项

(1)平时注意调畅情志。

(2)适当参加体育锻炼,如做健身操、打太极拳等。

(3)定期做好妇科检查。

(4)坚持自我保健推拿治疗。

四、自我保健推拿

(一)推拿取穴、手法及操作方法

包括:①揉印堂;②揉按太阳;③分推前额;④揉按风池;⑤拿揉合谷;⑥按揉脾俞;⑦揉擦肾俞;⑧重擦腰骶;⑨揉关元;⑩揉擦章门;⑪揉按足三里;⑫掐揉太冲。

(二)随证加减

(1)月经周期不定,经量少,色鲜红,口干,烦躁,头昏耳鸣,心悸失眠,易怒,多汗,面部潮红者,加掐揉神门,按揉血海,揉按太溪、三阴交。

(2)月经周期延长,经血量多,色淡,白带量多,色白,质稀,头昏目眩,神疲乏力,面目及下肢水肿,大便溏者,加擦大椎,揉擦命门,摩中脘,擦小腹。

第四节　喘　咳

肺炎喘咳是小儿呼吸系统常见病之一,以发热、咳喘、气急鼻扇,甚者涕泪闭塞,呼吸困难,张口抬肩,不能平卧,颜面、唇等青紫。本病是婴幼儿时期发病率较高的疾病,我国政府已将其列为儿童保健四病之一。一年四季均可发病,因冬春二季气候变化较大,小儿体质娇弱,卫外不固,适应能力差,易感受外邪而发病。年龄愈小,肺常不足的生理特点表现愈突出。因此,肺炎喘咳多见于3岁以下的婴幼儿,年龄愈小发病率愈高,也很容易加重及发生变症。体质强健,感邪轻,预后良好;年龄小,体质差,感邪愈重,预后愈劣。

一、病因病机

(一)病因

1.外因

外因主要是外邪,而引起肺炎喘咳的外邪为风邪。小儿寒温失调,风邪外袭而发病。由于四季气候变化不同,风邪多夹热夹寒为患,其中风热最为常见。现代研究表明,小儿肺炎喘咳的病原体主要是细菌和病毒,绝大部分由于上呼吸道感染而引起。

2.内因

内因为先天不足或后天失调。小儿生理特点是脏腑娇弱,气血未充,肺脏娇嫩,卫外不固。如先天禀赋不足或后天喂养失宜,久病不愈,病后失调,则致正气虚弱,卫外不固,腠理不密而易为外邪所侵。

现代研究证实,年龄越小,发病率越高,许多慢性病如佝偻病、营养不良、先天性心脏病、先天愚型、贫血等易并发本病,且易严重化。

(二)病机

1.病变脏腑在肺,常累及心肝脾

小儿肺炎咳喘的病变主要在肺。肺为娇脏,喜清肃,外合皮毛,开窍于鼻。小儿时期肺常不足,感受风邪,首先犯肺卫,或从皮毛而受,或从口鼻而入,致肺气不宣,清肃令不行,而出现发热、咳嗽、呼吸急促等症。本病初起或风寒闭肺,或风热闭肺,均以外邪侵袭、肺气郁闭为主要病机。

本病病位虽然主要在肺,但肺病可及其他脏腑。肺主治节,肺气郁闭,气滞血瘀,心血运行不畅,可致心失所养,心气不足,心阳不振;血瘀及肺闭相互影响,导致心阳虚衰的演变。亦有因邪热炽盛化火,内陷厥阴心肝,出现高热动风的证候。肺主气,宣肃降;肝藏血,喜升发。肺气闭阻,肝失疏泄条达,气滞血瘀,可见肝迅速增大等症。另外,脾胃之升清降浊有赖于肺气之清肃,脾的运化功能也赖于肺的宣降和通调水道,肺病及母,脾失健运,可出现呕吐、腹泻、腹胀等证候。水湿不行,聚而成痰,进而影响宣降,加重咳喘痰多的症状。

2.病理因素为痰阻

邪气闭阻于肺,水道通调失职,水液运化无权,留滞肺络,凝聚为痰,或温热之邪,灼伤肺津,炼液成痰,痰热交阻于气道,壅盛于肺,以致出现咳喘加剧,喉间痰鸣,声如曳锯诸症。若小儿素体脾虚湿盛,则以喘促痰鸣为主要特征,并见鼻扇气促,张口抬肩;若痰热炽盛化火,熏灼肺金,则见高热不退、咳嗽、鼻扇气喘加重。本病病因是感受风寒、风热和温热病邪。在病邪的作用下,肺气失于宣发肃降,肺津因之熏灼凝聚,形成肺闭痰阻。肺闭是其病理机制,痰热是其病理产物,二者互为因果,肺闭可加重痰阻,痰阻又进一步加重肺闭,形成恶性循环。

3.病机属性分寒热

小儿卫外不固,易感外邪,外感时邪以风热居多,亦有风寒之证。风寒风热外犯束肺,肺气闭塞失于宣降,则气逆而咳喘。又因小儿津液不足,随着用药偏温和病邪的深入,其寒邪易于化热。肺热壅盛者,或兼阳明腑实,胃热上熏者,均致痰热相结,宣肃失司,咳喘加剧。若邪热内蕴,复感风寒,寒邪束肺,形成外寒内热。外邪闭肺,痰热阻肺,痰为有形之邪,痰阻气机,碍于血运则瘀,血因热瘀,以致瘀热互结。

4.病情演变重虚实

本病的发生、发展是由实转虚的过程。病程演变主要取决于感受病邪与机体正气之间的相互抗争及双方力量的消长变化。由于小儿脏腑柔弱,疾病转化迅速,病理变化易虚易实。初期邪犯肺卫及中期邪热亢盛阶段,邪实而正尚不甚虚,正邪交争,因而出现发热、咳嗽、气急、鼻翼翕动等症。如没得到合理治疗,正胜邪却,则疾病渐趋好转。如邪势过甚,正不敌邪,则病情进一步发展,由肺累及其他脏腑,而见临床上所见的各种变证。如邪气盛,肺气衰败,则可见气绝之危象。如气阴耗伤,易造成余邪留恋,使病情迁延不愈,年龄愈小,疾病变化愈快,虚实转化越明显。

二、诊断及鉴别诊断

(一)诊断要点

按国家中医药管理局颁布的《中医病证诊断疗效标准》中对儿科肺炎喘咳的诊断依据。

(1)起病较急,有发热、咳嗽、气促、鼻翼翕动、痰鸣等,或有轻度发绀。

(2)病情严重时,喘促不安,烦躁不宁,面色灰白,发绀加重或高热持续不退。

(3)禀赋不足患儿,常病程迁延,新生儿患本病可出现不乳,口吐白沫,精神萎靡的不典型临床症状。

(4)肺部听诊:肺部有中、小湿性啰音,常伴有干性啰音或管状呼吸音。

(5)血常规:大多数白细胞总数增高,分类中性粒细胞计数增多。若病毒感染所致,白细胞计数可减少,稍增或正常。

(6)X线透视和摄片检查:肺部显示肺纹理增多紊乱,透亮度降低,或见小片斑状模糊阴影,也可呈不均匀大片状阴影。

(二)鉴别诊断

1.喘息性支气管炎

多发生于1~3岁小儿,有发热、咳喘,是一种伴有喘息症状的支气管炎,肺部有哮鸣音,也可有湿啰音,但缺氧症状不明显,喘息随感染的控制而愈。可反复发作,但随年龄的增加,发病次数减少。

2.哮喘

有反复发作史,家族中常有同样患者,常与某种过敏因素有关。儿童哮喘多数因感染引起。故常伴有发热、咳嗽等呼吸道感染症状,肺部以哮鸣音为主,呼气延长,末梢血可有嗜酸性粒细胞计数增多。

三、辨证论治

推拿治疗肺炎,常证中的轻证及各型恢复期的治疗效果是肯定的。但重证及变证中的重证用推拿治疗,目前在国内外尚无理想方法。因此,我们只谈风邪犯肺为主,而重证没有单用推拿治疗过,故不叙述。

(一)证候辨别

1.辨表证里证

本病初起与感冒相似,均有表证,但肺炎表证时间短,很快入里化热。主要特点为咳嗽、气喘、鼻翼翕动,面青黯无泽,带滞色。

2.辨风寒风热

本病为风邪所致,初起需分清风寒或风热。感受风寒者,表现为恶寒无汗,咳嗽不畅,痰清稀,舌不红,苔多白,面色青白,鼻色青黯。感受风热者,则表现发热重,咳声响亮,痰黏稠或黄痰,舌边、舌尖红,苔多薄白或薄黄,面色赤带滞,鼻色青黯。

3.辨痰重热重

热重者,高热稽留不退,面赤唇红,烦渴引饮,烦躁不安,干咳少痰,大便秘结,小便短赤,舌红起刺,苔黄燥。痰重者,咳嗽剧烈,气促鼻扇,喉中痰鸣,甚则痰声辘辘,胸高气急,舌红苔厚腻或黄腻。

4.辨轻证重证

轻证表现为发热、咳嗽、气急,如兼见鼻翼翕动,高热稽留不退,颜面青紫等,则为重证之候。如病情进一步发展,出现面色苍白,神志不清,四肢不温,精神萎靡或呼吸不整,甚则痉厥抽搐等,则为变证、危证。

(二)治疗原则

本病的基本治则是宣肺平喘,清热化痰。初起时,风邪闭肺,治在辛散外邪,宣肺开闭,此时应注意分清风寒风热之不同,而分别选用辛温或辛凉解表;中期痰热壅肺,肺闭瘀阻,需查清痰热轻重及痰热、瘀热,重在清热解毒,涤痰开肺,或合以活血化瘀。病久气阴耗伤,注意扶正祛邪,并注重调养,以促进正气之恢复。痰多者,重在涤痰;喘甚者,应予平喘;肺热显著者,则宜清泄肺热,如出现变证当随症治之。

(三)分证论治

1.风寒闭肺

症状:恶寒发热,无汗不渴,呛咳气急,痰稀色白,舌质淡红,苔薄白或白腻,面色青带滞,鼻青黯无泽。年长儿自述恶寒,全身酸痛,此证多发生在冬季。

症状分析:风寒之邪外袭,由皮毛而入,肺为邪侵,肃降无权,其气上逆,则呛咳不爽,并见呼吸急促;卫阳为寒邪所遏,阳气不能输布周身,故恶寒发热无汗;肺气闭郁,水液输布无权,凝而为痰,故痰涎色白,质地清稀,舌苔白,质淡红;面黄青带滞色,鼻青黯无泽,为胸中有饮。

治则:解表,宣肺止咳化痰。

处方:揉小天心3分钟,揉乙窝风3分钟,补肾5分钟,清板门5分钟,分阴阳2分钟,清肺3分钟,逆运内八卦3分钟,揉小横纹3分钟,清补脾5分钟,清天河水1分钟。

症状加减:干咳、呛咳,上穴加二马;食欲缺乏,逆运八卦后加清四横纹每个100下。

方义:揉小天心、揉乙窝风能通经活络,疏风解表,宣通表里;补肾、清板门可滋阴清热,益气助神;分阴阳平衡阴阳,调和脏腑;清补脾、清肺、揉小横纹、逆运内八卦可宣肺,开胸化痰,止咳平喘;清天河水可解表,清心热利尿,安神镇静,巩固疗效。

2.风热闭肺(轻证)

症状:发热恶风,咳嗽气促,微有汗出,口渴痰多,咽红,面红赤带滞色,鼻青黯无泽,鼻唇沟青,舌苔薄白或微黄。

症状分析:风热闭肺轻证是因肺受温邪尚轻,所以症状轻,只有发热、咳嗽、气促、微出汗、口渴痰多;咽喉为肺胃之通路,故咽红。面部望诊有滞色,鼻色黯无泽,鼻唇沟青。

治则:疏风清热,解表宣肺,化痰止咳。

处方:(主)分阴阳2分钟,清天河水2分钟,揉小天心3分钟,揉乙窝风3分钟,逆运内八卦3分钟,平肝肺3分钟,退六腑3分钟。(配)揉小横纹3分钟,清四横纹2分钟,揉肾纹2分钟,清补脾5分钟。

方义:分阴阳可调节机体阴阳平衡而退热除烦;清天河水可清热解表,利尿泻火;揉小天心、揉乙窝风可镇静,通经活络,透表发汗,退体温;清补脾、揉小横纹、逆运内八卦可宣肺,开胸化痰止咳喘,又能润燥通便;平肝肺可平肝息风,解热镇静,开郁除烦,疏风解表,顺气化痰,止咳利咽,又能通便;退六腑可清营凉血,退体温,润燥通便,退大热,加之揉肾纹可引余热外行;清补脾可清脾胃之热,加逆运内八卦、清四横纹能温中助消化,消腹胀,引中焦热外行,以保后天之本。

3.正虚邪恋

多见于疾病后期,特点是虚多邪少,根据病邪性质、体质情况可分阴虚肺热和肺脾气虚两证。

(1)阴虚肺热。

症状:潮热盗汗,面色潮红,口唇樱红,干咳无痰,舌苔光剥,舌质红而干。

症状分析:肺炎咳嗽后期,病由久热久咳耗伤肺阴而余热留恋不去,故口唇樱红;阴虚阳越,盗汗潮热;肺阴亏损,而干咳无痰,舌光干红。

治则:养阴清肺。

处方:补肾10分钟,揉二马3分钟,补脾5分钟,推上三关3分钟,清板门3分钟,补肺3分钟,揉小横纹2分钟,揉外劳2分钟,掐揉足三里7~8次,揉肾顶3分钟,揉肾纹2分钟,逆运内八卦3分钟,清四横纹2分钟,清天河水1分钟。

方义:补肾、揉二马可大补元气,助气益神,滋阴清热,调节津液代谢;补脾、推上三关可补虚扶弱,补血生肌,助气和血,改变机体一般情况,又补肺气;补肺为补本经,但肺为空脏,补则满之,只能虚极时可暂补2~3天,继用培土生金法补之为宜;揉外劳、掐揉足三里均有补脾作用,加逆运内八卦、清四横纹可调中健脾,助消化吸收,保后天之本,又可开胸化痰、止咳;揉小横纹可肃肺消炎、止咳化痰;揉肾纹可引脏腑余热外行而降体温;揉肾顶加补脾可固表止汗,补虚扶弱,共奏恢复机体功能之功;清天河水可清虚实热而不伤阴,故常用,是平安穴。(补

肾、揉二马养肝肾之阴,清板门、补肺可养肺胃之阴)

(2)肺脾气虚。

症状:低热起伏不定,面色㿠白,鼻色黯青无泽,鼻唇沟青,易汗出,咳嗽无力,喉中痰鸣,气喘不著,精神疲倦不振,消瘦纳呆,大便溏薄,舌苔白滑、质淡。

症状分析:本证多出现于体虚或肺炎咳喘后期,病情迁延不愈,故形瘦神疲,面色㿠白,鼻色黯无泽,鼻唇沟青;肺为气之主,肺虚则气无所主,故咳嗽无力,喉中痰鸣;脾主运化,脾虚则运化不健,痰涎内生,纳食呆滞,大便稀溏;肺气虚弱,卫外不固,故低热起伏,自汗频作;舌淡苔薄,为脾肺气虚之象。气属阳,气阳不足,邪留未解,可形成营虚卫弱,出现汗出不温,动则尤甚。

治则:健脾益气。

处方:(主)补脾8分钟,补肺3分钟,揉外劳2分钟,揉小天心3分钟,揉小横纹3分钟,逆运内八卦3分钟,清板门5分钟,清四横纹2分钟,推上三关3分钟,清天河水2分钟。(配)补肾5分钟,揉肾顶2分钟,揉肾纹2分钟,掐揉足三里5～7次。

症状加减:小儿睡眠不宁、烦躁不安,多用镇静、镇惊术组;手足凉,补脾、推三关、拿列缺;口舌生疮,参照口疮治疗;面色青黑、五更泻(便色绿、黏、五谷不化),均先用补肾、揉二马补本脏,加揉外劳而改变大便色绿、黏,不消化。

方义:补脾、补肺(只用前2～3天)、揉外劳、掐揉足三里、补肾补脾肺之不足;揉小天心、揉小横纹、逆运内八卦可肃肺、消炎,改善肺部炎症,加揉肾纹可以引肺部余热外行;揉肾顶可收敛元气,固表止汗;清板门、补脾、逆运内八卦、清四横纹促进胃肠蠕动,而调中助消化吸收,改善机体的营养状况,使小儿精神疲倦不振、面色㿠白、消瘦纳呆、大便稀溏等得以改善;补脾、推上三关可补虚扶弱,补血生肌,恢复机体的一般情况;清天河水能清心利尿,巩固疗效。

四、预防护理

(1)预防感冒,根据天气变化增减衣被,避免受凉。经常参加户外活动,接纳新鲜空气、阳光。

(2)不要带小儿到公共场所,以免交叉感染,集体单位要注意患儿的隔离治疗。

(3)注意饮食卫生,餐具消毒,合理喂养,饮食宜清淡、易于消化吸收。

(4)注意休息,室内要安静,空气流通,干湿度适宜。

(5)发热到38.5 ℃以上者,要给予退热处理,及时观察,以免误诊。

第五节 泄 泻

泄泻是以大便次数、数量增多,便质稀薄,甚如水样为特征的一种小儿常见病。西医称为腹泻。发于婴幼儿,又称婴幼儿腹泻。一年四季均可发病,以夏秋季占多数,因夏秋季小儿脾胃易为暑湿、风寒和饮食所伤,故易患泄泻。小儿越小,发病率越高且越重。

一、病因病机

(一)病因

多种原因可致本病,但以外感、食伤、正虚因素多见。

1.外感因素

外感风、寒、暑、湿、火邪均可致病,唯无燥邪致泻之说,而其他外邪则常与湿邪相合而作泻。最常见的又为暑湿(热)侵袭与风寒(湿)外感。

夏秋季节,暑邪尤重,易受暑湿侵袭,或淋雨、涉水后,更易犯于脾胃,困遏中焦而作泻。感受风寒者,多见于冬春季,或夏季贪凉而遇风受寒,风伤肺卫,寒伤中阳,若与湿结合,留连脾胃,则为洞泄。外感泄泻多因饮食不洁,外邪随之而入,蕴湿蒸热,壅阻肠胃,形成泄泻。

2.食伤因素

小儿特别是婴幼儿脾常不足,运化力弱,乳食又不知自节,故易食伤。小儿尤其婴幼儿若哺乳过量,超过小儿运化能力,造成乳积而呕吐作泻,亦有母乳饮食失调,病自母传,母病及子者作泻,或乳类变质,腐败污染而致泻,均称伤乳泻。

若因婴儿突然改变饮食,辅食添加太多、过快,或小儿饮食无度、进食过量,或过食肥腻煎炸滑肠、黏滞干硬难化、生冷瓜果伤阳之类食品,或因不注意卫生、误食污染食物,皆可致食积胃肠,脾运失司,产生伤食泻。

3.正虚因素

脾胃生理功能为升清降浊。若脾胃虚弱,则清浊不分,并走于下,形成泄泻。小儿先天不足或后天娇养,均能造成脾胃虚弱。也有本为暴泻实证,没得到正确处理,迁延不愈,则损伤脾胃而由实转虚。另脾虚致泻者,一般先耗伤脾气,续伤脾阳,日久则脾损及肾,造成脾肾两虚,也有先天不足等原因形成。脾肾两虚体质者,脾阳虚则水湿不化,肾阳虚则脾失温煦,水谷不能腐熟,易致虚寒泄泻。

惊泻之说,如《幼科心法要诀·泻症门》说:"惊泻因惊成泄泻。"多见于素体脾虚者,由于卒受惊恐或暴怒悲愤,或所欲不遂,致肝失条达,横逆乘脾犯胃,使泄泻发生或原有泄泻加重。

(二)病机

1.病变脏腑在脾胃

泄泻的病变脏腑主要在脾胃。无论外感、食伤、正虚,其共同的病理变化都是脾胃运化功能失常。正如《幼幼集成·泄泻证治》所说:"夫泄泻之本,无不由于脾胃……而泄泻作矣。"说明脾胃升降失司,精华糟粕不分,清浊合污下流,是形成泄泻的基本机理。

2.病理因素为湿滞

泄泻的发病与湿浊内阻有密切关系。外感泄泻不论暑热或风寒,皆夹湿。乳食停积酿生湿浊,脾胃虚弱湿自内生。脾性喜燥而恶湿,湿困中焦,运化失司,下泄作泻。故《幼科全书·泄泻》有"凡泄泻皆属湿"之说。脾病与湿盛皆为因果,是泄泻发生的关键所在。现代对腹泻的研究发现,尽管其病因多样,而在病理方面均有肠功能紊乱、肠黏膜上皮细胞分泌增加,或吸收功能障碍,肠道液体增多而使大便水分增加。说明脾主运化功能失常,肠道水液代谢紊乱是本病的基本病理。

乳食伤脾也是小儿泄泻发病的主要因素。或饮食停滞,滞于中焦,下趋肠腑,形成伤食泄泻;或在其他原因形成泄泻之后,乳食未节,造成夹食泄泻。小儿泄泻,湿滞与食滞常同时存在,它们的发生,既与外来致病因素有关,也是脾胃病变后形成的病理产物,即水湿、水谷不能正常输化,水反为湿,谷反为滞,湿滞相合,泻下大量水液及未化之乳食。

3.病机属性分虚实

泄泻的不同证候,主要以不同的病因而产生。由于泄泻的病因不同,身体素质有差异,因而在病证的发生、发展过程中,病程有长短之分,病情有寒热之别,而其病机属性,则可分虚实两大类。

一般来说,暴泻起病急,病程短,邪气盛,正未虚,多属实证,常由外感湿、热、风、寒之邪,或伤乳、伤食,因实邪壅遏中焦,枢机转化不利而致泻。以湿困脾气、寒伤脾阳、热结肠腑、风走大肠、乳食停积胃肠等,碍滞脾运,为其主要病机,故属实。其中也可演变转化或兼夹,如风寒化热、积滞生热、外感夹滞等。

久泻常因素体亏虚,或病程迁延,邪气伤正,或失治误治而产生,病机属性以虚为主,或虚中夹实。一般以脾虚为主,脾气亏虚水湿不化,脾阳不振中气失举,使泄泻迁延难治。脾虚则肝木失抑,或有受惊郁怒,横逆脾胃,酿成肝郁脾虚之惊泻。久泻全身气虚津伤日久,铸成疳病。先天失后天之补,脾虚及肾,阳衰而阴寒内盛,成为脾肾阳虚泻。

4.病情演变重阴阳

小儿生理上阳即未盛,阴亦未充,故称稚阴稚阳。小儿泄泻,既耗阴液,又伤阳气,故其病情演变,必须重视阴液的消长和阳气的存亡。

暴泻易伤阴液。尤其多见于湿热泄泻,泻下如注,次频量多,水走肠间而大量下泄,易造成阴液耗伤,脾气受损,产生气阴两伤之重证。

久泻易伤阳气。多见于脾肾两虚泄泻,泄泻经久,气耗阳衰,先伤脾阳,续损肾阳。阳气衰微,阴寒四布,甚者阳脱而亡,或二阳重伤,纯阴无阳,脾败肝贼,虚极生风,变成慢脾风症;也有因暴泻,泻下无度,阴津耗竭,阳随之亡者。

阴阳互根,阴竭者,阳随之脱;阳衰者,阴随之亡。因此,阴津重伤,必致气耗、阳虚;阳气衰微,必致阴液失摄,泻下无禁。故小儿泄泻重症的病机演变,常见气阴两伤、阴竭阳脱。

二、诊断及鉴别诊断

(一)诊断要点

按国家中医药管理局《中医病证诊断疗效标准》中小儿泄泻的诊断要点:

(1)大便次数增多,一天数次或10次以上,数量显著增加。大便形状稀薄,可如稀糊、稀溏或蛋花汤样,或夹少量黏液,重者大便如水下注。或伴恶心、呕吐、腹痛、发热、口渴等。

(2)有乳食不节、食物不洁或感受外邪的病史。

(3)重症泄泻、呕吐严重,可见小便短少,烦躁不安或精神萎靡,皮肤干燥,眼窝、囟门凹陷,啼哭无泪,口唇樱红,呼吸深长,四肢逆冷等症。

(4)大便常规可有脂肪球,少量白细胞、红细胞,或为检查无异常的水样便。大便培养、镜检、电镜检查可以确诊。

(二)鉴别诊断

1.生理性腹泻

多见于6个月内的婴儿,外观虚胖,常伴湿疹,生后不久即腹泻。除大便次数增多外,食欲好,不呕吐,生长发育不受影响,添加辅食后大便渐好转,1周岁基本正常。

2.痢疾

细菌性痢疾大便呈黏液脓血便,次频量少,里急后重明显,大便镜检或见成堆的脓细胞,并有红细胞及吞噬细胞,大便培养志贺氏菌属阳性可确诊。

三、辨证论治

(一)证候辨别

1.辨别常证

常证泄泻有外感、食伤、正虚泄泻。辨证可从病史、全身及大便症状三方面着手。

外感泄泻起病急,有外感病史,伴有外感症状;食伤泄泻有伤乳食史;正虚泄泻病程较长,有暴泻迁延不愈或素体虚弱史。全身症状方面,外感泄泻多有发热、恶寒;食伤泄泻有腹胀、呕恶等;正虚泄泻有形瘦、倦怠、怯冷等。

大便情况是泄泻辨证的重要依据。一般便次多,如水注、色黄褐、气臭秽、夹黏液者,属湿泻;便清稀、臭气轻、夹泡沫、腹痛著者,属风寒;便稀薄、色淡白、夹乳片、气酸臭者,属伤乳;腹胀痛、泻后减、矢气臭、夹食物残渣者,属伤食。粪便稀溏酸臭,多伤于米面食;臭如败卵,伤于蛋鱼食;表面油花或便检脂肪球,多伤于肉类、煎炸食品。便稀薄色淡不臭,夹未消化物,食后作泻,属脾虚;便清稀,夹完谷,气清冷或每五更作泻,属脾肾阳虚;便色青,受惊、啼哭作泻,肠鸣作响,泄泻、嗳气后腹痛减,属肝脾不和泻。

2.辨识轻重

(1)轻症:大便一天 10 次以内,精神可,能进食,少呕吐,无明显的阴竭阳衰症状。

(2)重症:每天暴泻十余次到几十次,久泻则病情久延不止,小便短少甚至无尿,为伤阴;四肢不温,大便清冷,为伤阳。腹泻伴腹胀,得矢气或药物后减轻者,为中焦气滞,症状轻;腹胀如鼓,不矢气,药物无效者,为脾胃衰败,证候重。疳泻患儿不哭不闹,莫误认为证轻,可能为气液阴阳虚衰,尤其在夜半之后,要警惕其阴竭阳脱而亡。

(二)治疗原则

治疗泄泻以运脾、化湿为基本法则。在治疗上,暴泻有清肠化湿、散寒化湿、消食化乳之别,因湿浊困脾,必使邪有去路。一法燥湿于中,使其消于无形,常取清补脾、逆运内八卦、清四横纹;二法渗湿于下,使其从水道而去,常取揉小天心、清补脾、利小肠、清天河水等。

久泻虚泻多因脾不化湿,阳失温煦,须以健脾化湿、温阳化湿为法,使脾运复健,阳气振奋,则水湿自化;正虚泻还多有乳食不化,常需加健脾助运之穴,如揉外劳、逆运内八卦、清四横纹;重症儿应予扶正穴,如补脾、推上三关、补肾、揉二马、揉外劳等。尤其要中西医配合治疗,以提高疗效。

(三)分证论治

1.外感泄泻

(1)湿热泻。

症状:起病急,面赤带滞色,泻势急迫,便下稀薄或冲蛋花样便,色黄而气味秽臭或夹黏液,肛门灼红,发热烦闹,口渴喜饮,腹痛阵发性哭闹,恶心呕吐,食欲减退,小便黄少,舌质红,苔黄腻,重者有脱水症。

症状分析:外感湿热之邪,蕴结脾胃,下注大肠,传化失职,故泻下稀薄或如水注;湿性黏腻,热性急迫,湿热交蒸,蕴结肠胃气机,故见泻下色黄而臭或见少许黏液,腹部时痛;湿热困脾,则食欲缺乏。若伴外感,可见发热;热重于湿者,见口渴苔黄;湿热在下,故见小便短赤。

治则:解表清热,和中化湿止泻。

处方:揉小天心3分钟,揉乙窝风2分钟,清肺3分钟,清板门5分钟,补肾5分钟,清天河水2分钟,分阴阳2分钟(阴重),清补脾4分钟,逆运内八卦3分钟,清四横纹2分钟,利小肠3分钟,清大肠2分钟,推天柱骨1分钟,推下七节骨1分钟(推1~2次后停用推下七节骨)。

方义:揉小天心、揉乙窝风、分阴阳、补肾、清板门、清肺、清天河水可滋阴清热,通经疏风解表,安神镇静,平衡机体阴阳,调和脏腑;清补脾、逆运内八卦、清四横纹、清大肠、推下七节骨通便,清营凉血,调中化湿,清肠通便,泻腑热,退体温;揉小天心、利小肠、清天河水可泻心热,利尿镇惊;推天柱骨可清上焦之热而止吐。

此型泄泻,最易出现脱水酸中毒,所以临床应特别注意,以免误诊。

(2)风寒泻。

症状:面带滞色,泻物清稀多泡沫,便色淡黄,臭气不重,肠鸣腹痛,喜按喜暖,常见鼻塞,怕冷怕寒或发热恶寒,唇舌色淡,舌苔薄白或腻。

症状分析:调护失宜,因外感风寒或腹部受凉,寒邪客于胃肠,寒凝气滞,中阳被困,运化失司,故见腹泻清稀,粪多泡沫,臭气不重;风寒郁阻,气机不易宣通,故见肠鸣腹痛;外感风寒,邪在卫表,则见发热恶寒,面带滞色。

治则:解表清热,温中散寒,调中止泻。

处方:揉小天心 3 分钟,揉乙窝风 4 分钟,分阴阳 2 分钟,补脾 5 分钟,揉外劳 3 分钟,逆运内八卦 3 分钟,清四横纹 2 分钟,推上三关 2 分钟,清补大肠 3 分钟,掐揉足三里 3～5 次,揉龟尾 1 分钟。

方义:揉小天心、揉乙窝风、分阴阳可疏风解表清热;补脾、揉外劳、推上三关温中散寒并收敛,健脾化湿止泻;逆运内八卦、清四横纹可调中益气助消化,又消肠鸣腹痛腹胀;清补大肠、掐揉足三里、揉龟尾可固肠涩便。

2.食伤泄泻

症状:脘腹胀满,面色微黄,山根青筋横截,鼻准色黯无泽,鼻翼色青白而硬,肚腹作痛,痛时欲泻,泻后痛减,粪便酸臭或臭如败卵,夜卧不安,舌苔白腻或微黄。

症状分析:乳食入胃,停积不化,壅积胃肠,气机不畅,故见脘腹胀满,不通则痛,痛则欲泻,泻后痛减(气机通畅,故腹痛暂缓);乳食内腐,气秽上冲,故舌苔微黄或白腻,大便臭或如败卵等;望诊见面黄、山根青筋横截、鼻准色黯无泽、鼻翼色青白而硬,皆是乳食积滞之证。

治则:消食导滞,调中止泻。

处方:清补脾 5 分钟,清板门 4 分钟,逆运内八卦 3 分钟,清四横纹 2 分钟,清大肠 3 分钟,清天河水 2 分钟,分腹阴阳 2 分钟,点中脘 1 分钟,点天枢 1 分钟,摩腹(泻法)2 分钟。

方义:清补脾、清板门、逆运内八卦、清四横纹、清大肠可调中清热,助运行气,消积消胀止腹痛,止呕吐;清天河水可泻热利尿,安神镇静;分腹阴阳、点中脘、点天枢、摩腹可调中行气,助运,消积消胀,止吐止泻,开胃进饮食。

3.正虚泻

(1)脾胃气虚泻(脾虚泻)。

症状:病情迁延,时轻时重或时发时止,大便稀溏,色淡不臭,夹未消化之食物残渣,食后即泻,多食则脘腹胀硬、多便,食欲缺乏,个别患儿纳亢,面色萎黄,甚至发黄成绺,鼻准、鼻翼色黯无泽,神疲倦怠,睡时露睛,形体消瘦,舌质淡,苔薄白。

症状分析:脾胃虚弱,则清阳不升,运化失职,故大便稀溏,色淡不臭,时轻时重;运化无权,故食后作泻,食欲缺乏;脾虚不运,精微不布,生化无源,气血不足,故见面色萎黄,神疲倦怠,舌淡苔白,且易反复发作,发黄成绺。

治则:健脾益气,温阳止泻。

处方:(主)补脾 5 分钟,推上三关 2 分钟,清板门 5 分钟,揉乙窝风 2 分钟,揉外劳 3 分钟,补肾水 5 分钟,揉二马 3 分钟,清天河水 1 分钟。(配)逆运内八卦3分钟,清四横纹2分钟,补大肠2分钟,掐揉足三里3~5次。

症状加减:纳亢的,逆运内八卦改为顺运内八卦;泄泻好转后,改为捏脊疗法,每天1次,14天为1个疗程,一般1个疗程后休息3~5天,再继续第2个疗程或根据病情而定。

方义:补脾、揉乙窝风、揉外劳、掐揉足三里、逆运内八卦、清板门能健脾和胃,温中理气,进饮食,改变大便质、量,固肠涩便而止泻;补脾、推上三关可补虚扶弱,补血生肌;补肾水、揉二马可补肾益气助神,滋阴潜阳,大补元气,助脾阳,提高脾的功能;逆运内八卦、清四横纹加补脾的作用可调中和中而进饮食,助消化;补大肠可调节肠腑,固肠涩便而止泻;清天河水可清心热利尿,巩固疗效。

(2)脾肾阳虚泻。

症状:久泻不止,入食即泻,便质稀薄,完谷不化或见脱肛,形寒肢冷,面色㿠白,鼻色黯无泽,精神萎靡,睡时露睛,舌淡苔白。

症状分析:久泻不止,脾肾阳虚,命门火不足,不能温煦脾土,故食入即泻,便色清稀,完谷不化;脾虚气陷,或见脱肛;命门火衰,阳不温布,阴寒内生,故形寒肢冷、面色㿠白;鼻色黯无泽,精神萎靡,睡时露睛,舌淡苔白,皆为脾肾阳虚之证。

治则:补脾温肾,温中提气止泻。

处方:(主)补脾8分钟,推上三关3分钟,补肾水5分钟,揉二马2分钟,揉乙窝风3分钟,揉外劳3分钟,清板门3分钟,逆运内八卦3分钟,清补大肠3分钟,清天河水1分钟。(配)清四横纹2分钟,掐揉足三里3~5次。

症状加减:有脱肛者,加按揉百会、猿猴摘果上提、揉关元、揉龟尾。

方义:补脾、推上三关可扶正祛邪,通阳改变面色,治本脏,补脾、清板门助运,补气和血,健脾和胃,温中理气,进饮食,改变形寒肢冷及面色;补肾水、揉二马可滋阴扶正,补益气血,助脾阳温下元,止虚火;揉外劳、揉乙窝风、逆运内八卦、清四横纹能温阳散寒,改变大便的颜色,又能温中调中,助消化进饮食,化湿止泻;清补大肠、掐揉足三里、清天河水可助脾运,固肠涩便,利尿止泄泻。

(3)惊泻。

症状:面色青或乍青乍白,上额及承浆青尤著,胸腹胀满,嗳气少食,肠鸣腹痛,时作啼哭,腹痛则泻,泻后痛减,睡中惊惕不安,唇淡,苔薄白。

症状分析:小儿神气怯弱,突闻异声,乍见异物或不慎跌仆,暴受惊恐,惊则伤神,恐则伤志而致神志不宁,加之小儿脾胃虚弱,易发泄泻;惊属肝,肝属青,以印堂及承浆为著;肝气不舒,则胸腹满闷,嗳气少食,肠鸣腹痛,痛则即泻,泻后痛减。

治则:安神镇惊,调中止泻。

处方:揉小天心4分钟,分阴阳3分钟,补肾6分钟,揉二马3分钟,大清天河水2分钟,补脾5分钟,清板门3分钟,逆运内八卦3分钟,清四横纹2分钟,揉外劳3分钟,清大肠3分钟。

方义:揉小天心、分阴阳、补肾、揉二马、大清天河水安神镇惊;补脾、清板门、逆运内八卦、清四横纹、揉外劳、清大肠加补肾的作用,调便止泻,改善大便色绿及黏。

4.重证

气阴两伤、阴竭阳脱者,为重症,必须中西医结合治疗,以提高疗效。

四、预防护理

(一)预防

(1)提倡母乳喂养,避免冬夏季断奶和改变乳食种类,乳食不要过饱,少进难消化食物。

(2)注意饮食卫生,保持饮水及食品清洁,饭前便后要洗手,食具要消毒。不食肥甘油腻食物,合理添加辅食,不能强制、诱导进食。

(3)按时参加户外活动,注意气候变化,随时添减衣被,避免腹部受凉。

(4)避免接触泄泻患儿,以防传染。

(二)护理

(1)控制饮食:轻症儿适当减少乳食,缩短哺乳时间;重症患儿要根据情况禁食,病情好转后,逐渐加易消化食物,改变质量,由稀到稠,由少到多。

(2)保持臀部清洁及干燥,及时换尿布以免红臀。

(3)室内空气要清新流通,保持适当的温湿度,夏季防暑降温,冬天防寒保暖。

(4)对感染性腹泻要注意消毒隔离。

(5)根据病情给予饮水或补液,忌油腻及各种不易消化食物,忌生冷辛辣之物。

第六节 佝偻病

佝偻病是小儿时期的一种慢性营养缺乏症。本病的致病因素为先天不足，后天营养失调。现代医学认为，本病主要是由于维生素 D 不足而引起全身钙、磷代谢失调，以骨骼的改变为主要临床特征。由于钙盐不能沉着于骨骼的生长部位而使骨骼发育障碍。虽然不能直接影响生命，但因发病缓慢，易被忽视，一旦骨骼发育明显病变，同时已影响神经、肌肉、造血、免疫等组织器官的功能，机体抵抗力下降，容易并发呼吸、消化系统疾病，对小儿健康危害较大，故应引起重视。

本病好发于北方寒冷地区是由于日照时间短，户外活动少。本病以 9 个月至 2 岁患儿多见，人工喂养儿高于母乳喂养儿。本病属于小儿弱证范畴，国家设立了妇幼保健系统，对预防本病极为有益，这类小儿大大减少。

一、病因病机

（一）病因

本病的发生多与季节、气候、孕期情况、喂养方式、生活习惯、环境有关，中医强调先天禀赋不足，后天调护失宜。

1.先天禀赋不足

父母精血不足，体虚受孕，则其母育儿多病；不思饮食及堕胎未成而成胎者，或高龄得子，早产、多胎以致胎元失养，使胎儿禀赋不足，出生后肝肾内亏，气血虚衰而致病。

2.后天调护失宜

多与日照不足或喂养不当有关。

（1）少见阳光，居住阴暗，户外活动少，日照不足。如温室里的花朵，娇嫩柔弱，见风就容易受邪，患外感夹证，一般有咳嗽、呕吐或食欲缺乏。另外，不见阳光，体内因缺乏维生素 D 而逐渐钙不足。

（2）喂养不当，断乳早，人工喂养，没能及时添加辅食，或辅食的质、量不能满足小儿生长发育的需要，气血虚弱、营养不足，全身失于滋养。

（二）病机

多因脾肾虚弱，不能正常吸收转运食物中的某些营养物质。

1.肾虚骨骼不充

肾藏精生髓主骨。肾虚则髓海不足,精气不充,骨化不全,筋骨软弱,以致坐立行走无力,颅骨软化,囟门迟闭,牙齿迟出,甚至鸡胸、龟背等。

2.脾虚肌肉失养

脾主四肢肌肉。脾虚则气血营卫亏损,不能化精微以充养肌肉四肢,致使手足软弱无力。

3.脾肾不足

脾虚则肝旺,肾虚则肝失涵养条达,肝阳内亢,阳失潜藏,致烦躁不安、夜啼汗多、寐而不宁等。

现代研究表明,维生素 D 缺乏是本病的主要原因,常与下列因素有关:日照不足,喂养不当,不及时补充维生素 D 制品(如母乳、牛乳、蛋黄、动物肝脏等),使维生素 D 摄入不足。另外,其他疾病的影响,由于疾病的消耗,如麻疹、结核病、食物补充不及时也易引起本病。

二、诊断及鉴别诊断

(一)诊断要点

可从症状、体征、血生化、X 线片骨骼改变征象作出诊断。

1.临床分期

依据年龄、病史、症状、体征、X 线片及血生化检查等综合资料,可分为活动期(初期、激期)、恢复期和后遗症期。

(1)初期:多自 3 个月左右开始发病,早期常有非特异性神经精神症状,如夜惊、多汗、烦躁不安等,枕秃也较常见。同时可有轻度骨骼改变。X 线片可无异常或见临时钙化带模糊变薄,干骺端稍增宽;血生化改变较轻微;血钙血磷正常或稍低;碱性磷酸酶正常或稍高。

(2)激期:常见于 3 个月至 2 岁的小儿,有明显的夜惊、多汗、烦躁不安的症状。同时可有骨骼中度改变的体征,X 线片可见临时钙化带模糊消失,干骺端增宽,边缘不整,呈云絮状,毛刷状或杯口状,骨骺软骨加宽;血钙、磷均降低;碱性磷酸酶增高。

(3)恢复期:活动期经日晒或维生素 D 治疗后,症状逐渐好转而至消失,体征逐渐减轻、恢复。X 线片可见临时钙化带重现、增宽、密度加厚;血钙、血磷、碱性磷酸酶恢复正常。

(4)后遗症期:多见于 3 岁以后的小儿,经治疗或自然恢复,症状消失,骨骼改变不再发展,X线及血生化检查正常,仅留有不同程度的骨骼畸形。

2.临床分度

依据骨骼改变体征的程度可分为以下3度。

(1)轻度:可见颅骨软化,囟门增大,轻度方颅,肋串珠,赫氏沟等改变。

(2)中度:可见典型的串珠肋、手镯环,肋膈沟(赫氏沟),轻或中度鸡胸,漏斗胸、"O"或"X"形腿,也可有囟门晚闭,出牙迟缓等明显改变。

(3)重度:可见明显的赫氏沟,鸡胸,漏斗胸,脊柱畸形,"O"或"X"形腿,病理性骨折等严重改变。

(二)鉴别诊断

1.维生素D依赖性佝偻病

本病系隐性遗传性疾病,可在1岁内发病,有严重的佝偻病症状,生长、发育迟缓,齿釉质发育差,血钙、磷均低,碱性磷酸酶增高,并伴有氨基酸尿症,患儿需终生服大剂量维生素D_3等。

2.低血磷性抗维生素D佝偻病

本病为遗传病,可见散发病例。因肾吸收磷发生障碍,使血磷降低。

3.肾性佝偻病

因肾疾病引起慢性肾功能障碍,而致钙磷代谢失常,从而发生佝偻病。

以上疾病要请有经验的中西医结合医师鉴别。

三、辨证论治

(一)证候辨别

1.辨脾虚、肾虚

本证早期表现为脾运失健、气血不足之状,常见纳少、乏力、面色少华,肌肉松弛,动则易汗,容易感冒或兼便溏等症。日久脾虚及肾,肾不能藏精主骨生髓,出现骨骼改变,如乒乓球头、囟门迟闭、方颅、出牙晚、赫氏沟、串珠肋、脊柱侧弯、手镯环、"O"或"X"形腿等。

2.辨病涉及他脏

脾肾不足致肝旺,若见烦躁不安、夜间哭闹、惊惕不安、多汗等,则病系涉及心肝。

(二)治疗原则

1.重在调补脾肾

本病因先天不足,后天失调,气血耗损,积弱而成,故应用补益之法。先天不足以补肾为主,后天失调以补脾为先;脾肾俱虚,病情迁延者,脾肾兼顾,须在脾健胃和的情况下,使用补肾之法。

2.应从全身症状改善着手

在辨证论治的前提下,注意维生素 D 及钙、磷的补充,在调补脾、肾之外,要注意宁心平肝、调和营卫等治法,改善症状,同时加强护理,改善体质,才能标本并治。

(三)分证论治

1.气血不足,脾虚肝旺(初期)

症状:多在 3 个月开始发病,常见面青黄少华,形体虚胖,发黄稀,多数患儿大便稀、不消化,常见烦躁、夜啼、食欲缺乏、多汗、枕秃、囟门迟闭、出牙少或晚,肌肉松软或轻度贫血,有的肝、脾大,表情淡漠,舌质淡红,苔薄白。

症状分析:脾气不足,运化功能失常,故形体虚胖,肌肉松软,大便稀,不消化,面青黄少华,汗多、枕秃、贫血、个别肝脾大;肾气不足,则发黄稀,表情淡漠,囟门逾期不合,出牙晚或少等。

治则:健脾柔肝,培土抑木。

处方:揉小天心 3 分钟,补脾 5 分钟,推上三关 2 分钟,清板门 3 分钟,补肾 3 分钟,揉二马 2 分钟,平肝 2 分钟,逆运内八卦 3 分钟,清四横纹 2 分钟,揉肾顶 3 分钟,分阴阳 2 分钟,清天河水 1 分钟。

方义:揉小天心、分阴阳、平肝、清天河水可安神镇静,改善烦躁不安及睡眠;补脾、推上三关可补虚扶弱,补血生肌,调中行气,平肝护阳;清板门、逆运内八卦、清四横纹加强脾胃的消化吸收功能,以保后天营血的来源;补肾、揉二马可大补元气,补先天不足,补脑充髓,强壮筋骨而益阴;揉肾顶可固表止汗。

2.精血虚损,肾虚骨弱(激期)

症状:常见于 3 个月至 2 岁儿,除只有初起症状外,齿、坐、立、行发育均迟缓,有明显的赫氏沟、手镯环、鸡胸或漏斗胸、"O"和"X"形腿、脊柱畸形等(贫血、五软等虚象),舌质淡红,苔薄白,贫血、血钙磷均低,碱性磷酸酶增高,X 线片轻度改变。

症状分析:本期除精神症状外,还有中度的骨骼改变,个别有五迟之证。肾虚骨弱,骨髓不充,骨质不坚则骨软,发育迟缓(五迟),重者畸形;脾气不足,则营血亏损,形体消瘦,面青白无华,舌淡红苔薄。

治则:补脾补肾,滋养气血,强筋壮骨。

处方:补肾 7 分钟,揉二马 3 分钟,补脾 3 分钟,推上三关 1 分钟,清板门 5 分钟,逆运内八卦 3 分钟,清四横纹 2 分钟,捏脊及按揉背部肾俞、肝俞、脾俞、膈俞、肺俞、三焦俞各 0.5 分钟,按揉足三里 5~7 次,按揉关元、三阴交各 1 分钟。

方义:补肾、揉二马、按揉关元可温肾固本,培补下元;补脾、推上三关可补虚扶弱,补血生肌;捏脊及按揉背部俞穴可兴奋督脉及脏腑功能,尤其益阴壮阳,强筋壮骨;三阴交为脾、肾、肝三脏的交点,故按揉之有补脾、强肝、壮肾之功,即健脾扶正,护阳益阴,通经活络,矫正畸形;清板门、逆运内八卦、清四横纹、按揉足三里加强脾胃的消化吸收功能,以保后天营血的来源。

3.脾肾两虚,骨骼畸形(后遗症期)

症状:多见于 3 岁后小儿,常见鸡胸、龟背、"O"和"X"形腿,并见面色㿠白、走路不稳、易跌仆,平时易患感冒及吐泻等消化系统症状,舌质红,苔薄白。

症状分析:小儿经上治疗,症状基本稳定,骨骼改变亦有好转,表现为运动障碍,伴有全身营养不良,智力发育迟缓或贫血,血钙、血磷及碱性磷酸酶均正常,X 线片见骨骼无异常。

治则:健脾补肾,温养真元,矫正畸形。

处方:①补脾 10 分钟,推上三关 3 分钟,补肾 10 分钟,揉二马 5 分钟,揉小天心 3 分钟,分阴阳 3 分钟,捏脊及背部肺俞、肝俞、脾俞、胃俞、三焦俞、肾俞各 0.5~1 分钟,按揉足三里 5~7 次,逆运内八卦 3 分钟,清四横纹 2 分钟。②矫正畸形。肢体畸形,如"O"形腿重点按揉外侧肌群,"X"形腿重点按揉内侧肌群,每天 1~2 次,每次 5~10 分钟;胸部畸形,可做俯卧位抬头展胸运动,每次 2~3 分钟,每天 1~2 次。

方义:补脾、推上三关、补肾、揉二马、按揉足三里、捏脊及背部俞穴均为扶正;逆运内八卦、清四横纹调中进饮食,逐渐改善消化吸收,亦是扶正;揉小天心、分阴阳均能安神镇静,调节机体的阴阳平衡。

四、预防护理

(一)预防

(1)宣传强调日照的重要性,多晒太阳,冬季要坚持户外活动,且要根据季节、年龄而定。

(2)按期进行保健检查,以及早发现、早治疗。

(3)妊娠期、哺乳期要按规定时间检查胎儿及孕妇情况,要及时添加维生素 D、钙、磷等,有利于胎儿的健康。

（4）新生儿强调母乳喂养，随着年龄增长及时添加辅食，如肝泥、蛋黄等。

（5）小儿出生 1 个月后开始补充维生素 D（根据医师指导进行）。

（二）护理

（1）居室阳光充足，及时开窗，让阳光直射或折射到房间，使小儿（特别是婴儿）有充足的阳光照射，风和日丽之时抱到阳台及户外接受阳光照射。幼儿每天要参加户外活动 1 小时以上。晒太阳要注意时间、光线、面积，同时注意阳光对眼睛有刺激。

（2）预防受凉，注意呼吸道感染，预防跌碰等外伤。

（3）不要过早让小儿站立或行走，以免骨骼变形。

参 考 文 献

[1] 周德生.中医入门捷径[M].长沙:湖南科学技术出版社,2020.

[2] 黄国健.针灸单穴应用大全[M].北京:中国医药科技出版社,2020.

[3] 马明祥,吕俊勇,王艳梅.实用针灸推拿治疗精要[M].天津:天津科学技术出版社,2018.

[4] 彭静,张琪.针灸推拿实训指导[M].北京:中国协和医科大学出版社,2019.

[5] 吕明.针灸推拿学[M].北京:中国医药科技出版社,2019.

[6] 高雁鸿.当代针灸推拿临床实践技术[M].北京:科学技术文献出版社,2019.

[7] 李立国,刘恒.当代针灸推拿特色疗法[M].北京:科学技术文献出版社,2018.

[8] 刘世红.小儿推拿 高职针灸推拿[M].北京:人民卫生出版社,2018.

[9] 汪安宁,易志龙.高职针灸推拿 针灸学[M].北京:人民卫生出版社,2018.

[10] 郭长青.针灸推拿人体体表解剖全真图解[M].北京:人民卫生出版社,2019.

[11] 孙腾,王亿鹏,乔伟立.实用中医学诊疗[M].北京:科学技术文献出版社,2020.

[12] 安素红,吴雷波,王成.中医学[M].武汉:湖北科学技术出版社,2020.

[13] 刘强.常见病简易针灸疗法[M].郑州:河南科学技术出版社,2019.

[14] 刘如林,孙发安,何玉苍,等.新编针灸推拿诊疗技术[M].北京:科学技术文献出版社,2018.

[15] 陆永军,秦海军,尹立祥.临床中医针灸推拿学[M].天津:天津科学技术出版社,2018.

[16] 俞大方.推拿学 供针灸专业用[M].上海:上海科学技术出版社,2019.

[17] 朱邦贤,夏翔,吕明方.中国中医独特疗法大全[M].上海:上海科学技术出版社,2019.

[18] 王静.针灸古代文献 供针灸推拿学专业用[M].上海:上海科学技术出

版社,2018.

[19] 薛正海.针灸推拿学基础与临床应用[M].南昌:江西科学技术出版社,2020.

[20] 曹伟.现代针灸推拿与康复治疗学[M].哈尔滨:黑龙江科学技术出版社,
2020.

[21] 张燕.中医疾病诊断与针灸推拿治疗学[M].天津:天津科学技术出版社,
2020.

[22] 夏有兵.实用针灸推拿学[M].南京:江苏凤凰教育出版社,2018.

[23] 吕美珍.针灸推拿技术[M].济南:山东人民出版社,2018.

[24] 刘智斌,陆萍.推拿手法学[M].上海:上海科学技术出版社,2019.

[25] 张欣,王朝辉.推拿学实训教程[M].北京:中国中医药出版社,2019.

[26] 王茵萍.针灸妇科治疗学[M].南京:东南大学出版社,2018.

[27] 胡先峰.现代常见病针灸推拿治疗进展[M].昆明:云南科技出版社,2018.

[28] 马铁明,王艳.临床常见疾病针灸推拿与康复手册[M].沈阳:辽宁科学技术
出版社,2018.

[29] 曹银香.刺法与灸法 供针灸推拿专业用[M].北京:中国中医药出版社,
2018.

[30] 谢锡亮,关玲.针灸基本功[M].北京:人民卫生出版社,2020.

[31] 邹婷.实用针灸特色疗法[M].北京:科学技术文献出版社,2020.

[32] 张夏菲,刘璇.针灸里的养生[M].西安:西安交通大学出版社,2020.

[33] 王艳君,王鹏琴,龚利.针灸推拿康复学[M].北京:中国中医药出版社,2020.

[34] 曹玉春.中医针灸推拿加牵引治疗腰椎间盘突出症[J].医药界,2020,45
(6):0148.

[35] 李晚桂,姜霞.针灸推拿治疗肩关节周围炎临床观察[J].实用中医药杂志,
2020,36(8):1074-1075.

[36] 刘飞.针灸推拿治疗中风后偏瘫痉挛状态分析[J].双足与保健,2019,35
(14):37-38.

[37] 潘道友,钱伶敏,王小琴.针灸推拿辅助治疗慢性腰背痛患者[J].牡丹江医
学院学报,2019,40(6):48-50.

[38] 曾学文.针灸推拿治疗椎动脉颈椎病临床观察[J].实用中医药杂志,2020,
36(8):1078-1079.